Mettre en scène pour le cinéma

CHEZ LE MÊME ÉDITEUR

Cinéma, vidéo

S. D. Katz, *Réaliser ses films plan par plan*, 2013, 332 pages.
C. Renouard, R. Vallée, *Superviseur des effets visuels pour le cinéma*, 2015, 180 pages.
P. Bellaïche, *Les secrets de l'image vidéo*, 10e édition, 2015, 700 pages.
K. Lindenmuth, *Réaliser son premier documentaire*, 2015, 144 pages.
B. Block, *Composer ses images pour le cinéma*, 2014, 260 pages.
S. Tric, *Devenir accessoiriste pour le cinéma*, 2014, 160 pages.
O. Vigneron, *Monter ses vidéos avec Final Cut Pro X*, 2013, 140 pages.
A. Coffineau, V. Coffineau, O. Saint-Vincent, R. Saint-Vincent, *Masterclass storyboard – 25 interviews exclusives de storyboardeurs et de réalisateurs*, 2013, 200 pages.
L. de Rancourt, O. Saint-Vincent, R. Saint-Vincent, *Réaliser un storyboard pour le cinéma*, 2012, 222 pages.
B. Harvell, *Filmer avec son iPhone*, 2012, 160 pages.
T. Le Nouvel, P.-J. Rabaud, *Chef décorateur pour le cinéma*, 2012, 112 pages.
C. Mahé-Menant, *Profession administrateur de production de films*, 2012, 182 pages.
A. Cloquet, *Les essais caméra HD – Caméras 2/3" tri-CCD*, 2011, 120 pages.
B. Michel, *La stéréoscopie 3D*, 2011, 314 pages.
F. Remblier, *Tourner en 3D-relief*, 2011, 176 pages.
S. Devaud, *Tourner en vidéo HD avec les reflex Canon*, 2010, 400 pages.
L. Bellegarde, *Montage vidéo et audio libre*, 2010, 418 pages.
E. Grove, *130 exercices pour réussir son premier film*, 2010, 128 pages.
G. Cristiano, *L'art du story-board*, 2008, 192 pages.
T. Le Nouvel, *Le doublage*, 2007, 98 pages.
J. Van Sijll, *Les techniques narratives du cinéma*, 2006, 252 pages.
J. Vineyard, *Les plans au cinéma*, 2006, 138 pages.
C. Patemore, *Réaliser son premier court-métrage*, 2e édition, 2009, 144 pages.

Animation, effets spéciaux

P. Blair, *Cartoon – L'animation sans peine* (à paraître).
R. Williams, *Techniques d'animation*, 2014, 382 pages + DVD.
M. Murphy, *Techniques d'animation pour débutants*, 2014, 128 pages.
J.-P. Couwenbergh, *3ds max 2011*, 2011, 840 pages.
O. Saraja, *La 3D libre avec Blender*, 4e édition, 2010, 458 pages.
C. Meyer, T. Meyer, *After Effects – Nouvelles Master class*, 2009, 368 pages.
O. Cotte, *Les Oscars du film d'animation – Secrets de fabrication de 13 courts-métrages récompensés à Hollywood*, 2006, 274 pages.

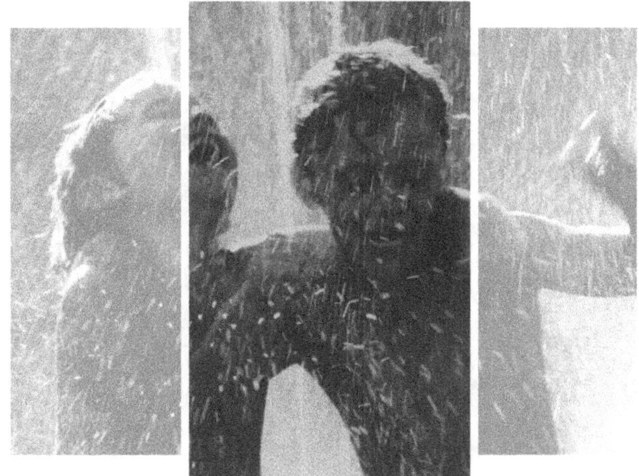

Mettre en **scène** pour le **cinéma**

Mouvements d'acteurs et de caméras

Steven **D. KATZ**

Traduction et adaptation
Bertrand Perrotin

EYROLLES

ÉDITIONS EYROLLES
61, Bld Saint-Germain
75240 Paris Cedex 05
www.editions-eyrolles.com

Édition en langue anglaise publiée en 2004
par Michael Wiese Productions,
11288 Ventura Blvd,
621, Studio City, CA 91604
www.mwp.com
sous le titre original : *Cinematic Motion, 2nd edition.*
ISBN 0–941188–90–6
© 2004 par Steven D. Katz

Remerciements

À mes parents

Un certain nombre des cinéastes les plus expérimentés m'ont fait partager leurs connaissances pendant l'écriture de ce livre. Ils apparaissent individuellement dans plusieurs chapitres, malheureusement les entretiens ne peuvent présenter qu'une partie de leur savoir. Merci à John Sayles, Harold Michelson, Ralph S. Singleton, Dusty Smith, Allen Daviau (ASC) et à Emily Laskin de l'American Film Institute.

Un grand merci également à mes amis de Virtus Corporation pour avoir développé le logiciel Virtus WalkThrough, un outil de visualisation extraordinaire qui m'a permis de créer des illustrations que je n'aurais pas pu réaliser autrement. Je suis particulièrement reconnaissant envers Alan Scott pour son support technique.

Enfin, je souhaite remercier le chef opérateur Kevin Lombard pour ses idées concernant les mouvements de caméra ainsi que d'autres aspects photographiques de la mise en scène.

Sommaire

Partie 3
Avant le tournage

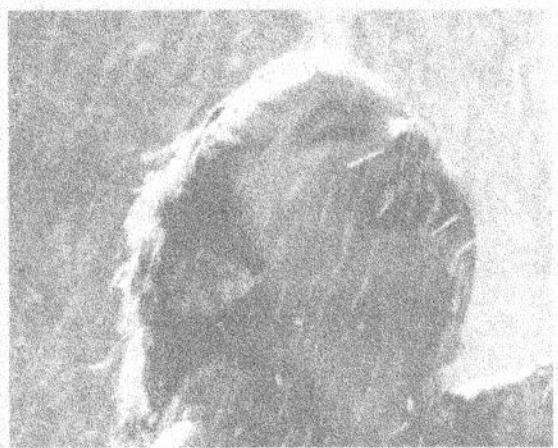

Avant-propos

La première version de cet ouvrage a été écrite en 1991, une éternité à l'échelle de la technologie. Dans les quinze années qui ont suivi, l'informatique, et plus particulièrement l'informatique individuelle, a transformé la manière de fabriquer les films ainsi que les méthodes de travail des cinéastes. Bien que le propos de ce livre soit resté le même dans cette édition remaniée – présenter des solutions de mise en scène et leurs implications techniques –, il était nécessaire de rajouter un chapitre concernant les technologies numériques utilisées dans la visualisation de la mise en scène et dans la conception de décors. Ce chapitre s'ouvre donc sur le futur, même si l'utilisation de ces nouveaux outils est profondément ancrée dans des concepts classiques.

Un deuxième chapitre a été ajouté. Il concerne le découpage du scénario, processus crucial qui ne repose en rien sur la technique, mais sur la capacité à écrire une histoire et à développer des personnages. Cet équilibre entre science et art a toujours existé dans le cinéma. Il constitue la base du métier de cinéaste.

Comment utiliser ce livre

Bien que le story-board soit le moyen privilégié depuis 75 ans pour illustrer l'enchaînement des plans d'un film, il n'existe pas de règles de notation standards. Chaque artiste illustrateur crée son propre système pour représenter les mouvements complexes dans un plan. Il utilise pour cela des flèches, des cadres dans le cadre, la représentation multiple d'un même personnage aux moments clés de son déplacement, des notes écrites ou n'importe quel autre moyen pour rendre la séquence intelligible.

Il est souvent nécessaire d'utiliser quatre ou cinq vignettes pour décrire quelques secondes d'une action. On risque alors de perdre l'essence de la séquence au milieu d'une foule de détails techniques. Le but premier d'un story-board reste de présenter clairement les techniques utilisées pour réaliser une séquence ainsi que les résultats escomptés. Bien que chaque storyboardeur espère que son travail sera « lisible », il est souvent nécessaire de regarder une planche à plusieurs reprises pour bien comprendre l'enchaînement et la chorégraphie des différents plans. Cela nous amène à étudier les notations utilisées dans ce livre.

Pour vous permettre de mieux comprendre les illustrations, j'ai inclus une description de l'utilisation des story-boards et des différents symboles graphiques qui apparaissent dans cet ouvrage. Chaque vignette de story-board des exemples exposés dans ce livre est accompagnée d'un diagramme de l'espace de jeu. Les vignettes montrent ce que le public verra. Les diagrammes présentent le trajet de la caméra et la chorégraphie nécessaires à la mise en scène de l'action pour obtenir le plan décrit par la vignette. Certaines des chorégraphies sont complexes. Vous aurez sans doute besoin d'étudier le story-board plus d'une fois pour comprendre la mise en scène.

N'hésitez pas à prendre un peu de temps pour vous familiariser avec les techniques décrites ci-après. L'utilisation du livre n'en sera que facilitée.

Les story-boards

Les vignettes utilisées dans ce livre sont au format 1:1,85, le plus utilisé pour les films américains.

L'illustration de la mise en scène se fait sur deux pages. La vignette de story-board se trouve sur la page de gauche, le diagramme correspondant lui faisant face sur la page de droite.

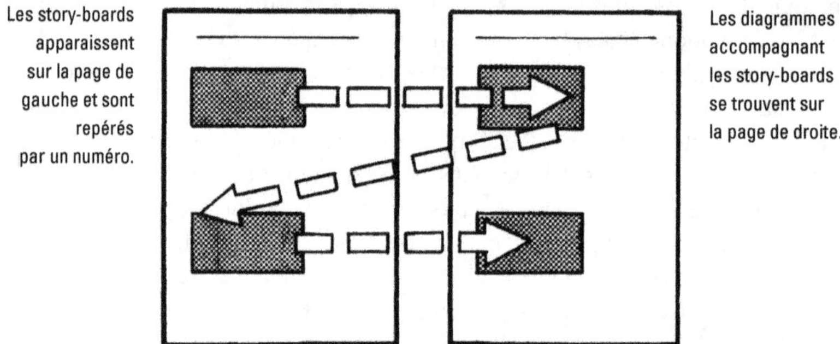

Le descriptif de chaque plan apparaît directement sous la vignette. Pour un plan dialogué, le dialogue apparaît sous la description du plan.

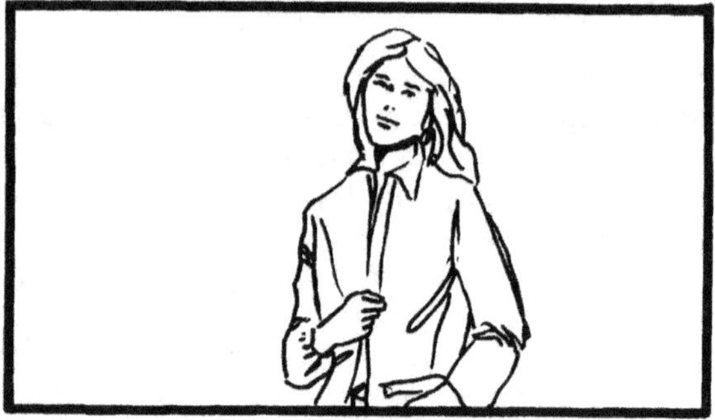

La description de la figure apparaît ici.

Anne: (Le dialogue apparaît ici.)

Chaque vignette est numérotée. Le diagramme lui correspondant portera le même numéro précédé de la lettre D. Le numéro pour les vignettes et les diagrammes correspond au plan qu'ils illustrent. Parfois, il est nécessaire d'utiliser plusieurs vignettes pour expliquer les différentes étapes d'un plan sur dolly. Dans ce cas, le numéro ne change pas mais il est complété par une lettre.

Dans l'exemple ci-après, la première des quatre vignettes porte un numéro, les trois suivantes portent le même numéro suivi d'une lettre. Les quatre vignettes illustrent un seul et même plan sur grue présenté à différents moments clés. De plus, des points de suspension apparaissent dans la description du plan pour rappeler que c'est un plan ininterrompu.

1 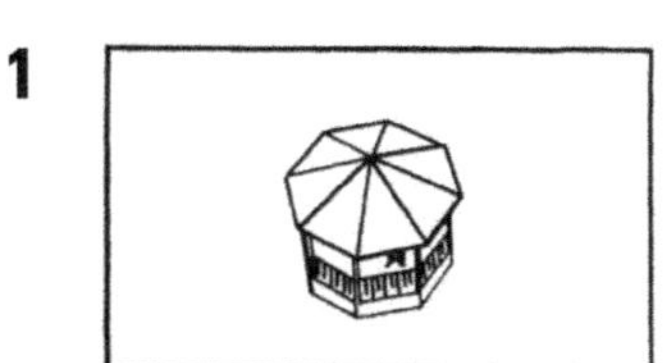

I

1a 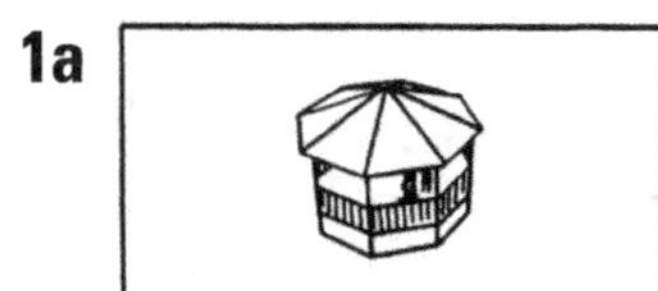

1a Des lettres qui suivent un numéro…

1b 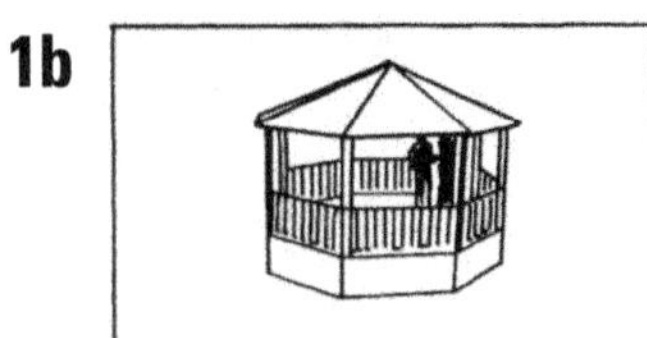

1b …indiquent que le plan…

1c 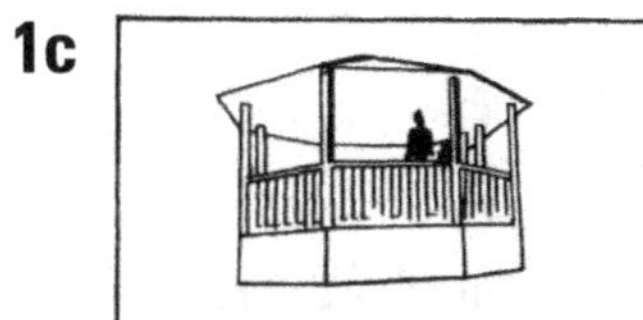

1c …se poursuit.

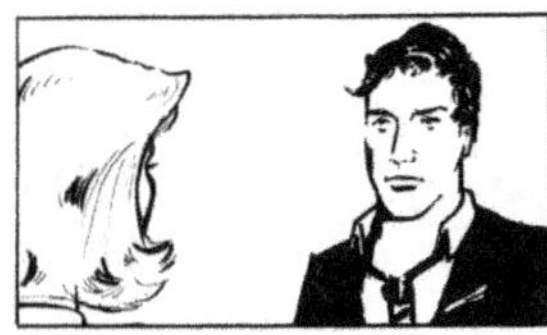

2 Un changement de numéro (2 pour notre exemple) indique un changement de plan.

Pour préciser qu'il y a eu un changement de plan, «Cut vers:» apparaît au début de la description du nouveau plan.

Les flèches en dehors de la vignette

Les flèches qui apparaissent du côté droit de la vignette indiquent le mouvement de la caméra. Elles sont dessinées en perspective pour préciser le type de travelling : avant, arrière, à gauche ou à droite.
S'il s'agit d'un panoramique, les flèches sont dessinées sans perspective.

Voici quelques exemples :

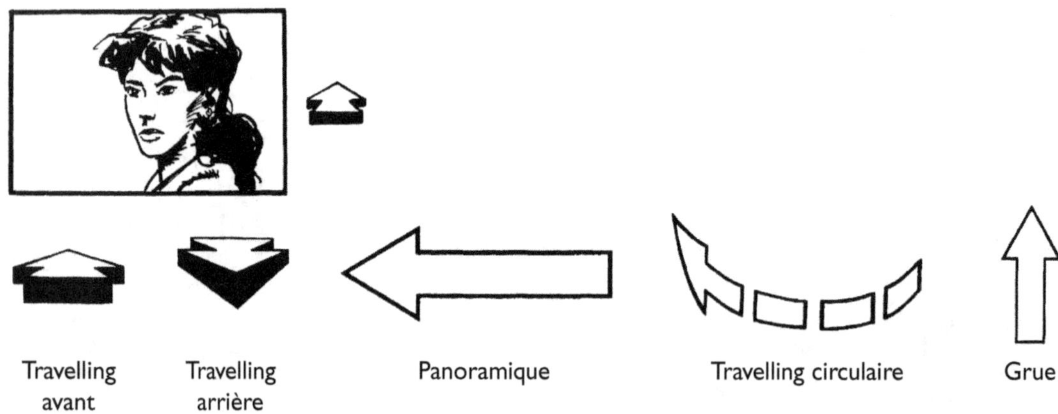

Les flèches dans la vignette

Les flèches en pointillé indiquent le mouvement d'un sujet.
Si un sujet entre dans le cadre, la flèche est à cheval sur le bord de la vignette, la pointe de la flèche se trouvant à l'intérieur de la vignette. De la même façon, le trajet d'un personnage sortant du cadre sera illustré par une flèche à cheval sur le bord de la vignette, pointant vers l'extérieur.
Une flèche qui commence sur un sujet indique le trajet que celui-ci va suivre.

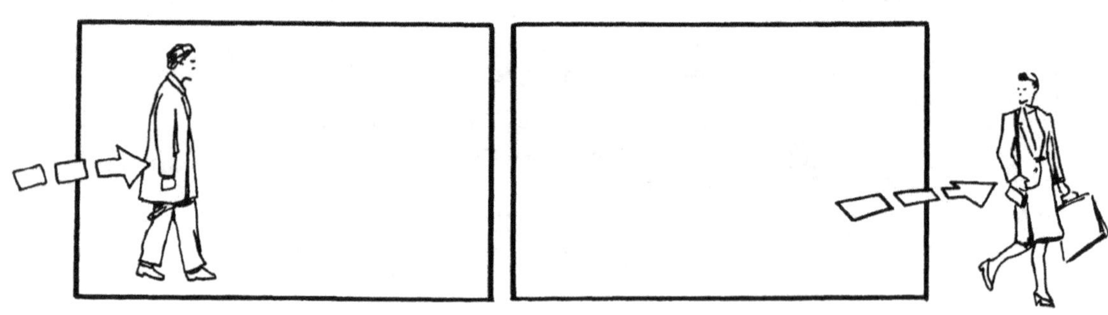

Les diagrammes du décor

Une vue en perspective du décor ou de l'espace de jeu est attachée à chaque vignette de story-board pour clarifier la chorégraphie. Ces vues ont été créées dans Virtus Walkthrough, l'un des logiciels les mieux adaptés à la visualisation cinématographique. Dans la plupart des cas, ces diagrammes présentent l'ensemble du décor vu par une personne située derrière la caméra. Si ces diagrammes concernent un plan en mouvement, ils incluent le trajet de la caméra.

D1 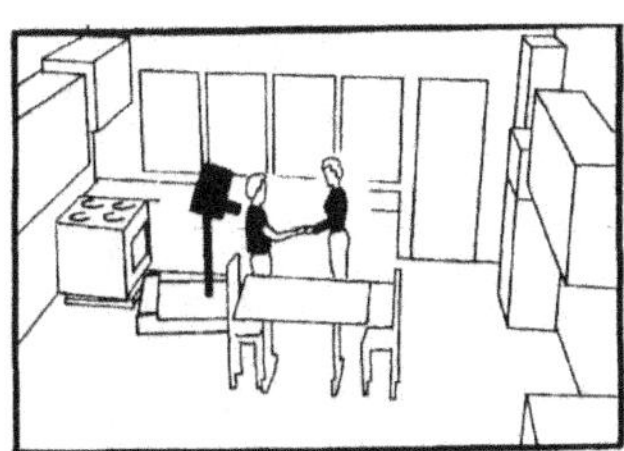

La caméra est illustrée par deux types de symboles. Le premier montre le contour de la caméra. Il indique la position au début d'un mouvement. Le second est plein et noir. Il indique la position de la caméra en fin de mouvement.

Dans de rares cas, il est nécessaire de présenter un mouvement de caméra complexe en plusieurs étapes. On aura alors recours à plusieurs contours de caméra.

Les panoramiques sont indiqués par une flèche incurvée passant par le symbole de la caméra.

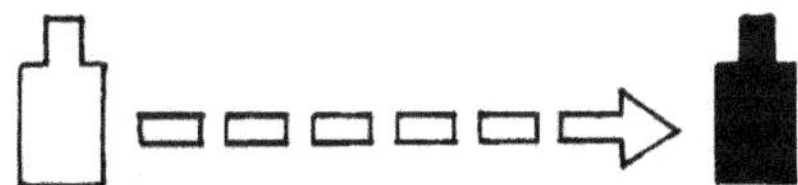

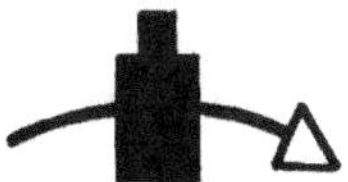

Point de départ
de la caméra

Point d'arrivée
de la caméra

Panoramique

Le trajet des acteurs est indiqué par des flèches en pointillé reliant des silhouettes en contours et en plein. Comme pour les mouvements de caméra, la silhouette en contour indique la position de départ de l'acteur, et la silhouette en plein symbolise sa position d'arrivée.

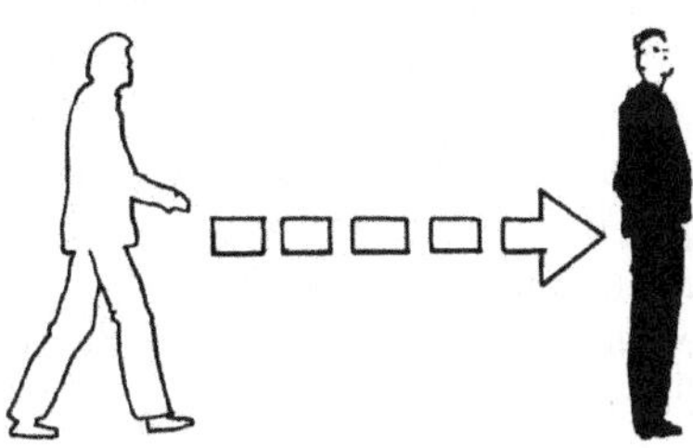

Position de départ
du personnage

Position d'arrivée
du personnage

Les diagrammes en plan

Certains story-boards sont accompagnés de diagrammes en plan du décor. Les règles
établies précédemment s'appliquent également à ces diagrammes. Cela signifie que
les symboles en contour (caméra et acteurs) indiquent la position de départ lors
d'un mouvement tandis que les symboles en plein indiquent la position d'arrivée.

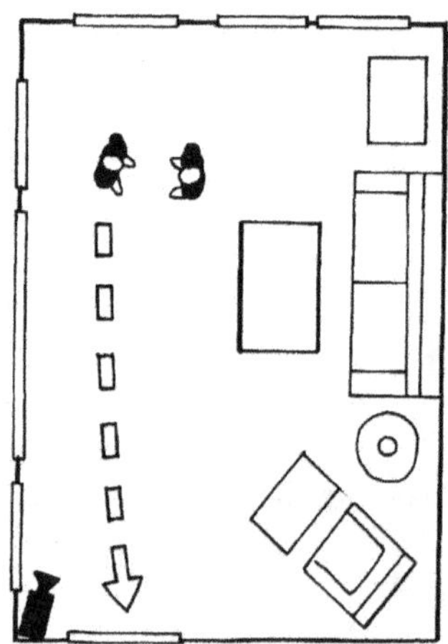

La cohérence

Dans la majorité des illustrations, les règles ci-dessus concernant les différents
symboles ont été appliquées. Il existe néanmoins quelques exceptions. Dans ces
cas très spéciaux, des notes apparaissent à côté de l'illustration. Par exemple, il est
difficile d'utiliser une caméra noire devant un fond noir. Elle est alors remplacée par
un contour de caméra et une indication en marge de l'illustration.

Mon objectif en écrivant *Mettre en scène pour le cinéma* était de m'adresser à la
fois aux réalisateurs débutants et aux réalisateurs aguerris. Par conséquent, les
différents exemples de mise en scène sont expliqués en considérant que le lecteur
possède les bases du montage, de la photographie, des mouvements de caméra et
de la production de long-métrage. Cette connaissance doit inclure les différents types
de plans, le champ/contrechamp, la ligne d'action et les autres conventions du
découpage classique.

Néanmoins, les chapitres 1 et 3 offrent un aperçu théorique de la mise en scène qui
n'est pas indispensable pour comprendre les exemples du livre si vous avez déjà une
connaissance de base des mouvements de caméra.

Plutôt que le montage, les idées présentées dans cet ouvrage privilégient les mouvements de caméra et le plan principal (*master*) pour varier l'angle de prise de vues
et diriger l'attention du spectateur. Cependant, les deux méthodes sont proposées
dans le livre dans la mesure où, dans la pratique, elles sont utilisées conjointement.
Si vous êtes intéressé par la mise en scène dans un cadre fixe, de nombreux ouvrages
existent, notamment *Réaliser ses films plan par plan*, qui prépare le terrain pour
comprendre plus aisément les mises en scène de ce nouvel ouvrage.

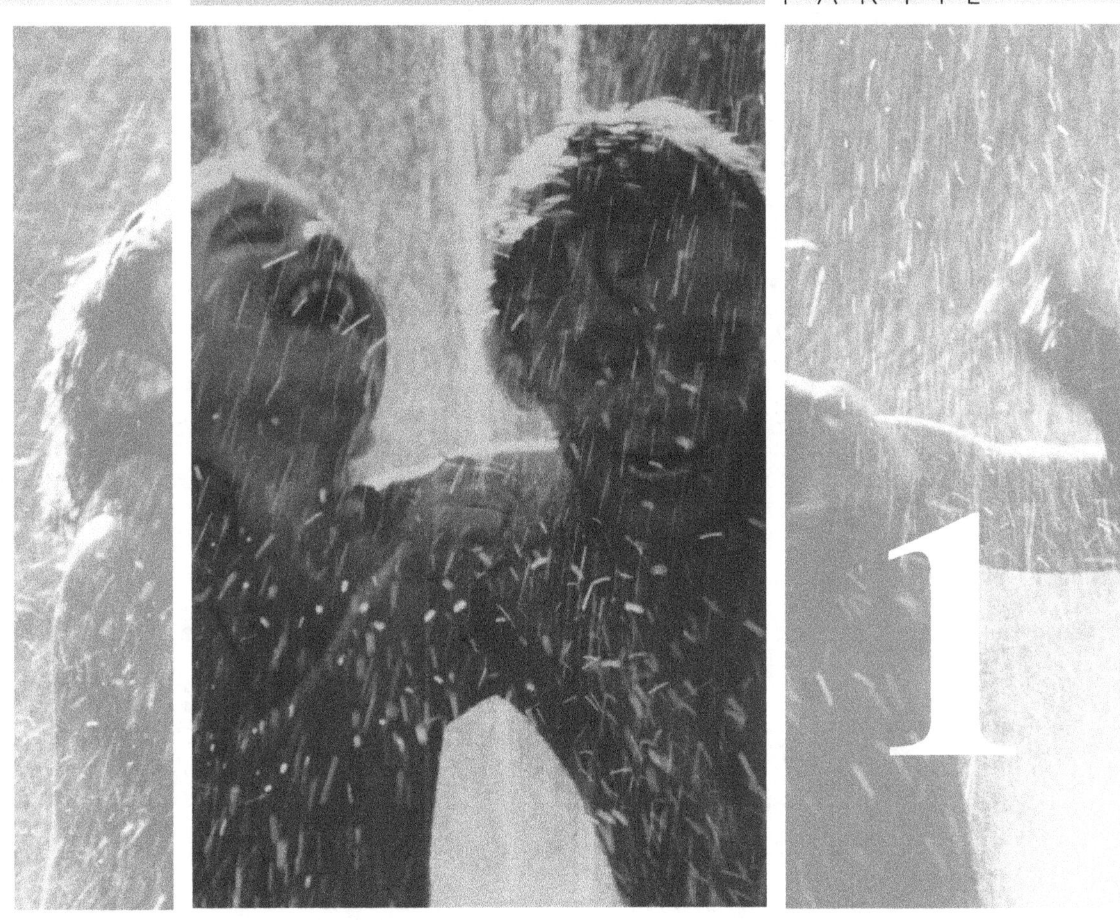

Mise en scène : le processus

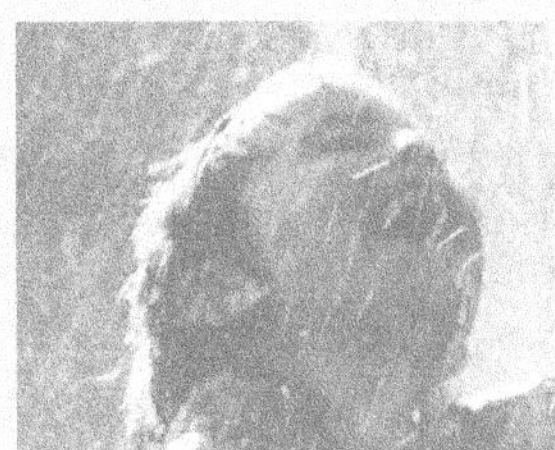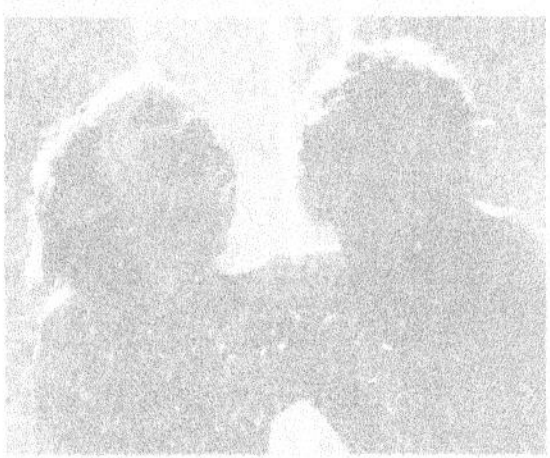

Le rôle du réalisateur

La mise en scène est au cœur des compétences du réalisateur. C'est le point de rencontre entre le jeu, la photographie et le montage, trois domaines dans lesquels le réalisateur doit être le concepteur final.

Personne sur un plateau, du chef opérateur à l'accessoiriste, ne peut commencer à travailler tant que le réalisateur n'a pas pris deux décisions : tout d'abord, la position de la caméra ; ensuite, les mouvements des acteurs face à celle-ci.

N'importe quel réalisateur doté d'une vision à plus long terme que le tournage quotidien de deux à trois pages de script, c'est-à-dire un réalisateur ayant une perception globale de son film, se retrouve un jour avec une foule de gens sur le plateau exprimant leurs idées quant à la mise en scène. Il sait (ou apprendra vite) que la mise en scène n'est pas une accumulation de décisions individuelles. C'est la planification du travail de toute l'équipe de tournage jour après jour.

Certains réalisateurs découvrent ce plan au moment de tourner, sans beaucoup de préparation. D'autres, ayant la capacité de visualiser des séquences entières, organisent leurs idées au travers de story-boards ou de listes de plans. Mais quelle que soit la méthode de travail suivie par le réalisateur, c'est la pratique qui lui permet d'améliorer ses capacités à utiliser la caméra et à employer les acteurs. Pour les débutants, cette expérience est difficile à acquérir. Quant aux réalisateurs confirmés, ils passent plus de temps sur le plateau à s'occuper du projet suivant qu'à exercer leur talent sur le tournage en cours.

Pour s'améliorer, le réalisateur doit apprendre à simplifier avant le tournage toutes les préoccupations et difficultés inhérentes à la mise en scène. Il suffit de les identifier clairement avec un vocabulaire technique précis, de les synthétiser et de les ramener à des schémas de mouvement simples. C'est la méthode que nous utiliserons dans ce livre.

Quand il crée une séquence, le réalisateur doit composer avec trois facteurs :

- le facteur narratif ;

- le facteur dramatique ;

- le facteur visuel.

Le facteur narratif

La narration est constituée des actions précises relatées par le scénario. Par exemple, un homme se rend dans une station service et sort de sa voiture pour faire le plein de carburant. Dans ce cas, l'action est extrêmement simple et laisse peu de place à une mise en scène sophistiquée. En revanche, si une séquence se déroule lors d'une fête où les acteurs sont libres de se déplacer d'une pièce à l'autre dans une maison, le réalisateur et les acteurs vont pouvoir mettre en place une mise en scène complexe.

Le facteur dramatique

Le facteur dramatique rassemble les éléments qui déterminent la relation émotionnelle du spectateur à la séquence. Il peut être divisé en deux catégories : le point de vue et l'intensité dramatique.

Le point de vue

Le choix du point de vue détermine seul le placement de la caméra. Alors que dans une nouvelle ou un roman le point de vue est généralement unique, il est multiple en cinéma de fiction. Ainsi, il peut passer rapidement d'un personnage à un autre dans une scène, puis prendre une position neutre dans la scène suivante.

Le réalisateur contrôle le point de vue en manipulant la logique narrative, la direction de regard et la valeur de plan.

La logique narrative renseigne le spectateur sur le récit en suivant les actions d'un ou de plusieurs personnages. Si une séquence débute en suivant un employé d'une supérette avant que deux adolescents n'entrent dans le magasin, le public est invité à voir cette séquence du point de vue de l'employé. En revanche, si l'on suit les adolescents au dehors du magasin avant qu'ils n'y entrent et ne découvrent l'employé, le public s'identifie aux adolescents.

La direction de regard est un facteur plus puissant pour contrôler le point de vue, bien que plus subtil. Si un acteur regarde la caméra, le public est placé dans une relation d'intimité avec lui. Si l'acteur est filmé de dos, mais que la caméra filme son champ de vision, le public partage son point de vue. Au contraire, quand l'acteur est filmé de profil, le spectateur est placé dans une relation plus neutre avec lui.

La valeur de plan est une autre méthode utilisée par le réalisateur pour déterminer l'identification du spectateur avec un personnage. En règle générale, plus le plan est serré, plus le sentiment d'intimité, et donc l'identification, sont élevés.

L'intensité dramatique

C'est la valeur de plan qui la détermine. Elle peut augmenter ou diminuer les effets du jeu d'un acteur, de l'action et des événements. On peut contrôler l'attention du spectateur simplement par la situation d'un sujet dans le cadre.

La lumière, les décors, le choix de focale et le montage sont des éléments supplémentaires qui aident à contrôler l'intensité dramatique. Mais en ce qui concerne la mise en scène, nous nous occuperons principalement de la valeur de plan et de la situation des sujets dans le cadre. Le contraste est un facteur essentiel. Par exemple, il est généralement admis que passer d'un plan américain à un gros plan renforce l'importance d'un sujet. Il est également possible, bien que moins courant, d'augmenter l'intensité dramatique en passant d'un gros plan à un plan large.

Le facteur visuel

La photographie est constituée de la composition, du cadrage, de la lumière et des caractéristiques propres à chaque focale. Les qualités graphiques d'un plan sont les plus évidentes à visualiser. En effet, elles sont peu dépendantes des autres plans de la séquence.

Quand un réalisateur regarde un décor au travers de la visée de la caméra, il visualise immédiatement la composition du plan. Il n'a pas à imaginer quels changements le montage apportera à cette composition, car il n'y en aura pas. Dans ce sens, les considérations graphiques sont moins déterminantes que le point de vue et l'intensité dramatique pour la cohérence du film.

Le périmètre de l'action

Il existe deux manières d'appréhender l'espace de jeu. La première consiste à placer la caméra au cœur de l'action, la seconde à la placer en dehors. L'action représente toutes sortes d'événements, de la pieuvre géante et agitée au doux dialogue d'un couple dans un lit. Le réalisateur doit décider quelle part de cette action il souhaite cadrer. On appelle « périmètre de l'action », la portion d'espace dans laquelle se déroule cette dernière.

On peut placer la caméra à l'intérieur ou à l'extérieur du périmètre de l'action, et une séquence montée peut combiner des plans réalisés depuis ces deux espaces. Une caméra en mouvement peut entrer dans le périmètre puis en ressortir, et vice versa. De plus, il faut comprendre que le périmètre de l'action varie si un sujet est en mouvement.

Master et plan séquence

Le réalisateur a deux possibilités pour mettre en scène une séquence : utiliser une position de caméra unique ou monter des plans filmés selon des angles différents. Dans le cas d'une position unique, le réalisateur peut demander à ses acteurs de se déplacer, afin de les observer sous différents angles sans avoir recours au montage. On peut également ajouter un mouvement de caméra pour que le décor soit vu sous plusieurs angles. Enfin, lorsqu'un plan requiert une chorégraphie complexe entre mouvements d'acteurs et mouvements de caméra, et qu'il couvre plusieurs actions à la suite, on le qualifie de « plan séquence ». C'est en fait une version élaborée du *master*. Quel que soit le nom utilisé, ce type de plan se distingue par le fait qu'à lui seul, il couvre l'essentiel de l'action d'une séquence décrite par le scénario.

Positions multiples et plans de couverture

L'utilisation de plusieurs positions de caméra pour une séquence implique le recours au montage. C'est grâce aux variations du point de vue qu'on obtient l'intensité dramatique. Ceci encourage la prise d'un nombre de plans de couverture bien supérieur aux besoins réels du réalisateur.

Monter une séquence signifie découper une action en plusieurs segments. On pourrait alors penser qu'une chorégraphie complexe et des mouvements de caméra ne sont pas aussi nécessaires que pour un plan séquence de la même action. En fait, ces deux démarches aboutissent au même résultat – des points de vue multiples – et ne sont pas antagonistes. Il existe de nombreux exemples où une mise en scène complexe est combinée avec un montage rapide, réunissant ainsi les caractéristiques du plan séquence et des positions de caméra multiples.

Au-delà du choix entre plan séquence et positions multiples, se pose la question du rapport à l'espace de jeu. Certains réalisateurs règlent le jeu pour la caméra, alors que d'autres font leur mise en scène puis la filment. C'est, dans la théorie cinématographique, l'opposition classique entre réalisme et expressionnisme. Le réalisme défend l'intégrité de l'espace de jeu et un déroulement linéaire du temps. Il préconise pour cela des techniques documentaires, laissant peu de place à la manipulation par le montage. À l'inverse, l'expressionnisme invoque une utilisation recherchée de la caméra et des techniques cinématographiques pour appuyer le propos. Néanmoins, depuis une vingtaine d'années, on observe une réconciliation entre les deux styles, le constat étant qu'aucune des deux méthodes de réalisation n'offre une vision réellement objective.

La distinction de ces deux styles de réalisation repose sur la manière qu'a un réalisateur d'appréhender l'action face à la caméra. En fiction par exemple, cela revient à opter pour la répétition d'une séquence en s'appuyant strictement sur le scénario et le choix des acteurs, et la direction d'acteurs pour obtenir les effets dramatiques en fonction de la caméra. Comme dans toute généralisation, il existe de nombreux contre-exemples et contradictions. Néanmoins, chaque réalisateur a tendance à suivre l'une ou l'autre des deux approches.

En pratique, un réalisateur proche du réalisme tend à offrir une très grande liberté à ses acteurs pour interpréter une scène. Cela s'accompagne souvent de l'utilisation d'une caméra à l'épaule, d'un Steadicam, ou au moins d'un équipement caméra-pied léger.

Un réalisateur plus proche de l'expressionnisme définit ses plans avec rigueur et prend le temps de contrôler chaque aspect du cadre. Les acteurs doivent respecter leurs marques ainsi que le minutage de leurs actions. Il est souvent nécessaire de positionner les acteurs d'une façon qui paraît irréaliste sur le décor, mais qui semble naturelle à l'écran.

Évidemment, aucun réalisateur n'est tenu de se conformer à l'une ou l'autre de ces approches stylistiques. Il peut employer l'une ou l'autre en fonction de la séquence qu'il doit tourner. En fait, toutes les options de mise en scène présentées dans ce chapitre offrent une grande flexibilité d'utilisation. Quand un réalisateur débute la lecture d'un scénario, c'est son imagination qui prend le dessus et fait apparaître une série de plans. Ce n'est que lors de la préparation qu'il doit considérer la faisabilité de telle ou telle mise en scène. C'est à ce moment qu'il doit faire preuve de souplesse et consulter son équipe. Le directeur de production et le chargé de production deviennent alors des soutiens précieux. Dans la mesure où chaque style de mise en scène requiert des besoins en temps différents, un réalisateur doit bien planifier son tournage.

Entretien avec John Sayles

John Sayles est un romancier et nouvelliste reconnu. Il a financé son premier long-métrage, *Return of the Secaucus Seven*, en écrivant des scénarios. Depuis, il a écrit, réalisé et monté six longs-métrages indépendants : *Lianna, Baby It's You, The Brother From Another Planet, Matewan, Eight Men Out* et *City Of Hope.*

Vous avez la réputation d'apporter beaucoup d'attention à la prévisualisation. Pourquoi ?

C'est en partie parce que je suis écrivain et en partie pour des questions économiques. À ce titre, Eight Men Out *est un bon exemple. J'avais dessiné le story-board des séquences de base-ball des années auparavant. Quand le film a pu se faire, je me suis rendu avec Bob Richardson, le chef opérateur, sur le terrain de base-ball où nous allions tourner. Une des constantes dans ce sport, c'est que la distance entre le marbre et une base, ou entre deux bases, est toujours la même. La géographie du lieu est donc tout à fait connue. Vous savez que si vous filmez la troisième base depuis la première, vous aurez toujours le lanceur dans le cadre. Nous avons donc testé différentes optiques pour chaque position de caméra définie par le story-board, afin de savoir quelle partie de l'arrière-plan apparaî-trait au cadre. Nous avions un assistant qui se déplaçait dans les tribunes pour nous aider à repérer les bords du cadre. Nous avons ensuite reporté les mesures sur le plan des tribunes pour définir le nombre de figurants nécessaires pour remplir l'ar-rière-plan. Je savais ainsi que si nous avions 200 figurants, je pouvais utiliser le 50 mm. S'ils n'étaient que 100, il faudrait passer au 75 mm. Enfin si leur nombre était inférieur à 100, il faudrait utiliser un 100 mm, et dans ce cas, peut-être valait-il mieux reporter le tournage de la séquence à un autre jour.*

Quel autre type d'astuce utilisez-vous pour prévisualiser la mise en scène d'une séquence ?

Pour les plans au Steadicam de City of Hope, *nous sommes allés sur le décor pendant la préparation et nous avons simulé le tournage des plans en remplaçant les acteurs par des assistants. Ils se sont déplacés dans le décor en lisant le scénario. Nous les avons suivis avec l'opérateur Steadicam et un assistant vidéo.*

Attendez-vous toujours d'être sur le décor pour faire la mise en place d'un plan ?

Je ne le fais généralement que s'il s'agit d'une séquence d'émotion intense. Dans ce cas, je souhaite éviter que les acteurs ne se focalisent sur des détails comme les marques au sol qu'ils doivent respecter. Par exemple, lors de la grande séquence de dispute entre Vincent Spano et Rosanna Arquette dans Baby It's You, *Michael Baubas, le chef opérateur, et moi avons regardé deux ou trois fois les acteurs jouer la scène. Nous nous chuchotions des idées pendant que les acteurs jouaient. Finale-ment, nous avons trouvé une manière simple de couvrir l'ensemble de la séquence. Mais il est apparu que les acteurs trouvaient naturellement leurs marques, avec très peu de variations entre les différentes répéti-tions. Nous avons par conséquent créé une lumière un peu moins marquée, donc moins exigeante au niveau du placement des comédiens. Pour la même raison, nous n'avons pas utilisé de positions fixes pour la caméra, elle pouvait se déplacer légè-rement pendant la prise.*

En donnant plus de liberté aux acteurs, perdez-vous une partie du contrôle sur les éléments purement visuels ?

Oui. Il faut faire un compromis au niveau de la lumière. Elle est donc moins précise que lorsqu'on connaît avec exactitude les déplacements des acteurs.

Si cette façon d'organiser une séquence est une exception, quelle est votre approche habituelle de la mise en scène ?

Nous devons travailler selon un planning très serré. Je dois donc faire la mise en place des plans avant l'arrivée des acteurs sur le décor. J'essaye de faire en sorte que la mise en scène ait une logique pour eux. Dans City of Hope, *plutôt que de donner des marques précises, je leur disais « vous allez marcher sur le trottoir jusqu'à la hauteur des voitures, et là, vous passerez entre elles et traverserez la rue ». Je laissais alors un seul espace entre deux voitures, de telle sorte que les acteurs l'empruntaient naturellement pour traverser la rue.*

Pouvez-vous nous décrire une journée ordinaire quand vous préparez la mise en scène d'une séquence ?

En général, je commence la matinée en m'entretenant avec le cadreur sur la manière dont nous allons couvrir la première séquence. Ensuite je me rends auprès des acteurs, pendant le maquillage et la coiffure, et je leur parle de deux choses. Premièrement : le planning de la journée. Je ne leur annonce jamais celui des jours suivants pour qu'ils n'aient pas trop de choses à l'esprit, je préfère qu'ils se concentrent sur les trois ou quatre plans à venir. Les acteurs ont ainsi une idée générale de ce qui sera filmé dans la journée. Je leur parle également de la manière dont nous allons couvrir chaque plan afin qu'ils abordent le tournage calmes et informés de ce qui va se passer en termes de technique. C'est particulièrement utile lorsqu'un acteur est hors-champ lors de la première partie d'une séquence. Ayant été moi-même acteur, j'ai appris que l'on peut faire tous les essais que l'on souhaite quand on est hors-champ. Quand c'est votre tour d'être filmé, vous êtes ainsi capable de proposer le meilleur de ce que vous avez essayé précédemment.

[Remarque : hors-champ signifie ici qu'on réalise un plan dont le cadrage n'englobe qu'un acteur, l'autre étant néanmoins présent et jouant la scène avec son partenaire.]

La deuxième chose que je fais le matin avec les acteurs, c'est leur préciser à quel moment du film se situe la séquence à venir. En leur expliquant la séquence précédente, ils peuvent se mettre dans l'état émotionnel approprié.

Dans quelle mesure expliquer les différents plans qui vont être tournés pour une séquence, aide-t-il un acteur pour son jeu ?

Il ne faut pas qu'un acteur gâche son capital émotion et son énergie dans des plans qui ne le mettent pas en valeur. On peut par exemple comparer un master *et un gros plan. Lorsque le master ne sert qu'à établir le début de la séquence, je dis souvent « Je vais utiliser uniquement le début de ce plan pour présenter le lieu. Considérez la fin du plan comme une répétition. Jouez la scène, mais ne donnez pas le maximum ». Les acteurs ont ainsi une bonne idée de la façon dont ils vont jouer la scène et pourront tout donner au moment du plan crucial. C'est important de savoir cela, car il est difficile pour un acteur de reproduire une intensité dramatique élevée.*

Quels autres conseils pouvez-vous donner à un acteur à propos de la mise en scène ?

Pour un master, *il est important de savoir qu'il n'y a pas à se soucier des accessoires. Vous pouvez jouer avec votre verre, vous gratter la tête, vous balancer sur votre chaise, etc. En revanche, s'il est prévu de tourner de nombreux plans de couverture, la probabilité de créer des faux raccords augmente considérablement. C'est pourquoi l'acteur doit être au courant de la manière dont la séquence va être filmée. Il lui faudra simplifier son jeu pour ne pas avoir à se souvenir des mouvements complexes qu'il faut reproduire. Je suggère parfois à un acteur d'aller voir la scripte et de lui dire « Note ce que je fais pendant les répétitions et dis-moi quand je fais une erreur ». L'acteur peut ainsi caler son jeu, et éviter de faire quatre prises s'il passe la mauvaise main dans ses cheveux quand il est en amorce d'un contrechamp.*

Comment gérez-vous le fait que les acteurs n'atteignent pas tous leur meilleur niveau au même moment ?

Vous repérez rapidement leur méthode de travail et ce qui améliore leur jeu ou le détériore ; s'ils sont doués pour des plans longs ou si vous devez découper leurs séquences ; s'ils ont ou non une bonne intuition au niveau des raccords. Il faut parfois diminuer la qualité d'une séquence pour aider certains acteurs.

Avec les enfants par exemple, je démarre toujours de manière très précautionneuse, en prévoyant un maximum de plans de couverture. J'obtiens alors suffisamment de matière pour monter une séquence réaliste. Mais si un enfant se révèle capable de tenir une scène en intégralité, je réduis le nombre de plans. Je le laisse jouer un peu plus comme il l'entend pour qu'il crée lui-même l'ambiance, plutôt que d'imposer la mienne au montage.

Pour un plan à deux, si je travaille avec des acteurs qui n'ont pas le même besoin de préparation, j'inclus le plus lent aux répétitions techniques pour qu'il ait plus de temps pour se « chauffer ». Je lui donne la réplique jusqu'à ce qu'il soit proche de son intensité maximale, puis je fais venir le deuxième acteur. S'il s'agit d'un contrechamp pour des gros plans, je filme en premier l'acteur le plus rapidement opérationnel. Le deuxième est hors champ et s'échauffe plus sereinement. Il m'arrive également d'écarter les acteurs de la caméra et de leur faire essayer différentes possibilités de jeu.

Parlons des très longs *masters* que vous avez utilisés dans *City of Hope*. Les acteurs aiment-ils ces plans pour leur côté théâtral ?

Je pense qu'ils les apprécient s'ils sentent qu'ils les maîtrisent. Néanmoins, un plan

ininterrompu ne ressemble pas forcément à du théâtre. Dans City of Hope, *certains acteurs devaient rentrer en cours de scène avec des marques et un minutage extrêmement précis. Il leur arrivait de devoir penser à des contraintes techniques qui les empêchaient de se concentrer uniquement sur le jeu et d'être immédiatement dans la peau du personnage. Par exemple, il y a une séquence dans* City of Hope *où les personnages de Connie et Jo Anne, les voisines, sont dans le bureau du maire. Elles apparaissent au milieu du plan et se trouvent au bas des escaliers avec l'assistant du maire, joué par Joe Garfazzi. Elles ne sont présentes que trois minutes dans la séquence et elles devaient attendre une certaine phrase pour faire leur entrée. Il fallait donc qu'elles règlent exactement le moment pour arriver, ainsi que la façon de le faire pour apparaître au cadre comme je le souhaitais. Ce fût une scène particulièrement difficile pour elles.*

Il y a donc une forte pression pour ne pas gâcher les deux ou trois minutes déjà tournées ?

Plus vous arrivez tard dans un plan, plus la pression est forte. Il faut essayer de détendre les acteurs en leur disant « Ne t'inquiète pas, on va faire plusieurs prises pour ce plan. Essaye d'en faire deux ou trois sans te soucier des problèmes techniques ». Cela peut aider à faire retomber un peu une pression qui est sans doute plus élevée sur des films à petit budget comme les nôtres.

La plupart des longs *masters* de *City of Hope* ont été tournés au Steadicam. Comment expliquez-vous ce type de plan aux acteurs ?

J'explique la teneur générale du plan, le cadrage et les mouvements. Je peux par exemple dire aux acteurs « Je veux que vous démarriez à cet endroit, que vous vous arrêtiez ici, puis que vous montiez ces escaliers ». Nous les suivons alors avec le Steadicam. Mais, comme je l'ai dit précédemment, nous avions testé cela lors de la préparation avec des assistants. L'opérateur Steadicam et les techniciens savaient ce qui allait se passer, les acteurs pouvant se concentrer sur le dialogue. Le Steadicam était équipé d'un retour vidéo, ce qui permettait d'ajuster le plan facilement.

Quels sont les problèmes que vous rencontrez en couvrant un tel espace dans un seul plan ?

Quand vous faites des plans à 360° en intérieur, votre problème principal consiste à cacher les projecteurs. Il faut parfois utiliser le corps d'un acteur pour y parvenir, ou bien avoir un technicien qui tient le projecteur et se cache derrière un morceau du décor quand la caméra arrive sur lui. Dès que la caméra est passée, il reprend sa place car le projecteur qu'il tient est à nouveau nécessaire. Dans une des séquences du bar dans City of Hope, *mon personnage est présent. J'avais un Watchman Sony qui me permettait de voir le plan se dérouler jusqu'au moment où j'apparaissais au cadre. Je cachais alors l'appareil derrière le bar, jouais mon rôle, puis je le reprenais pour suivre la fin du plan.*

Avez-vous le temps et le budget nécessaires pour faire des répétitions ?

Il n'y a que pour Eight Men Out *et* Baby It's You *que j'ai pu le faire. Pour* Baby It's You, *j'ai eu trois jours avec le groupe de filles qui étaient supposées être des amies de lycée. Nous avons simplement passé du temps ensemble, sans parler du film ou du scénario. Nous avons discuté de garçons, de voitures, de disques, pour amener les filles à se connaître et donner une réalité à leur amitié. Pour* Eight Men Out, *nous avons eu une semaine d'entraînement, mais nous n'avons pas du tout travaillé les dialogues. Il s'agissait de se préparer physiquement pour les séquences de base-ball.*

Sans répétition, comment aidez-vous les acteurs à préparer leur rôle ?

J'envoie à chaque acteur une biographie de deux ou trois pages de son personnage.

Je préfère parler avec lui du personnage et de la situation le jour du tournage, et je finis généralement par utiliser la première prise. Si vous faites suffisamment de répétitions sur le décor pour évacuer les problèmes techniques, vous obtenez de la spontanéité lors de la première prise. De plus, je demande aux acteurs de vivre l'instant plutôt que de le jouer en fonction de leur préparation. Parfois, surtout s'il vient du théâtre, un acteur donne à une séquence tant de niveaux de lecture qu'il perturbe la simplicité du moment ; les deux ou trois premières prises servent alors à se débarrasser d'une trop grande préparation. Dans d'autres cas, on a vraiment l'impression que le jeu de l'acteur est superficiel. Je rediscute alors avec du personnage avec lui.

Pour un réalisateur, il ne faut pas essayer de faire jouer à un acteur plus de deux choses en même temps. On peut lui dire qu'il est en colère, mais qu'il essaye de retenir cette colère, ou bien qu'il est content mais également un peu nerveux. Ce sont des indications qu'il va pouvoir interpréter. En revanche, si vous lui précisez « tu es content, mais tu es nerveux parce que secrètement tu te demandes si tu as éteint le four ou pas », vous vous retrouvez avec des pauses interminables entre les phrases et un public qui n'y comprend plus rien.

Combien de temps vous accordez-vous pour un long master ?

Dans City of Hope, *le plan au Steadicam dans le bureau du maire était prévu pour durer entre 5 et 7 minutes. Nous avons décidé d'y consacrer une matinée de tournage. Nous connaissions les lieux et y avions fait des répétitions sans les acteurs. Nous connaissions tous les couloirs par lesquels nous allions passer. Le directeur de la photo connaissait les mouvements des acteurs et pouvait placer ses éclairages en conséquence. Le travail se répartit ensuite entre les acteurs et le cadreur.*

Dans le cas du Steadicam, il faut faire attention à tous les câbles et également à ne pas marcher sur le preneur de son. Si un déplacement est trop difficile ou paraît étrange, il y a toujours moyen de changer légèrement la mise en scène. Ensuite, vous définissez les parcours des figurants et leurs passages dans le champ pour donner de l'animation au lieu. Pour ce type de plan, je m'accorde une matinée. On pourrait y consacrer trois jours, mais pas avec les budgets dont je dispose.

De combien de prises avez-vous eu besoin pour obtenir ce long plan au Steadicam dans *City of Hope* ?

Je crois que nous avons fait dix prises, mais que seules quatre d'entre elles sont allées jusqu'au bout. Après chaque prise ratée, nous réglions les détails avec l'opérateur Steadicam et les acteurs. En tout, le tournage des dix prises a demandé environ deux heures.

Vous faites preuve d'une grande efficacité en réussissant à tourner cinq à sept pages de scénario en deux heures. Dans quelle mesure le budget motive-t-il une telle rapidité ?

Si nous avions dû faire des plans de couverture pour chacune de ces séquences, ce qui signifie changer la caméra de position et refaire la lumière, City of Hope *n'existerait tout simplement pas. L'utilisation de plans de couverture entraîne une augmentation énorme du nombre de prises. En réalisant un long master, il vous faut faire en moyenne cinq prises pour en avoir deux ou trois d'exploitables. Si pour sept minutes de film vous faites dix prises dont cinq à six sont bonnes, vous êtes dans des normes raisonnables. Mais si vous utilisez des plans de couverture, avec au moins cinq angles de prise de vues, ce qui n'est pas beaucoup pour sept minutes de film, et que vous fassiez en moyenne cinq prises par angle, vous devez faire vingt-cinq prises. Et il vous reste encore à vous creuser la tête au montage pour trouver les plans qui raccordent correctement.*

Certains réalisateurs n'apprécient pas le flottement de l'image créé par le Steadicam, et préfèrent une dolly sur rails. Quel est votre avis sur cela ?

Plus il y a de personnes, de mouvement et d'action à l'image, moins on ressent le roulis du Steadicam. Nous avons instauré des points où la caméra n'est plus en mouvement pendant le plan, pour que les spectateurs ne se rendent pas compte qu'il s'agit d'un plan au Steadicam. Ce que nous souhaitons faire ressentir au public est totalement physique.

Parlons de l'opposition entre *masters* longs et montage. Tandis que depuis les années 1970, la tendance est au montage rapide et aux plans rapprochés, certainement sous l'influence des pratiques télévisuelles, la mise en scène de *City of Hope* montre au contraire un grand respect pour la continuité spatiale. Était-ce un des buts que vous vous étiez fixés ?

Dans City of Hope, *nous devions présenter une trentaine de personnages. Quand vous utilisez un montage cut, vous désorientez le spectateur. C'est le but du cut. Cela désoriente suffisamment les spectateurs pour pouvoir leur présenter de nouvelles informations, ou pour vous affranchir des contraintes de temps. Je voulais donner aux spectateurs des repères stables, car il allait être difficile de s'y retrouver au milieu de tous ces personnages. J'ai pensé qu'il fallait au moins établir clairement le lieu. Ces très longs plans étaient donc un moyen de contrebalancer ce qui avait pu paraître confus dans la première partie du récit.*

Cela a également permis de souligner l'idée sous-jacente du film, l'imbrication des vies des différents personnages. Par contre, si l'on utilise le montage, les événements donnent l'impression de se dérouler parallèlement plutôt que linéairement. Les longs plans au Steadicam offrent la possibilité de créer des espaces dans lesquels les vies des personnages se croisent, tandis que le montage donne le sentiment de passer d'une vie à l'autre.

En opposition complète avec le long master, trouvez-vous utile l'utilisation de plusieurs caméras ?

Oui. Dans mon nouveau film, qui se déroule en Louisiane, il y a une scène qui s'y prête parfaitement. Deux sœurs rendent visite à une femme paralysée et à la personne qui s'occupe d'elle. La femme est dans un fauteuil roulant. Elles s'installent dans un patio. Le rythme de cette séquence assez longue est donné par les actrices et par le montage. Il y a environ sept minutes de dialogue. Il faut donc changer d'angle de prise de vues.

Pour ma part, quand je joue un rôle, je trouve très difficile de rester spontané au fur et à mesure des prises. Dans ce cas précis, j'ai utilisé deux caméras, non pas que je pensais les actrices incapables de reproduire les actions, mais parce que je voulais réduire le nombre de prises qu'elles auraient à faire. Nous avons donc filmé simultanément le plan à deux et l'un des plans individuels. En utilisant plusieurs caméras, on peut raccourcir le temps de tournage jusqu'aux deux tiers. Et bien sûr, les raccords sont meilleurs.

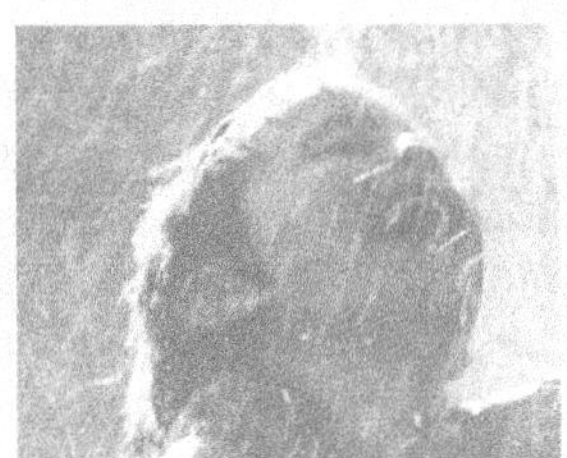

Le rôle du directeur de production

Un réalisateur écrivant un chapitre sur le directeur de production ne reste pas neutre, car le cinéma est une affaire de réalisateurs. N'importe quel directeur de production vous dira que son métier consiste à assister le réalisateur pour filmer le scénario comme il l'entend. Néanmoins, il n'est pas payé par le réalisateur. Il est en quelque sorte la conscience du producteur, si tant est que cela soit possible. Il doit constamment rapporter au réalisateur ce que « ceux d'en haut » pensent. Ce qui se résume systématiquement à : « ne dépassez pas le budget ».

La planification du tournage d'un film est essentiellement une question d'organisation du temps. Le producteur peut parler de budget global, mais l'unité de gestion réelle est la journée de tournage. Toutes les séquences, qu'elles représentent une ou dix pages de scénario, doivent être organisées selon une utilisation optimale des journées allouées au tournage.

La méthode de travail dans le cinéma commercial consiste à mobiliser les décors, les acteurs et toutes les autres ressources nécessaires au tournage d'un scénario dans un laps de temps le plus court possible. Par exemple, si le plan d'ouverture se déroule dans un manoir victorien et qu'on retrouve ce décor à la fin du film, on essayera de tourner les deux plans le même jour. Ce serait en effet idiot de convoquer l'équipe technique et les acteurs deux fois, c'est-à-dire payer deux journées, pour des plans qui ne nécessitent qu'une demi-journée de tournage… Le principe essentiel de la planification d'un film, c'est le regroupement des moyens.

Le tournage des séquences dans le désordre peut se révéler être un vrai casse-tête d'organisation pour le directeur de production. Même pour des films à petit budget, il y a de nombreuses variables à intégrer comme les règles syndicales, la disponibilité des décors et des acteurs, la saison et les exigences artistiques du réalisateur.

Le principe du regroupement des moyens s'étend au-delà du planning prévu. Il est également mis en pratique dans l'organisation de chaque journée de travail. On tourne donc tous les plans selon un axe de prise de vues pour ne pas avoir à refaire la lumière, puis on inverse l'axe de la caméra et on filme les contrechamps.

Hormis dans les cas spéciaux comme les séquences d'action, ce sont la création de la lumière et le positionnement de la caméra qui prennent le plus de temps dans la mise en place d'une séquence. À chaque fois que le réalisateur souhaite changer de plan, il faut faire des modifications. Cela peut prendre de quelques minutes à plusieurs heures, avec une constante : cela dure toujours plus longtemps que prévu. Certains styles de mise en scène, d'éclairage et de photographie prennent plus de temps que d'autres à organiser. Si un réalisateur n'est pas à l'aise et pense qu'il lui faut de nombreux plans de couverture de chaque acteur, il faudra prévoir beaucoup de temps pour la mise en place. En revanche, un réalisateur qui pense n'avoir besoin que d'un master et de quelques plans de couverture économisera du temps qu'il pourra allouer aux répétitions.

Un directeur de production expérimenté sait calculer de manière assez précise le temps nécessaire au tournage d'une séquence en fonction du style de mise en scène adopté par le réalisateur. Chaque choix artistique du réalisateur, chaque matériel de prise de vues, chaque système d'éclairage, entraîne un surcoût en temps d'installation et d'exploitation. Dès que le directeur de production sait qu'il faut disposer d'une grue pour une séquence, il prévoit du temps supplémentaire. Si le mouvement de la grue est complexe, par exemple une descente de trois mètres qui finit en gros plan sur l'œil d'un acteur, il rajoute une heure au planning. Au fur et à mesure des demandes du réalisateur, le directeur de production réévalue le temps indispensable au tournage. Ceci est vrai dans le cas où le réalisateur obtient tout ce qu'il demande… En fait, l'organisation de l'ensemble d'un tournage résulte d'une négociation entre le réalisateur, le producteur exécutif, le chargé de production et le directeur de production. On évoque souvent le manque de soutien artistique apporté aux réalisateurs, notamment dans le domaine du cinéma commercial. D'autres pratiques cinématographiques révèlent au contraire une collaboration étroite entre le réalisateur, le chargé de production et le directeur de production, pour utiliser au mieux des ressources limitées. Il en ressort souvent des solutions ingénieuses qui offrent un cinéma de grande qualité. Si vous avez du mal à le croire, visionnez les films de John Sayles.

La production d'un film ne se résume pas au conflit entre un réalisateur qui veut plus de temps, plus de matériel et de figurants, et un chargé de production qui tente de limiter le budget au maximum. Un réalisateur et un chargé de production expérimentés évitent ce genre de conflit pour trouver des solutions alternatives qui satisfont les deux parties. Ceci s'applique dans tous les aspects de la production, du choix du lieu de tournage jusqu'à l'utilisation d'une usine désaffectée en guise de studio son.

C'est également vrai pour la gestion au jour le jour du décor et de la mise en scène. Le réalisateur doit avoir en tête la manière dont il va tourner la plupart des séquences. S'il connaît bien son équipe, il peut opérer des changements de dernière minute. Mais chaque nouvelle approche doit s'intégrer dans une vision globale de l'enchaînement des plans constituant la séquence.

D'un point de vue purement théorique, la mise en scène est un problème abstrait. Comme pour la danse, il s'agit de mettre simultanément en mouvement différents éléments, de combiner les déplacements des acteurs et de la caméra. Mais à l'inverse de la danse, qui se pratique dans un espace ouvert, les cinéastes sont pénalisés par une logistique complexe et une journée hachée par de nombreuses interruptions. La difficulté est augmentée en cas de tournage en décors naturels. Le tournage en studio durant l'âge d'or du cinéma hollywoodien rendait les choses plus simples pour les réalisateurs : les murs, les projecteurs, les dolly et les grues pouvaient être déplacés simplement grâce à des décors très vastes. Et l'équipement supplémentaire était immédiatement disponible.

N'importe quel réalisateur qui travaille aujourd'hui en décors naturels et qui respecte les conventions classiques du cinéma hollywoodien utilise des méthodes de production développées pour le tournage en studio qui ne sont pas adaptées à un environnement réel.

En résumé, il est plus difficile de mettre en scène une action qui requiert des mouvements de caméra et des déplacements d'acteurs dans un décor réel que dans un studio. Si une séquence se déroule dans un lieu exigu, comme un restaurant ou un appartement, il peut s'avérer compliqué de mettre en place une mise en scène élaborée. On peut passer des heures à régler un mouvement de dolly pour un plan qui dure trente secondes.

Il est donc essentiel que le réalisateur ait une vision préalable de la manière dont le regroupement de petits instants pourra donner une séquence porteuse de sens.

De toutes les possibilités de mise en scène dont il dispose, un réalisateur doit choisir celle qui intègre au mieux ses aspirations artistiques et les contraintes financières.

Entretien avec Ralph S. Singleton

Ralph S. Singleton a remporté un Emmy Award en tant que producteur de *Cagney et Lacey*. Il a une expérience de plus de vingt ans aux postes de producteur, directeur de production et assistant réalisateur. Il a été le directeur des Studios Zoetrope de Francis Ford Coppola. Il a collaboré à la production de *Taxi Driver*, *The Conversation*, *Network*, *Three Days of the Condor*, *Pet Semetary*, *Testament*, *The Winds of War* (USA) et *Graveyard Shift*, qu'il a réalisé.

En tant que producteur, quel conseil donneriez-vous à un réalisateur pour que sa conception d'une séquence soit restituée à l'écran ?

Il s'agit essentiellement d'un problème d'organisation. Certains réalisateurs couchent leurs idées sur le papier alors que d'autres les gardent en tête. Je connais un réalisateur qui fait ses propres story-boards mais qui ne les montre à personne. C'est sans doute très bien qu'il sache ce qu'il va faire, mais je n'en vois pas l'utilité si c'est pour ne pas le partager avec le cadreur et le directeur artistique.

Que peut faire un réalisateur pour préparer sa mise en scène et les mouvements de caméra ?

Répéter. Il est très utile de travailler les scènes avec les acteurs, dans un lieu neutre, quelques semaines avant le début du tournage. On peut même envisager de répéter certaines scènes sur les lieux de tournage. Le cadreur et la scripte peuvent également profiter de ces répétitions pour prendre des notes.

Que peut attendre le réalisateur de ces répétitions ?

Avant le premier jour de tournage, le réalisateur doit avoir une vision claire de l'ensemble du film et de chaque séquence. Il doit également avoir travaillé les différents aspects des personnages avec les acteurs.

Ceci lui permet d'économiser les plans de couverture et de choisir le style de mise en scène et les cadrages qu'il va utiliser. Considérons une séquence de cinq pages de scénario dans laquelle deux personnes sont assises à une table et discutent. Vous savez que vous allez donner un certain ton à cette séquence. Si vous êtes malin, vous en avez fait un story-board qui vous indique les mouvements que vous allez exécuter. Vous ne devriez donc pas avoir à filmer l'ensemble de la séquence sous tous les angles. Les plans vont évidemment se chevaucher, certains ne seront pas montés, mais tout est histoire de mesure. Vous pouvez à la fois faire le choix raisonné de supprimer des plans inutiles et conserver des options de montage. Ce sont les répétitions qui offrent la possibilité de se concentrer sur ces décisions artistiques. C'est à ce moment que vous commencez à entrevoir l'osmose possible entre l'histoire et l'interprétation. C'est beaucoup plus difficile de s'en rendre compte pendant le tournage.

Ne peut-on pas voir ces points précis lors des rushes ?

C'est déjà trop tard. Vous avez déjà tourné les séquences. Il faut faire très attention aux rushes. De très bons rushes ne donnent pas nécessairement un bon film. Vous êtes tranquillement assis à regarder tel plan magnifique ou tel passage terrifiant, mais en aurez-vous suffisamment dans tout le film pour donner une épaisseur à vos personnages et à l'histoire ? Le problème réside vraiment dans la capacité à avoir une vision globale avant le montage. J'ai travaillé sur de grosses productions pour lesquelles on se rendait compte pendant le montage qu'il fallait retourner certains plans ; et parfois même en ajouter pour donner de la crédibilité et de la clarté à un personnage. Il faut réellement avoir cette vision d'ensemble avant le tournage.

Vous parlez de décisions artistiques qui englobent plus que la mise en scène. Sur quels autres éléments d'un film peut-on travailler lors des répétitions ?

Le scénario. La pire des choses qui puisse arriver, c'est de réécrire constamment le scénario alors que le tournage est en cours. Là encore, vous n'avez pas une représentation globale du film. Vous pouvez modifier le scénario autant que vous voulez au cours du tournage et néanmoins être confronté à des incohérences pendant le montage.

Est-il difficile d'obtenir des producteurs qu'ils financent les répétitions ?

Oui, c'est malheureusement souvent le cas. En général, les productions ont plusieurs films en cours, chacun d'eux coûtant une fortune. En moyenne, une grosse production coûte vingt millions d'euros, un film indépendant une petite dizaine [en 1991, aux États-Unis]. Quand de telles sommes sont en jeu, il faut que le film soit tourné et exploité rapidement afin que les producteurs récupèrent leur investissement le plus tôt possible. C'est pourquoi les producteurs demandent « avez-vous réellement besoin de deux semaines de répétitions ? Vous pouvez peut-être vous contenter d'une semaine. » Ou bien « plus on va vous donner de temps, plus vous allez en prendre ». Ils ont à la fois tort et raison. Je pense que plus le temps de préparation est long, plus on économise d'argent au tournage. Cela est dû au fait que les grosses dépenses n'ont pas lieu pendant la préparation mais pendant le tournage. Pour le film sur lequel je travaille actuellement, le coût moyen d'une journée de travail est estimé à cent mille euros. La préparation ne représente qu'une petite fraction de cette somme.

Comment un réalisateur peut-il persuader la production de lui accorder plus de temps de répétition ?

Vous commencez par les acteurs. La plupart de ceux que j'ai côtoyés veulent pouvoir répéter avant le début du tournage. Ils ont besoin de parler de leur personnage avec le réalisateur. Ils veulent se rendre sur les décors, voir où ils vont travailler. L'implication des artistes est un argument de poids auprès de la production.

Quand vous avez réalisé *Graveyard Shift*, vous avez eu moins d'une semaine de répétitions. Comment avez-vous utilisé ce temps ?

Nous n'avions que quatre jours de répétitions pour ce film. Et il avait fallu que je me batte pour les obtenir. J'ai dû définir des priorités, et j'ai travaillé sur les séquences qui en avaient le plus besoin. J'ai également organisé des répétitions le dimanche, après le début du tournage. Mais ces séances ne sont pas équivalentes avant et pendant le tournage.

Que pensez-vous de la réalisation de nombreux plans de couverture qui permettent au réalisateur de concevoir une séquence au montage ?

La plupart des monteurs demandent un maximum de plans de couverture pour être protégés. Dans certains cas, c'est tout à fait justifié. Mais cela demande beaucoup de temps de tourner l'intégralité d'une séquence depuis tous les angles de prise de vues. J'ai vu des réalisateurs passer un temps incroyable pour tourner un master, tout en sachant qu'ils allaient faire des plans de couverture. Au moment de réaliser ces plans, notamment les gros plans, les acteurs étaient fatigués et n'arrivaient plus à interpréter correctement leur personnage.

Cela veut-il dire que la mise en scène doit prendre en compte les atouts et les limites des acteurs ?

Oui. Le choix n'est pas uniquement visuel ou dramatique. Un acteur comme Nick Nolte est bon sur la première, la deuxième ou la troisième prise, mais n'améliore pas son jeu par la suite. Eddie Murphy, quant à lui, a besoin de plus de temps pour atteindre son meilleur niveau. Quand ils jouent une séquence ensemble, il faut commencer par filmer Nick puis tourner la caméra vers Eddie. Cela lui laisse le temps de s'échauffer hors champ en donnant la réplique à Nick.

En tant que producteur et directeur de production, quelles compétences de mise en scène appréciez-vous chez un réalisateur ?

Quand je travaillais sur Cagney et Lacey, *j'ai collaboré avec beaucoup de réalisateurs débutants. La télévision est très formatrice pour eux. Souvent, je disais au réalisateur « Analyse toutes les séquences que tu dois tourner aujourd'hui et détermine celles que tu peux filmer en master sans perdre les qualités dramatiques ». C'est réellement un art de mettre au point un master sans avoir recours aux plans de couverture.*

En suggérant de faire de longs masters, mettiez-vous en avant votre préférence esthétique ?

Non. C'est au réalisateur de décider de ce qui convient pour une séquence. Sur Cagney et Lacey, *nous filmions environ sept pages de scénario par jour. Un master permet de réduire les besoins en plans de couverture et donc de gagner du temps. C'est très important en télévision, mais finalement vous faites ce qui convient au récit. Un long master est parfois le plan approprié.*

Par ailleurs, j'ai travaillé avec des réalisateurs qui faisaient des masters si larges qu'il était impossible de voir les expressions des acteurs. Donc même si nous filmions cinq pages de scénario en une seule configuration, le public ne pouvait pas ressentir l'action et être impliqué dans le récit. Dans ces cas-là, le master était un mauvais choix même s'il permettait de gagner du temps.

Mais n'est-il pas possible de réaliser un master en utilisant le mouvement des acteurs pour obtenir des plans américains, des gros plans et des changements d'angle dans un plan continu ?

Si, mais cela demande beaucoup de réflexion et d'organisation. De la réflexion pour le mettre au point et de l'organisation pour le filmer. Vous ne pouvez pas obtenir le genre de chorégraphie dont vous parlez, sans qu'il y ait une étroite collaboration entre le cadreur, l'assistant opérateur, le directeur artistique, le machiniste et tous les techniciens impliqués dans le plan et le façonnage presque artisanal du film. Si vous ne planifiez pas ce genre de plan à l'avance, vous vous retrouvez systématiquement à monter des plans américains, des plans avec amorce et des plans individuels.

Il semble que dans la plupart des films actuels, la mise en scène est moins soignée que dans les films des années 1930-1940. Qu'est-ce qui a changé ?

Je crois que ce qui fait défaut aujourd'hui, c'est une préparation qui permette de clarifier le déroulement du récit et la vision du réalisateur. On pense souvent, à tort, qu'on peut découvrir le scénario sur le décor. Mais à ce moment, il est déjà trop tard. À dix mille euros l'heure de tournage, l'équipe de production se charge alors de prendre des décisions à la place du réalisateur.

Que peut s'entendre dire un réalisateur de la part du producteur quand il commence à déborder du planning ?

Avec un peu de chance, pas de phrases du type « Travaille plus vite ! ». On dit plutôt des choses du genre « Ne te disperse pas », « Essaye d'avoir une approche plus concise ». Je crois qu'il faut utiliser tous les outils disponibles, classiques ou nouveaux : les répétitions, les storyboards, l'assistance vidéo, des listes de plans détaillées, n'importe quel outil qui permet d'impliquer les chefs de tous les départements dans la construction du film. Ça peut paraître évident, mais vous seriez étonné de voir le nombre de réalisateurs qui s'opposent à ces méthodes de travail.

Qu'est-ce qui peut pousser un réalisateur à ne pas organiser ses plans avec l'aide des autres départements ?

Je pense que c'est la peur de perdre le contrôle du film. Certains réalisateurs pensent qu'en n'exposant pas leurs idées avant le tournage, ils éviteront les discussions et les polémiques. En fait, je crois qu'il faut penser exactement le contraire. La meilleure manière pour un réalisateur de contrôler un film et d'imposer sa vision, c'est de s'appuyer sur les autres départements créatifs pour élaborer les plans. Soyons honnêtes, il y a beaucoup d'opinions qui s'expriment sur un plateau. Chacun a le sentiment qu'il pourrait faire le film mieux que le réalisateur. Quand un réalisateur est talentueux et bien préparé, son équipe lui apportera tout le soutien nécessaire. Mais vous ne pouvez pas tromper des machinistes ou une équipe caméra. Après dix minutes sur un plateau, les techniciens peuvent dire si le réalisateur sait ce qu'il fait.

Que pensez-vous des nouveaux outils comme le retour vidéo ?

Comme je le disais, on entend de nombreuses opinions sur un plateau. Il y a toujours un attroupement qui se forme autour du retour vidéo et chacun commente les prises. On prend du temps pour regarder les prises, et cela peut même parfois amener un doute sur l'opportunité du plan. Sur le dernier film auquel j'ai participé, nous avons utilisé un retour vidéo. Mais seulement pour que le réalisateur puisse suivre la prise, nous n'avons rien enregistré. Néanmoins, je pense que c'est un outil qui peut se révéler très utile dans certaines circonstances.

Est-il possible de monter les séquences importantes pendant le tournage ? En d'autres termes, peut-on faire un montage des rushes pour que le réalisateur ait une vision immédiate de son travail ?

Il faut bien comprendre que le réalisateur travaille douze heures par jour sur le décor, cinq ou six jours par semaine. Il passe environ 45 minutes à regarder les rushes pendant l'heure du déjeuner. La scripte est avec lui et prend des notes qui sont envoyées au monteur. Je travaille actuellement sur un film en décors naturels au Texas, alors que le monteur et son équipe sont à 2 500 kilomètres de nous, à Los Angeles. Ils ont tout juste le temps de monter les séquences selon les indications du réalisateur. Le facteur temps ne permet pas de monter une séquence assez rapidement pour que le réalisateur ait le temps de corriger ce qu'il est en train de filmer. Néanmoins, j'aimerais tenter l'expérience avec les nouveaux outils numériques de montage. En théorie, ce que vous suggérez est une très bonne idée.

Il ressort de toute notre discussion que c'est une organisation claire et précise qui permet d'obtenir une mise en scène efficace. Souhaitez-vous ajouter quelque chose ?

Je connais de nombreux réalisateurs qui ont dit au moins une fois « Si j'en avais l'opportunité, je referais ce film autrement ». Après avoir été directeur de production, producteur et réalisateur, je pense que c'est une phrase justifiée. Si on pouvait revenir en arrière en connaissant ses erreurs, on pourrait faire un meilleur film. Mais je crois que si on utilise les répétitions, les story-boards ou tout autre outil de prévisualisation, cette deuxième chance existe : elle s'appelle le tournage. Vous ne pouvez pas imaginer que le jour de votre arrivée sur le décor, la magie va s'installer et que vous allez être inspiré et brillant. Cela arrivera peut-être une fois ou deux, mais ce n'est pas un état permanent. Sur un décor, il y a de cinquante à soixante personnes ayant toutes des préoccupations importantes qui peuvent distraire le réalisateur. Il est très compliqué pour celui-ci de se concentrer uniquement sur le récit et l'interprétation. C'est avant le tournage qu'il faut travailler le style et la mise en scène. On peut modifier un plan pendant le tournage, mais il faut travailler d'après une base organisée et connue de tous les départements.

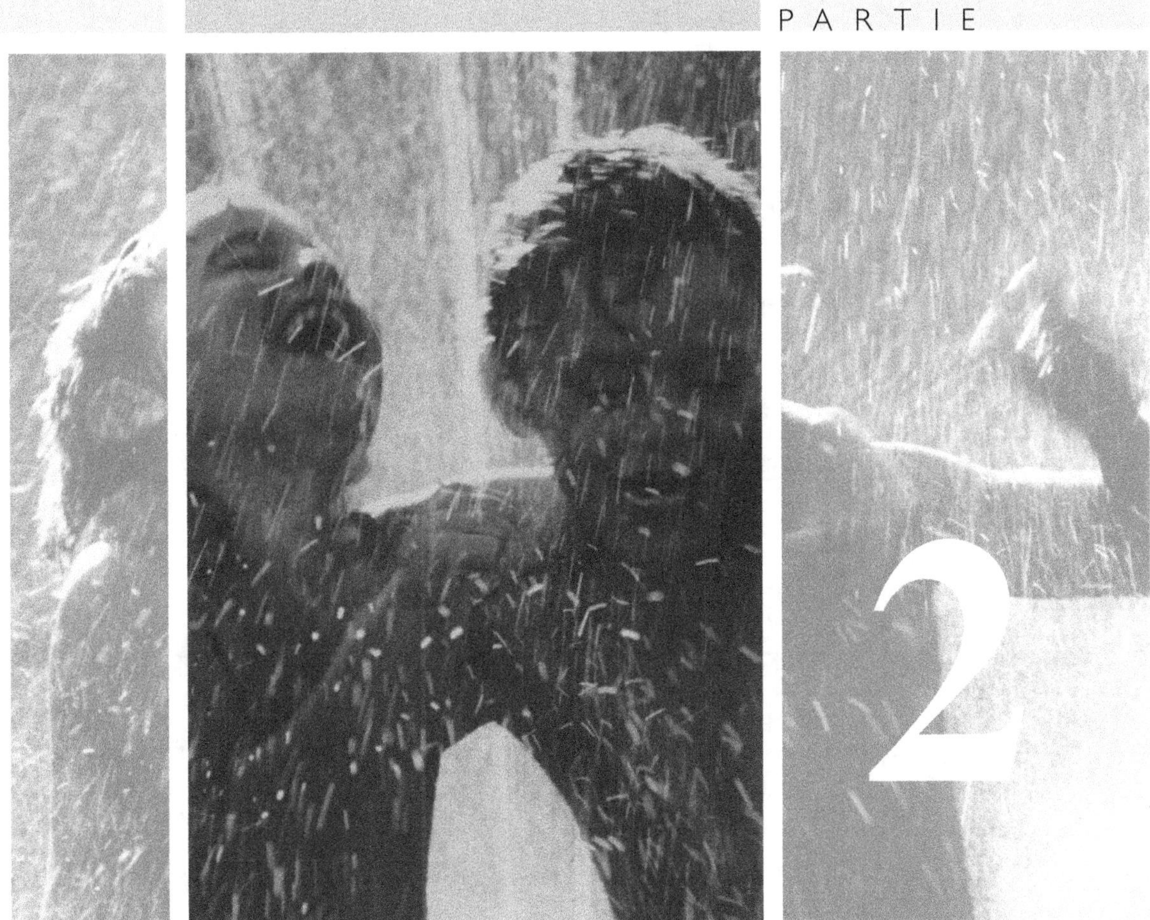

2

L'atelier

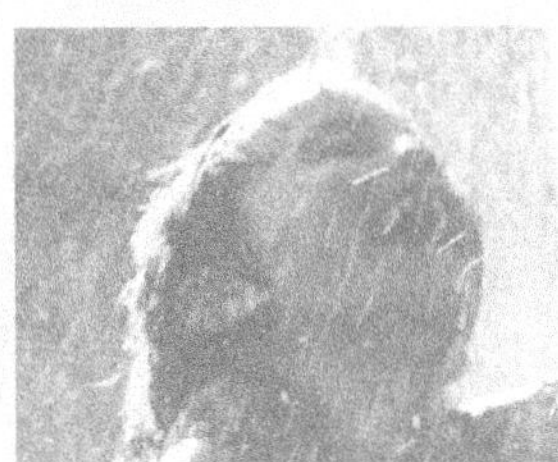

3

Chorégraphie simple

Dans ce chapitre, nous allons détailler les composantes qui forment une séquence chorégraphiée. Naturellement, la logique de l'action est le facteur déterminant de la mise en scène. La chorégraphie, elle, est essentiellement une question de choix entre une mise en scène naturelle et une mise en scène adaptée au récit. La façon dont le réalisateur compose avec ces deux options détermine son style.

L'espace de jeu

Le réalisateur commence la mise en scène par la lecture du scénario, à partir de laquelle il détermine la position des acteurs. Au-delà d'un naturalisme élémentaire, le réalisateur peut se permettre une certaine liberté dramatique et graphique pour filmer l'action.

En théorie, il existe une infinité de manières de filmer une séquence. Mais finalement, une seule sera utilisée après avoir éliminé les autres mises en scène pour des raisons dramatiques ou visuelles. En visionnant suffisamment de films, on se rend compte que certains schémas de mise en scène reviennent régulièrement. En étudiant ces différentes stratégies de mise en scène, un réalisateur apprend à éliminer celles qui ne sont pas utilisables avant d'avoir à faire des tests sur le décor. En quelque sorte, il exécute un prémontage avant le tournage. C'est une chose que font systématiquement les réalisateurs expérimentés, parfois sans même s'en rendre compte.

Pour des séquences chorégraphiées, il est utile de réduire l'espace de jeu à trois possibilités, présentées par les figures 3-1a, b et c : la mise en scène frontale, la mise en scène dans la profondeur et la mise en scène circulaire. Ces configurations sont précieuses pour compenser une mobilité réduite de caméra, mais également parce que l'organisation du mouvement des acteurs

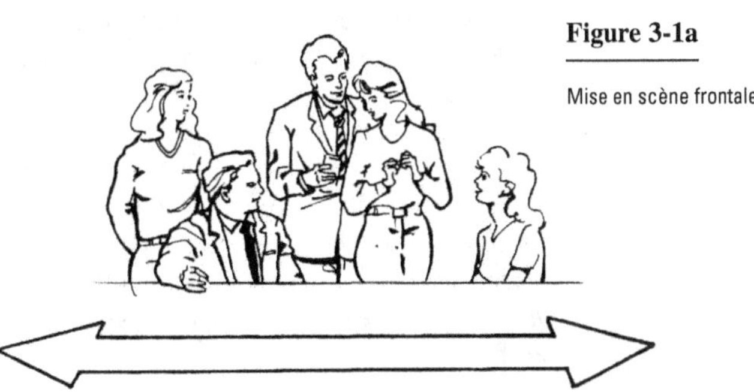

Figure 3-1a

Mise en scène frontale

et de la caméra selon une direction générale est une base solide pour la création de mouvements complexes.

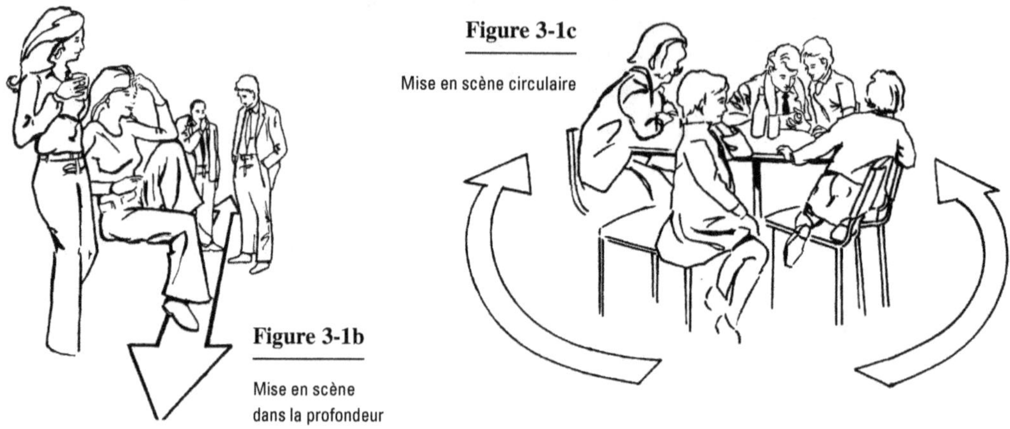

Mise en scène par zone et par individu

La technique cinématographique classique propose deux approches générales de la mise en scène, deux façons d'envisager la manière dont la caméra filme l'action dans un lieu unique. Nous appellerons ces deux méthodes mise en scène par zone et mise en scène par individu. Elles sont illustrées par les figures 3-2a et 3-2b.

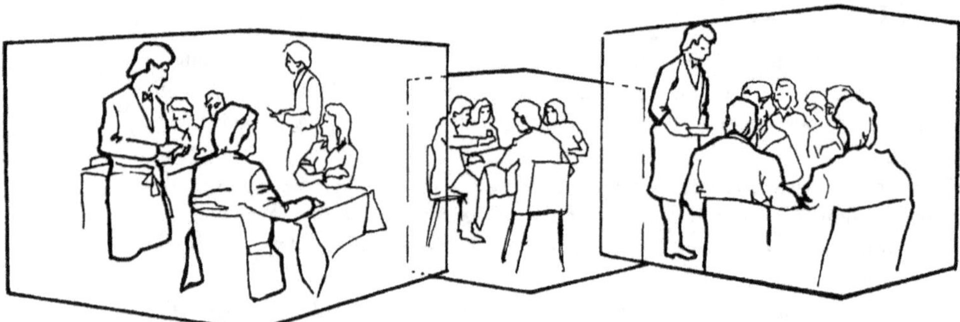

Figure 3-2a

Mise en scène par zone

On peut voir des exemples de mise en scène par zone dans les séquences d'ouverture de *Casablanca* (la première séquence au Rick's Cafe) et du *Parrain* (la réception du mariage). Dans les deux cas, on découvre soit des personnes regroupées de manière évidente, soit des individus partageant un espace commun. Bien que les personnages soient les sujets de chaque configuration de caméra, la séquence est découpée en espaces distincts qui contiennent chacun un ou plusieurs des personnages centraux du récit. Dans la méthode de mise en scène par zone, le principe d'organisation des configurations de caméra est spatial.

En comparaison, la mise en scène par individu est organisée selon le mouvement des personnages. Dans la mise en scène magistrale de la séquence de fête de *La Règle du Jeu* de Renoir, ce sont les personnages qui motivent les déplacements de la caméra dans le château.

En résumé, la mise en scène par zone structure les plans selon des espaces distincts. La mise en scène par individu structure la séquence autour du mouvement d'un sujet, ce qui finit par déterminer l'organisation spatiale de cette séquence. Ces deux méthodes ne sont pas incompatibles et on les trouve souvent employées conjointement, avec néanmoins une prédominance de l'une ou de l'autre.

Les mises en scène par zone et par individu partagent le même objectif : attirer l'attention du spectateur à l'intérieur du cadre. Il faut pour cela mettre en valeur des éléments particuliers du récit, déterminés par le contenu de la séquence mais également par la manière qu'ils ont de rentrer dans le champ ou d'en sortir. Ce résultat est obtenu soit par le montage, soit par la chorégraphie des déplacements de la caméra et des acteurs. On utilise en général les deux méthodes, mais ce livre se concentrera sur la chorégraphie de la caméra et des acteurs.

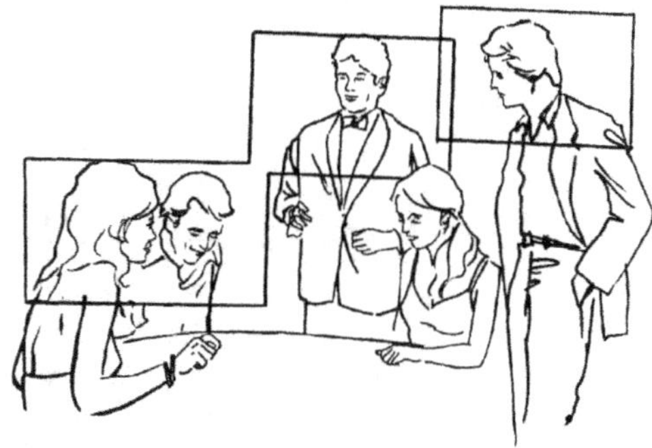

Figure 3-2b

Mise en scène par individu

Déplacements des acteurs et de la caméra

Un réalisateur dispose de quatre techniques élémentaires pour organiser une séquence : des plans statiques, des plans en mouvement, des acteurs statiques, des acteurs en mouvement. Elles sont utilisées dans le même but : diriger l'attention du spectateur et accentuer des éléments du récit.

Voici les mouvements de caméra et d'acteurs les plus simples.

Mouvements de mise en valeur

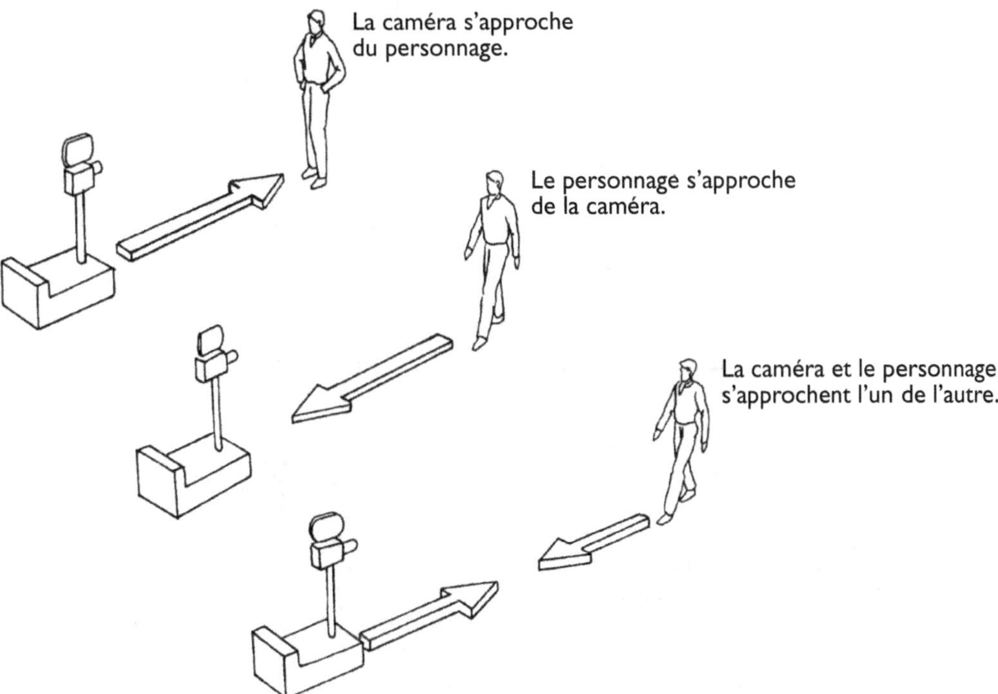

Mouvements pour mettre en valeur un personnage dans un groupe

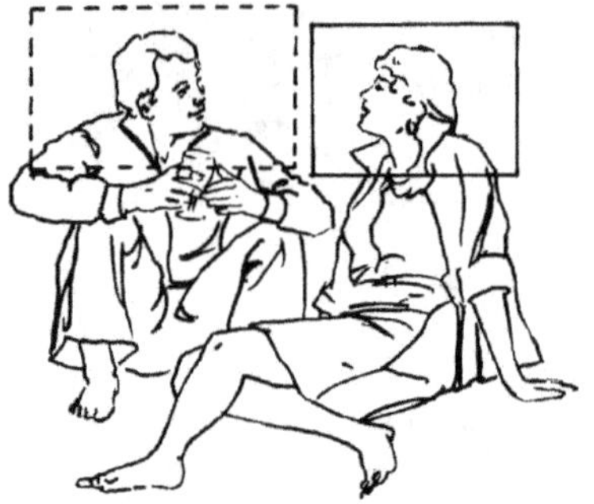

La caméra panote d'un personnage vers un autre.

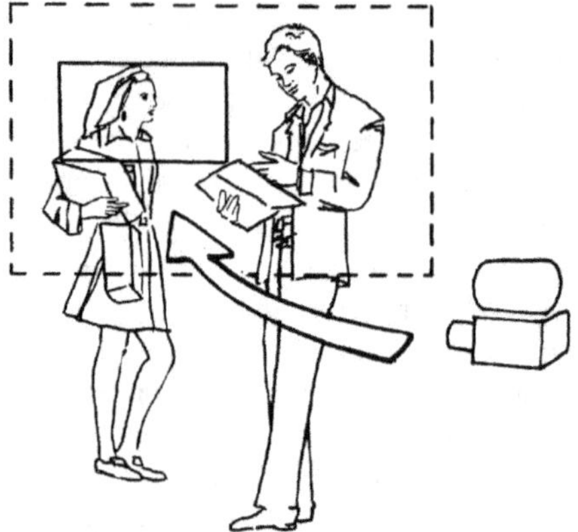

La caméra se rapproche de deux personnages puis en isole un.

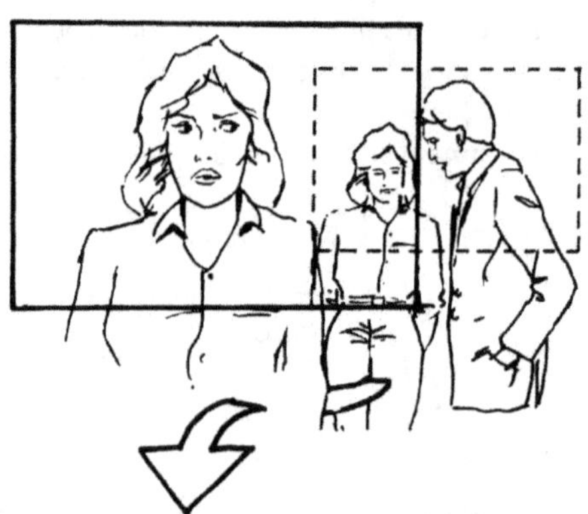

Plusieurs personnages sont au cadre quand l'un d'eux se rapproche de la caméra pour finir en gros plan.

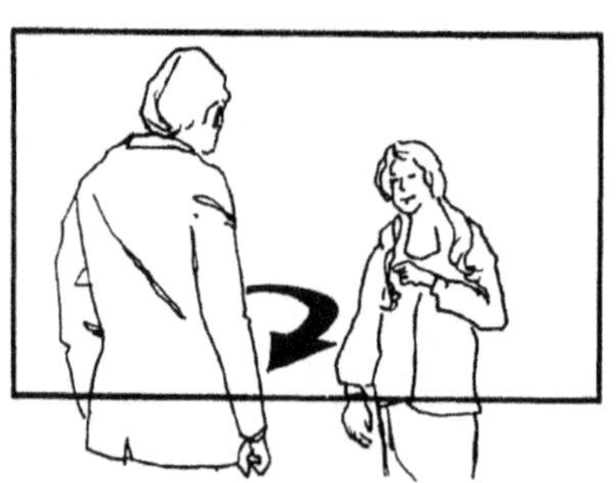

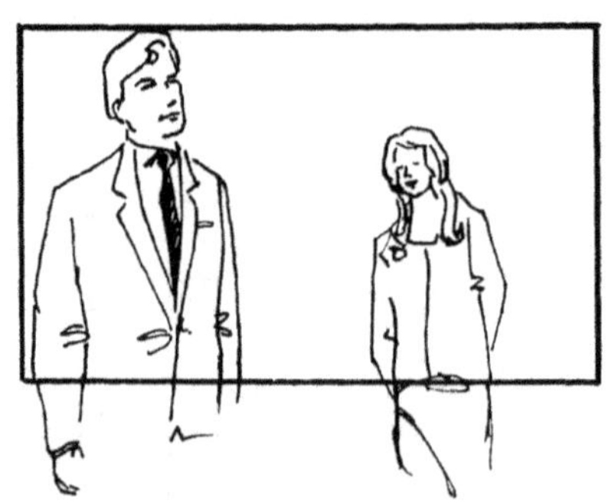

Un personnage se retourne vers la caméra.

Transférer l'attention d'un personnage vers un autre

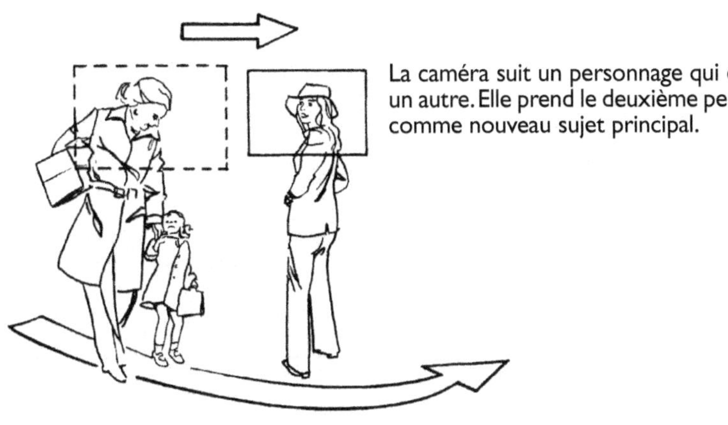

La caméra suit un personnage qui en croise un autre. Elle prend le deuxième personnage comme nouveau sujet principal.

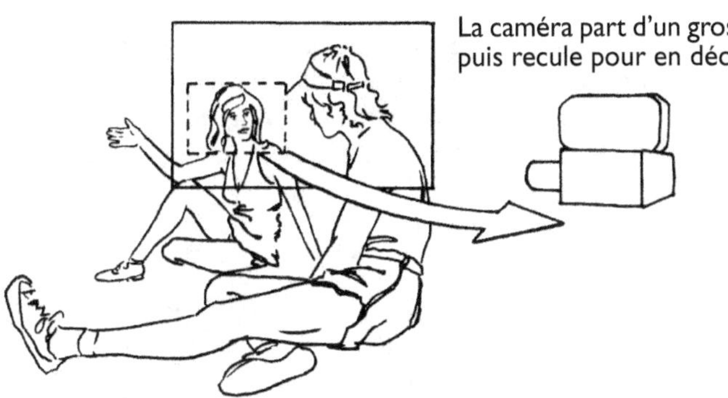

La caméra part d'un gros plan sur un personnage, puis recule pour en découvrir un second.

Il existe un type de mouvement de caméra qui permet de lier des espaces distincts ou de découvrir un nouveau lieu, il est présenté ci-après.

Mouvement de liaison d'espaces ou de découverte d'un nouvel espace

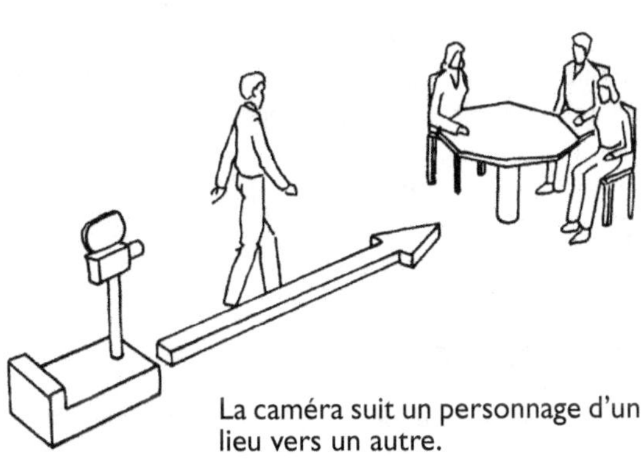

La caméra suit un personnage d'un lieu vers un autre.

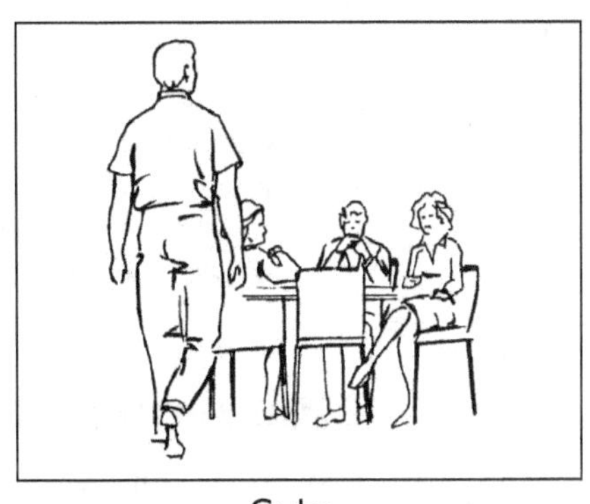

Cadre

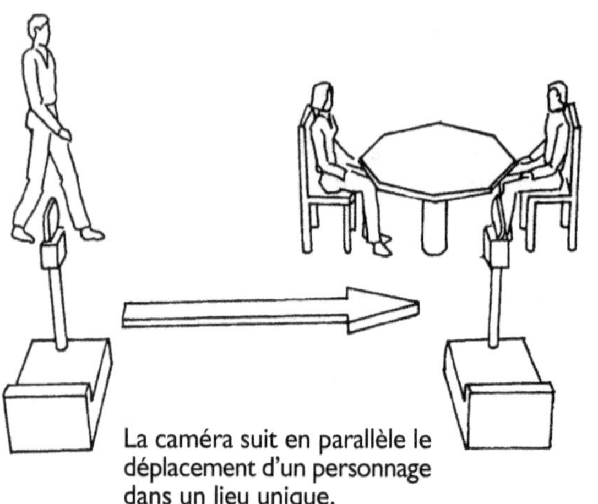

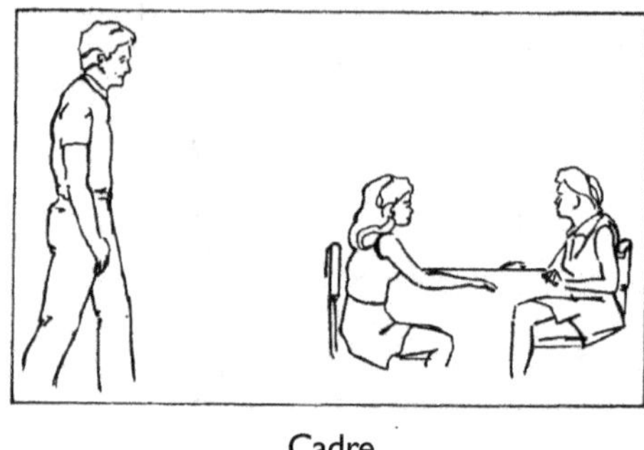
Cadre

Mouvement à contresens

Ce type de mouvement est si précieux qu'il mérite d'être étudié à part. Le mouvement à contresens est utilisé pour effectuer un déplacement majeur dans l'espace de jeu, un changement radical de point de vue ou pour franchir la ligne d'action. Deux exemples de ce type de mouvement sont présentés ci-après.

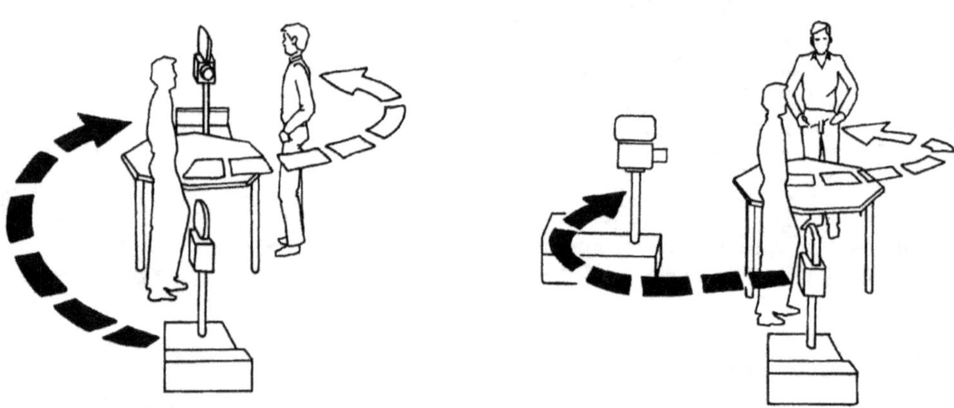

On les appelle « mouvements à contresens » parce qu'ils sont généralement imposés par le mouvement d'un sujet. Mais au lieu de suivre le même trajet que le personnage, la caméra se déplace en cercle dans le sens opposé.
Ce type de mouvement à contresens est particulièrement utile pour changer la position de la caméra dans l'espace de jeu.

Mouvement aller-retour

H.W. Fowler, dans son livre *A Dictionnary of Modern English Usage*, définit la variation élégante comme étant « le contournement laborieux de la répétition », une des erreurs littéraires les plus répandues. Il ajoute que « cette pratique néfaste vient du conseil donné aux jeunes écrivains de ne jamais utiliser le même mot deux fois dans une phrase ».

Depuis le début des années 1970, cette crainte de la répétition a atteint l'utilisation du mouvement de caméra qui couvre un lieu déjà filmé dans le même plan, même si la caméra se déplace dans l'autre sens. Cela est vraiment dommage, parce que le mouvement aller-retour est une des techniques de mise en scène les plus utiles dont dispose un réalisateur. Sans cette technique, un réalisateur peut n'avoir comme alternative pour cadrer l'action que d'employer un cut inutile, voire inapproprié. Les deux illustrations suivantes montrent deux étapes d'un même plan aller-retour.

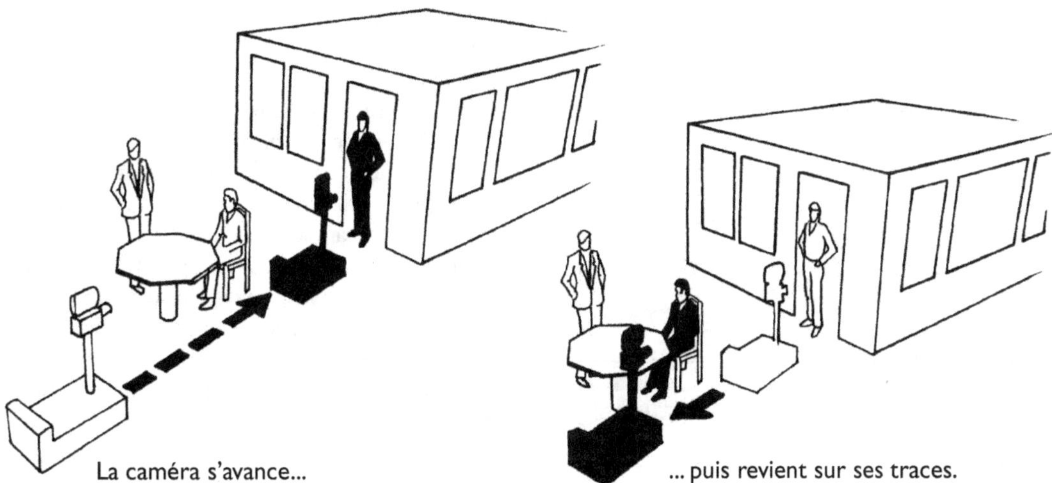

Traditionnellement, l'aller-retour est utilisé pour les longs plans chorégraphiés. Cette technique est utile quand des séquences de groupe se déroulent dans un espace restreint, comme dans *The Maltese Falcon* (*Le Faucon Maltais*) de John Huston. Souvent, la caméra effectue un travelling jusqu'à un certain point pour filmer quelques lignes de dialogue, revient un peu en arrière jusqu'à un nouveau centre d'intérêt, puis regagne son point de départ dans un troisième mouvement.

Mise en scène en studio et en décors naturels

Le style d'une mise en scène est évidemment matière de goût, mais il faut tout de même tenir compte des impératifs pratiques du tournage. Parmi ces facteurs, aucun n'a de plus grande influence sur le choix de la focale, de la technique de caméra et de la composition, que le choix entre studio et décor naturel.

Dans de nombreux films des années 1930 et 1940, on trouve une mise en scène extrêmement élaborée. Ceci est dû au fait que les films étaient tournés en studio et qu'on avait donc une totale liberté pour positionner la caméra, une dolly ou une grue n'importe où dans le décor. La possibilité de déplacer les murs et les plafonds pour gagner de la place, ou pour atteindre des endroits étroits comme des escaliers et des couloirs, a permis la mise en place de la technique de mise en scène des années 1930-1940.

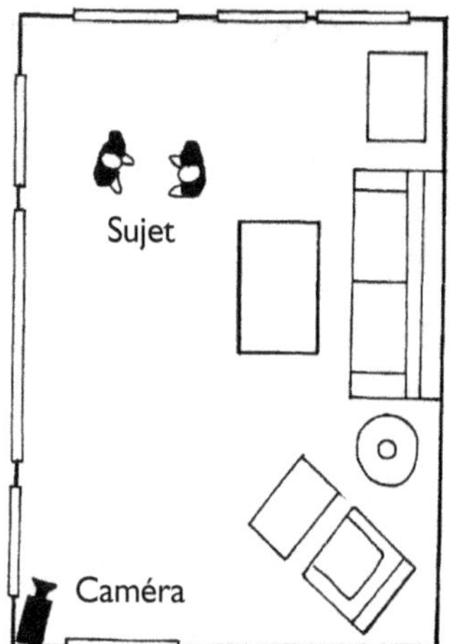

De nos jours, on tourne généralement en décors naturels, le studio étant une exception pour la plupart des films. Il a donc fallu adapter les styles de mise en scène aux intérieurs exigus des boutiques, des logements et des bureaux. Il en résulte une utilisation massive de focales larges pour les plans larges, les plans américains, les plans individuels et les plans à deux. Cela entraîne également une diminution des mouvements de caméra.

L'utilisation d'un 24 mm à la place d'un 50 mm pour un plan d'ouverture donne inévitablement une autre ambiance à la séquence. Cet objectif peut convenir pour une séquence précise, mais dans une petite pièce, c'est peut-être le seul qui permette de filmer l'action. Le réalisateur doit alors choisir entre transformer le plan ou accepter le rendu particulier de la focale large.

Le diagramme en plan reproduit à gauche donne une idée des limitations rencontrées dans un salon de taille moyenne (5 × 6 m).

Dans ce diagramme, la caméra est placée dans le coin en bas à gauche et cadre deux personnages qui se tiennent debout. Ces vignettes montrent les valeurs de plan obtenues en changeant la focale, sans déplacer la caméra. À première vue, on peut obtenir un plan large jusqu'au 75 mm. Mais si la caméra se déplace pendant le plan, les changements de perspective apportés par les focales larges vont se faire sentir exagérément. Si la caméra est sur dolly ou sur un bras, il se peut qu'il faille l'avancer dans la pièce, et qu'à ce moment les focales longues deviennent inutilisables.

Considérons maintenant que le réalisateur souhaite faire un montage en champ/contrechamp avec amorce après l'ouverture sur le plan large à deux. Comme on peut le voir sur le diagramme en plan, il n'y a que très peu de place derrière chaque acteur pour positionner la caméra. Même en « trichant » sur la position des personnages, le réalisateur sera sans doute obligé d'utiliser des focales relativement larges.

L'illustration suivante montre la même pièce construite en studio. Chaque mur est amovible, ce qui permet de positionner la caméra en fonction du choix de focale. Les positions de caméra sont typiques d'une distance caméra-sujet propre à des focales moyennes (40 mm-70 mm).

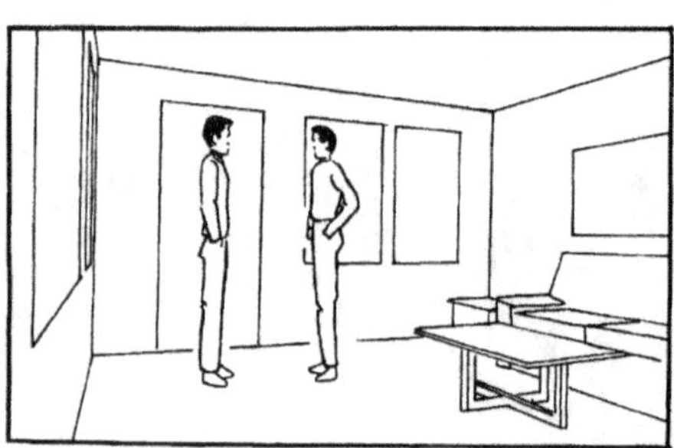

30 mm

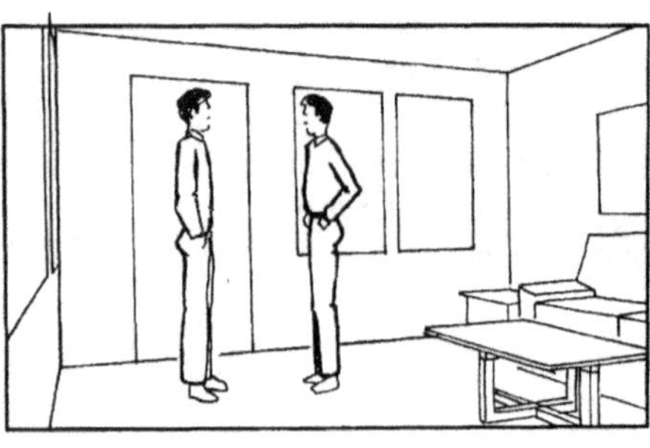

35 mm

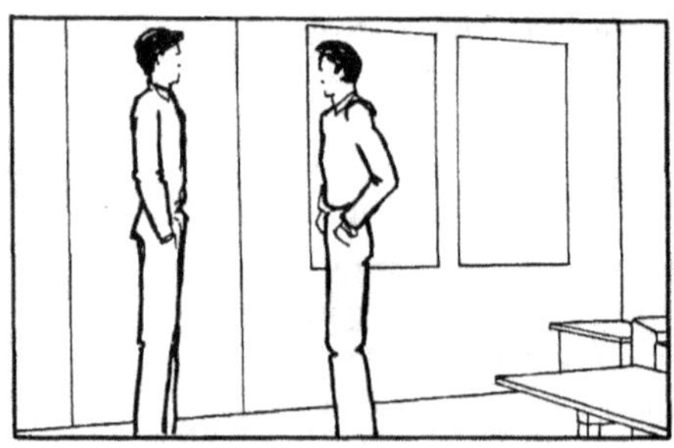

50 mm

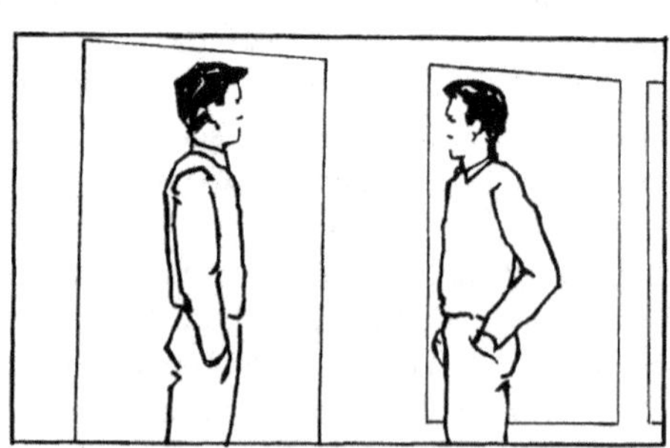

75 mm

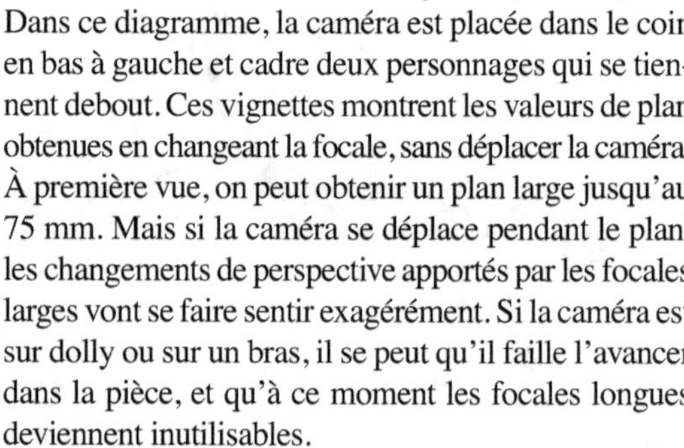

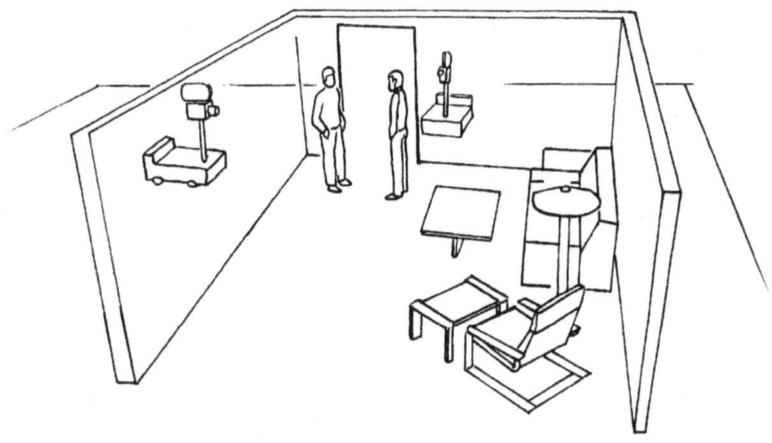

Entretien avec Allen Daviau

Allen Daviau, ASC est un des chefs opérateurs les plus demandés aujourd'hui. Il a travaillé avec les plus grands réalisateurs sur des films aussi célèbres que *La couleur pourpre*, *E.T. l'extraterrestre*, *L'empire du soleil*, *Avalon*, *Bugsy* et *Le jeu du faucon*.

Comment envisagez-vous votre rôle en ce qui concerne la création de l'ambiance et de la mise en scène d'un film ?

La préoccupation première d'un chef opérateur, c'est de porter le rêve du réalisateur à l'écran. Le directeur artistique et le chef opérateur sont les bras du réalisateur sur le plateau, ils doivent réussir à appréhender sa manière de penser. Toutes les personnes qui travaillent avec le réalisateur lui proposent des options, « Tu pourrais faire ça… ou ça… ». Le réalisateur trouve alors une troisième ou une quatrième méthode. Il s'entoure de personnes qui lui présentent des idées, mais qui sont suffisamment souples pour trouver des compromis. La réalisation consiste a faire des choix.

Vous avez travaillé pour Steven Spielberg qui est connu pour ses masters extrêmement chorégraphiés. Comment ces plans sont-ils élaborés ?

Sa méthode consiste en partie à établir clairement la géographie du décor dans l'esprit du public. Steven Spielberg peut avoir envie de surprendre le public mais il ne souhaite jamais le déconcerter, spécialement en ce qui concerne la géographie. C'est pour offrir aux spectateurs une visite du lieu où va se dérouler l'intrigue, qu'il réalise ces masters sans cesse en mouvement. Il peut retourner à cet endroit plus tard dans le film, en le traitant de manière plus elliptique sans pour autant perturber le public. Ceci est dû au fait que pour tous les embellissements, Steven emploie les règles fondamentales de la réalisation.

Pouvez-vous me donner un exemple de la manière dont Spielberg établit la géographie d'un lieu ?

Steven aime les repères. Je me souviens que sur E.T., *au début du film, dans la forêt, quand on recherche* E.T., *il a trouvé l'idée des poteaux de clôture. Plus tard dans le film, on voit Elliot revenir au même endroit pour trouver le terrain d'atterrissage. Nous sommes déjà familiers du lieu. John Ford utilisait également cette technique : donner au public des repères immédiatement identifiables pour l'aider à comprendre la configuration d'un lieu.*

Certains cinéastes trouvent les ambitieux masters de Steven Spielberg trop risqués, car ils font reposer une grosse partie du récit sur un seul plan. Ces plans peuvent-ils poser problème si on se rend compte qu'il faut modifier la séquence au montage ?

Souvent, Steven tourne un master de l'ensemble de la séquence, mais il filme également un plan de coupe de quelqu'un qui regarde l'action. C'est ce que son monteur, Michael Kahn, et lui appellent un plan charnière. Si par exemple il fait plusieurs prises d'un master, et que la deuxième partie d'une prise est meilleure que la deuxième partie d'une autre, il peut faire un cut sur la personne qui observe puis revenir sur le master, sans changer la dynamique du plan. Il peut ainsi raccorder les meilleures parties des deux prises. Pour Steven, ce qui compte, c'est l'énergie finale de la séquence, pas le fait d'avoir un master ininterrompu.

On sait que Steven Spielberg aime utiliser des story-boards pour les séquences d'action. Qu'en est-il pour les séquences moins dynamiques ?

Il fait des story-boards pour certaines séquences, pour d'autres non. Pour E.T. par exemple, seules les séquences d'effets spéciaux ont été storyboardées. Parfois sur le décor, je peux deviner quand il a pensé une séquence dans son ensemble. Il arrive même qu'il décrive précisément un plan sur un décor, lors de la préparation. Dans d'autres cas, il lui arrive de ne pas vouloir rester enfermé dans une idée, il continue à y réfléchir. Je ne crois pas qu'il fasse beaucoup de répétitions avant le tournage. Ce qu'il fait mieux que n'importe qui, c'est arriver sur le décor et mettre en place la caméra pour la séquence, et la séquence pour la caméra. La caméra et les personnages se déplacent ensemble. Finalement, il obtient un rendu très fluide et très naturel.

Comment les réalisateurs avec lesquels vous avez travaillé tournent-ils leurs plans de couverture ?

Pour certains, la réalisation n'est faite que de recherche. Mais vous pouvez repenser une séquence encore et encore, et ne pas trouver la manière de tourner un master intéressant. Cela peut leur convenir, mais ils n'arrivent pas à déterminer le type de plans de couverture dont ils ont besoin. On finit alors par tourner plusieurs masters et des gros plans. D'autres cinéastes ont une approche différente. John Schlesinger, par exemple, fait des répétitions complètes jusqu'à obtenir la séquence telle qu'il l'a pensée. Il tourne des plans de couverture mais il se donne tout de même une chance avec le master.

Comment avez-vous fait les plans de couverture sur *Avalon*, où il y a des dizaines de personnages et de grandes réunions familiales ?

Barry Levinson apprécie particulièrement de filmer la spontanéité des acteurs au moment où ils découvrent le dialogue. Il envisage les plans de couverture d'une séquence comme une alternative future dans ses choix de montage. Ce qu'il veut avant tout, c'est enregistrer la fraîcheur du jeu des acteurs. Il n'aime vraiment pas les répétitions. Il fait une mise en scène très simple pour faciliter l'éclairage, et il utilise ensuite deux caméras simultanément. Il est toujours à l'affût de moments inattendus.

Cela exclut-il l'utilisation de story-boards ?

Pas nécessairement. Barry fait des story-boards pour de nombreuses séquences. Mais il peut s'en écarter radicalement s'il trouve une idée plus intéressante au moment de tourner. Il est généralement plus intéressé par le gros plan de la caméra B que par le master de la caméra A. Il utilise le master pour établir la géographie ou l'ambiance,

*mais ce master ne lui sert qu'à déter-
miner la direction que va prendre la
séquence. La direction de mouvement
ne l'inquiète absolument pas. Son
monteur, Stu Linder, et lui-même se font
un devoir de trouver des astuces pour
monter des plans qui sont a priori en
faux raccord.*

*Il construit donc ses séquences pendant
qu'il les tourne. Le tournage d'Avalon
fut très complexe. Il fallait faire le tour
du lieu d'une séquence pour trouver le
détail qui allait donner son âme à cette
séquence. Avec Barry, vous êtes en
permanence à la recherche de ces détails
révélateurs. Et il veut que ce soit fait
rapidement pour respecter le planning.
Les réalisateurs qui ont du travail sont
ceux qui ont tendance à respecter le
planning…*

*Steven Spielberg, pour sa part, établit
la mise en scène pour le master. Il fait
une répétition, et à partir de là, me
donne la liste des plans de couverture
qu'il envisage. Il est important pour le
chef opérateur de connaître la couverture nécessaire pour ne pas s'enfermer
dans un plan d'éclairage qui ne permet
pas de filmer certains angles. Steven
est vraiment très doué pour définir les
plans de couverture dont il a besoin.
Parfois il ne filme que le master, et dans
de très rares cas il souhaite une couverture maximale. L'équipe est souvent
perplexe sur le décor parce que Steven
s'en va sans avoir un master entier ou
un gros plan qui fonctionne. Mais il sait
exactement ce qu'il va faire en post-
production et comment les plans vont
s'ajuster.*

Quelle marge de manœuvre cela offre-t-il aux acteurs ?

*Ils savent qu'ils vont devoir respecter
leurs marques. Ils comprennent que la
manière dont la séquence est mise en
scène est très importante. En général,
la séquence obtenue est telle que Steven
l'avait conçue.*

Dans *Avalon*, vous avez utilisé plusieurs caméras. La plupart des chefs opérateurs considèrent que c'est une technique problématique. Avez-vous les mêmes réserves ?

*La raison pour laquelle, en tant que
chefs opérateurs, nous n'apprécions pas
d'utiliser plusieurs caméras est simple :
il faut faire des compromis au niveau
de la lumière. Quand vous filmez un
plan large, vous faites ressortir certains
éléments en augmentant le contraste.
Quand vous filmez un gros plan, vous
atténuez ces contrastes pour obtenir un
rendu plus naturel. Quand vous tournez
à deux caméras, il est évident que vous
devez faire un compromis. J'ai entendu
dire que sur* Rain Man, *Barry a filmé les
gros plans de Tom Cruise et Dustin
Hoffman simultanément. C'est un vrai
casse-tête pour le chef opérateur de
tourner avec deux caméras. Pour Barry,
c'est le moyen de capturer la spontanéité du jeu.*

En termes de valeurs de plan et de focales, quel est le dispositif typique d'un tournage à deux caméras ?

Sur Avalon, *la séquence était jouée dans
sa totalité. Barry veut voir toutes les
relations entre les personnages mais il
choisit à l'avance celle qu'il veut filmer
en premier. Parfois, on continue à filmer
le master, ou bien on tourne un master
secondaire avec la caméra A et un autre
gros plan avec la caméra B.*

Cela signifie-t-il que vous reposi-tionnez les caméras ?

*Dans certains cas, on commence par un
plan large puis on se rapproche avec la
dolly pour filmer un master secondaire.
Dans d'autres cas, on fait plusieurs
prises de la séquence entière en plan
large, puis Barry dit « Mettez la caméra B
sur tel personnage » et la caméra A sert
pour un master secondaire. La séquence
avance, et à la fin les deux caméras
filment des gros plans. Dans* Avalon, *des*

séquences étaient non seulement longues, mais elles présentaient également souvent des enfants. L'utilisation de plusieurs caméras vous permet dans ce cas de filmer des plans qui raccordent.

Vous arrive-t-il d'être obligé d'utiliser des longues focales pour les gros plans afin que la caméra B ne soit pas dans le champ de la caméra A ?

Absolument. Et c'est extrêmement frustrant. Vous vous retrouvez à filmer un gros plan au 150 mm ou au 200 mm, alors que logiquement vous auriez utilisé un 75 mm.

Quelle est votre première étape dans l'éclairage d'une séquence ?

Je mets en place les lumières dès le début. Par exemple, pour une répétition d'un intérieur jour, j'aime qu'il y ait une source externe qui arrive par la fenêtre, avant même que le réalisateur ne commence sa mise en scène. Pour un intérieur nuit, j'allume les éclairages réels du décor, car j'ai l'impression qu'il s'installe une sorte d'alchimie entre les acteurs et le réalisateur quand ils se regroupent autour de ces lampes pour discuter. Si vous avez juste un niveau, personne ne peut s'approprier le ton que donne l'éclairage à la séquence. Certains acteurs cherchent leur jeu en fonction de la lumière. J'ai commencé à utiliser cette méthode avec Steven. Nous faisions des essais avec la lumière et Steven me disait par exemple « Est-ce que ce ne serait pas plus efficace en silhouette ? ». Il suffit d'éteindre un projecteur et de regarder ce que ça donne. Si vous attendez que la mise en scène soit faite pour commencer à éclairer le décor, vous entrez dans un processus beaucoup plus complexe.

Quels sont les problèmes qui se posent au directeur de la photo et à son équipe pour le tournage de masters qui couvrent un espace étendu ?

Pour moi, un des plus gros problèmes que je rencontre pour ces grands masters consiste à trouver des emplacements pour mettre les projecteurs. Quand vous travaillez avec Steven, vous vous dites immédiatement « Où vais-je cacher les lumières, il va vouloir explorer l'ensemble du décor ». En général, il comprend très bien le problème et j'ai juste à lui dire de ne pas laisser un acteur s'approcher de telle fenêtre ou rentrer par telle porte. Sur La couleur pourpre, j'étais très heureux de trouver des poutres dans la boîte de nuit pour accrocher les projecteurs. Mais Steven a voulu y installer des acteurs pour pouvoir les filmer d'en bas. Dans certains cas, il fallait qu'un figurant cache le projecteur avec sa jambe, puis, une fois que la caméra l'avait dépassé, qu'il enlève sa jambe pour que le projecteur serve à nouveau. L'équipe son est confrontée aux mêmes problèmes. Steven comprend nos difficultés, mais parfois il dit simplement « Trouvez une solution. Il faut que je filme ici… ». Et vous le faites ! Il pousse tout le monde à faire des choses qui paraissaient impossibles cinq minutes avant.

Quelles techniques utilisez-vous pour cacher les projecteurs ?

Toutes ! Nous allumons/éteignons certains projecteurs branchés sur un jeu d'orgue. D'autres projecteurs, sur rails, pénètrent sur le décor puis en ressortent. Pour Bugsy, nous devions filmer un plan dans une petite maison. Mon chef électricien avait assigné trois électriciens au jeu d'orgue, les machinistes avaient tous des drapeaux dans les mains, et je changeais l'ouverture pour modifier le niveau en fonction de tel ou tel projecteur. Quand la caméra se déplaçait, il fallait à nouveau que je rechange l'ouverture pour établir le niveau sur un nouveau projecteur.

À quel moment vous impliquez-vous dans la préparation ?

J'aime intervenir dès le début, quand le directeur artistique commence son travail. Je peux ainsi discuter avec lui et avec le réalisateur du ton que nous souhaitons donner au film. J'aime également participer aux premiers repérages et à la conception des décors. Je pense que c'est très précieux pour le film que je sois là dès le début de la préparation et que je donne mon avis. Ensuite, je pars tourner des publicités, mais je reste disponible pour le réalisateur et le directeur artistique. Je fais ce que j'appelle une « préparation morcelée ». Je fais une partie de mon travail au début de la préparation du film, puis je pars. Je reviens occasionnellement quand un nouveau décor est choisi. Et finalement je travaille à plein temps cinq ou six semaines avant le premier jour de tournage.

Sur L'empire du soleil, *le directeur artistique, Norman Reynolds, et moi nous sommes retrouvés dans un champ vide du sud de l'Espagne, au mois de novembre, à essayer de deviner où se lèverait le soleil en mai. Et Norman devait construire une piste d'atterrissage dans ce champ. Alors, quand les bâtiments commencent à sortir de terre, vous vous dites « Pourvu que mes calculs soient bons… ». C'est pour cela qu'il vaut mieux s'impliquer très tôt dans le film. Vous avez le temps de réfléchir et de trouver les bonnes solutions, plutôt que d'avoir à vous dire « C'est dommage, on aurait dû construire ce bâtiment ailleurs. »*

Combien de temps passez-vous à découvrir un décor complexe pour bien le comprendre et vous l'approprier ?

En pratique, vous n'arrivez jamais sur un décor longtemps avant de tourner. Pour Bugsy, *nous n'avions pas suffisamment de plateaux. Il nous arrivait donc souvent de finir une séquence sur un plateau, puis d'aller en tourner une autre en décor naturel. Pendant ce temps, le décor du plateau était démonté et remplacé par un nouveau. Denis Gasser nous demandait de passer en vitesse jeter un œil au nouveau décor.*

Il arrive que l'on ait le temps de planifier correctement les choses, mais il y a toujours le risque d'un changement de scénario ou de l'indisponibilité soudaine d'un décor. Il faut alors s'adapter. Au fil des tournages, vous apprenez à agir rapidement. L'ambiance et le rendu d'un film résultent de l'association entre conception et découvertes fortuites.

Pouvez-vous nous donner quelques caractéristiques techniques des masters de Spielberg ?

Il apprécie particulièrement la mise en scène dans la profondeur, ainsi que le fait d'avoir la caméra proche des acteurs. De plus, bien que ce ne soit pas systématique, il aime la profondeur et la dynamique offertes par les courtes focales.

Qu'entendez-vous par courtes focales ?

Sur Empire of the Sun, *Steven a largement utilisé le 17 mm. Certains plans ont été filmés au 21 mm, au 24 mm et au 27 mm, mais la plupart des masters ont été faits au 17 mm.*

E.T. a été filmé dans un format moins allongé. Quelle était la focale de prédilection pour les masters ?

Sur ce film, nous avons beaucoup utilisé le 29 mm. Ce qui est intéressant, c'est qu'il est arrivé à Steven de filmer un master au 35 mm et les gros plans correspondants au 21 mm.

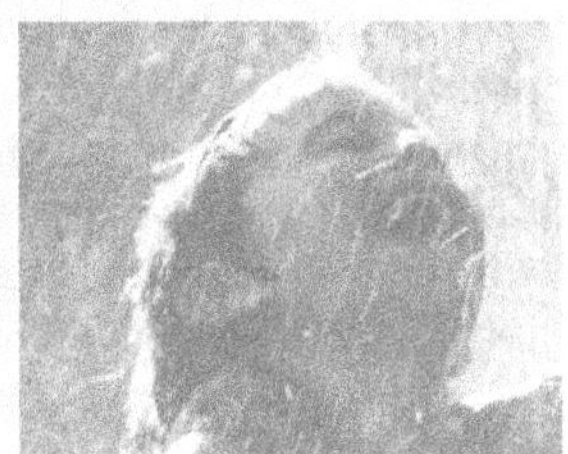

La mise en scène dans un décor restreint

Il existe deux types d'espaces restreints : en studio ou en décor naturel. Le tournage d'un intérieur en studio offre une plus grande flexibilité pour la caméra et la lumière que dans un lieu réel. C'est particulièrement vrai pour les petits intérieurs, où les possibilités de mise en scène sont réduites. Le tournage d'une séquence à l'intérieur d'un vrai *diner*, en comparaison à un *diner* reconstitué en studio, peut prendre jusqu'à 50 % de temps supplémentaire, en supposant évidemment que la mise en scène n'est pas modifiée pour s'adapter aux contraintes du décor réel.

Quand on dispose de peu d'espace, la solution la plus évidente consiste à faire une mise en scène simple et à réduire le nombre de configurations de caméra. Mais en réalité, de nombreux réalisateurs sont obligés de faire preuve de créativité quand ils tournent dans des espaces restreints. Ils peuvent par exemple agrandir l'espace en filmant l'arrivée ou le départ d'un personnage au travers des vitres ou des portes. On peut alors obtenir des variations intéressantes de cadrage et d'échelle. À l'inverse, même si la dolly a de la place pour manœuvrer, le fait de ne pas pouvoir intégrer le monde extérieur au *diner* (sauf à utiliser un fond bleu ou une découverte) peut amener d'autres restrictions. Il en résulte un paradoxe : les limitations entraînées par un espace restreint obligent souvent à trouver des mises en scène astucieuses, alors que la facilité offerte par le studio peut encourager les réalisateurs à utiliser des mises en scène plus ordinaires.

Voitures, bus et avions

Au cours de sa carrière, chaque réalisateur se trouve confronté au tournage d'une scène dialoguée dans une voiture. Les voitures, les bus, les trains et les avions présentent de tels problèmes que des accessoires pour fixer la caméra ont été spécifiquement développés pour chacun de ces types de véhicules.

L'accroche voiture est une technique si spécialisée que le réalisateur doit penser à tous les problèmes de mise en scène qui peuvent se poser, bien avant le jour du tournage. Au contraire d'une dolly, qui a une marge de manœuvre même dans un espace réduit, chaque accroche voiture est conçue pour un plan particulier.

De nos jours, il existe quatre méthodes pour filmer l'intérieur d'une voiture. Une cinquième méthode, qui consiste à placer le véhicule devant un écran sur lequel on projette un décor, est tombée en quasi désuétude après avoir été très utilisée des années 1930 jusqu'au début des années 1970. Parmi les méthodes utilisées aujourd'hui, la première consiste à placer la caméra dans la voiture. La deuxième, à fixer la caméra à l'extérieur de la voiture et à filmer au travers des vitres. Pour la troisième méthode, on place la caméra sur un véhicule spécialement équipé pour tirer la voiture à filmer. Pour la dernière méthode, on utilise un grand chariot sur lequel on place la voiture et une caméra sur dolly.

Chacune de ces méthodes nécessite un équipement spécifique et comporte des limitations. La plupart du temps, on utilise au moins un plan tourné à l'intérieur de la voiture, car c'est le plus simple à mettre en place. Les deux pages qui suivent présentent divers systèmes d'accroche caméra.

1

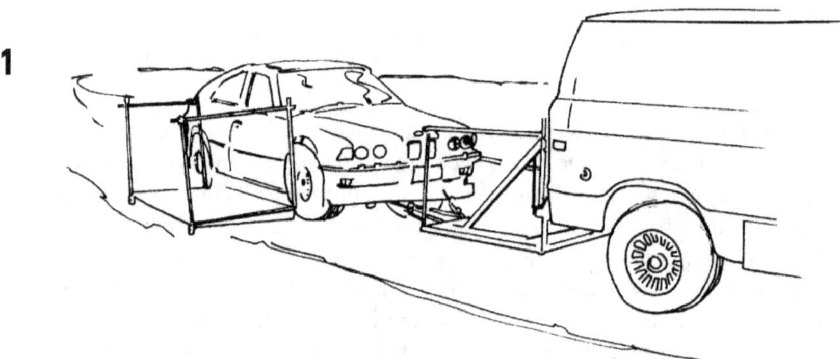

Le camion qui tire la voiture est équipé d'une plate-forme à l'arrière. La voiture est équipée d'une deuxième plate-forme sur le côté. On peut installer la caméra sur l'une ou l'autre de ces plates-formes. Les projecteurs sont généralement fixés sur des barres placées sur le toit du véhicule tracteur ou sur les barrières des plates-formes.

2

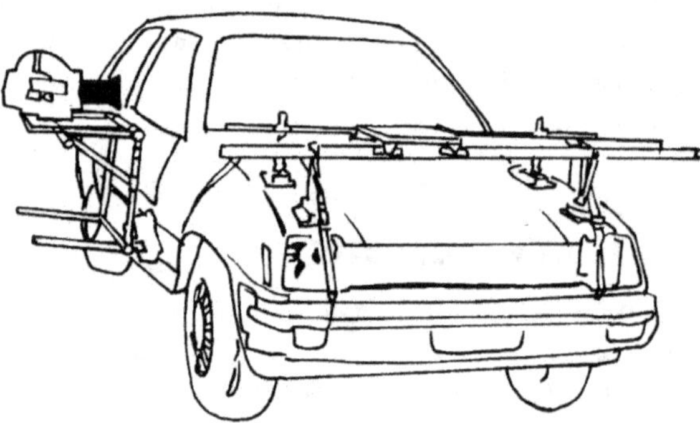

Cette voiture est équipée de deux systèmes d'accroche : un plateau fixe au niveau de la vitre et un plateau coulissant sur le capot. Ce dernier permet de positionner plus facilement la caméra pour composer le cadre. Dans certains cas, on utilise deux caméras simultanément.

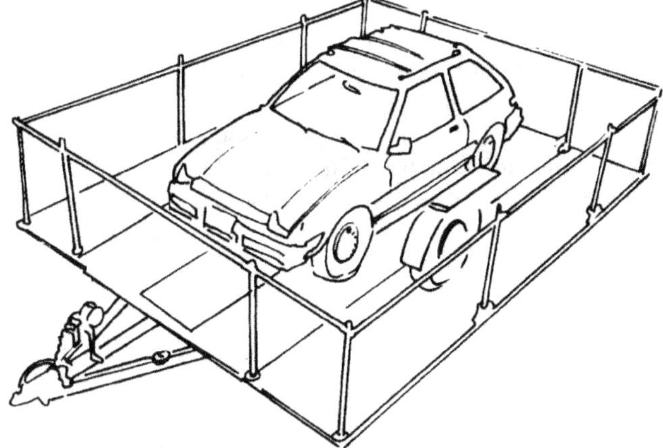

Ce chariot permet de placer une dolly n'importe où autour de la voiture. Les travellings présentés dans le cas pratique 1 nécessitent ce type d'équipement.

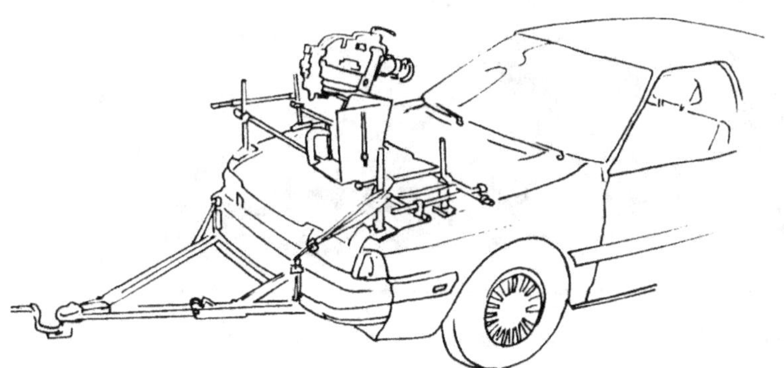

Voici un autre exemple de caméra montée sur le capot, et configurée pour une légère contre-plongée. On utilise une voiture conventionnelle tirée par une barre de traction.

Cas pratique 1 – Intérieur voiture

Cette séquence dialoguée dans une voiture est filmée depuis l'extérieur avec les vitres baissées. Pour les plans de profil et de biais, avec la caméra à l'extérieur, il est possible de cadrer le conducteur ou le passager sans inclure le contour de la vitre dans le cadre. On renforce ainsi l'impression d'être dans la voiture. Mais même si la caméra est montée sur le capot et filme au travers du pare-brise, le public d'aujourd'hui admet qu'on entende clairement la conversation qui se déroule derrière 6 mm de verre.

Dans ce premier exemple, il faut utiliser un chariot qui permette de placer une dolly le long de la voiture, pendant que celle-ci est tirée sur l'autoroute. Cet équipement donne au réalisateur une grande liberté pour cadrer ses plans rapidement.

Si un plan est cadré suffisamment serré, on ne voit qu'une petite portion du contour de la vitre, et le fait que la caméra se déplace le long de la voiture reste naturel. Ce système, dont la mise en place est complexe, offre une grande simplicité d'utilisation d'un point de vue dramatique. Il procure une forte continuité spatiale (absente de nombreuses séquences de voiture) en permettant aux acteurs de jouer une séquence entière en un plan, ou au pire en quelques plans.

Dans la version que nous allons étudier, la caméra est légèrement orientée vers l'arrière. Elle pourrait aussi bien être tournée vers l'avant. En fonction de la focale utilisée, le réalisateur peut se rapprocher de n'importe quel acteur ou faire varier la valeur de plan.

1 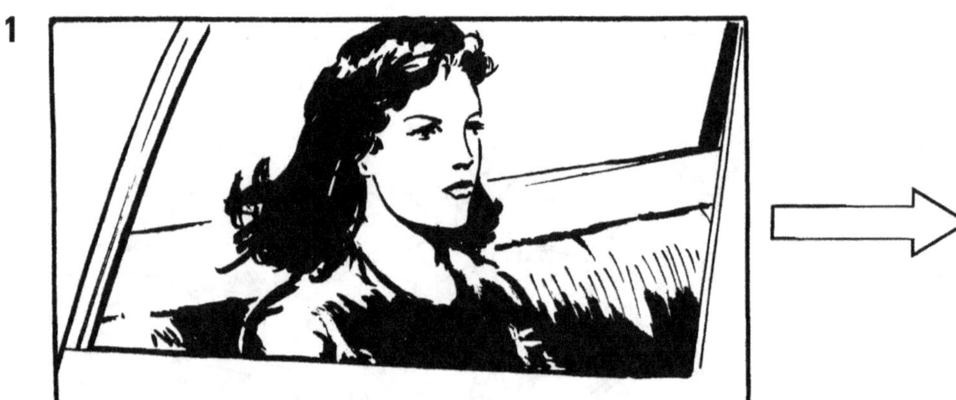

La caméra cadre Anne assise sur le siège arrière, au travers de la vitre.
On reste sur elle pendant un certain temps alors qu'elle écoute la radio.

1a 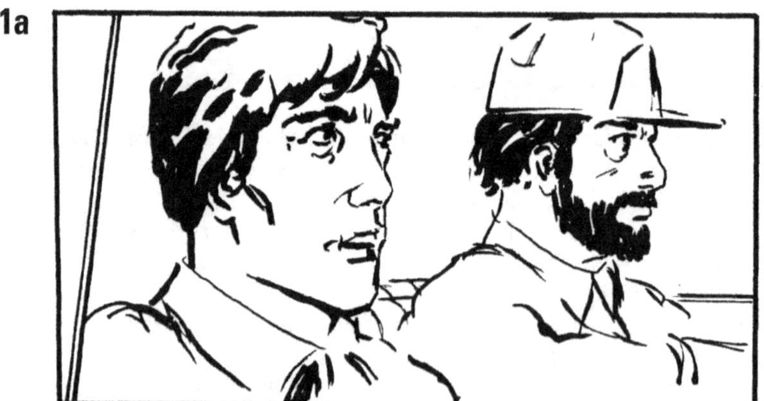

La caméra se détache d'Anne et avance pour cadrer le conducteur et Jack.

D1

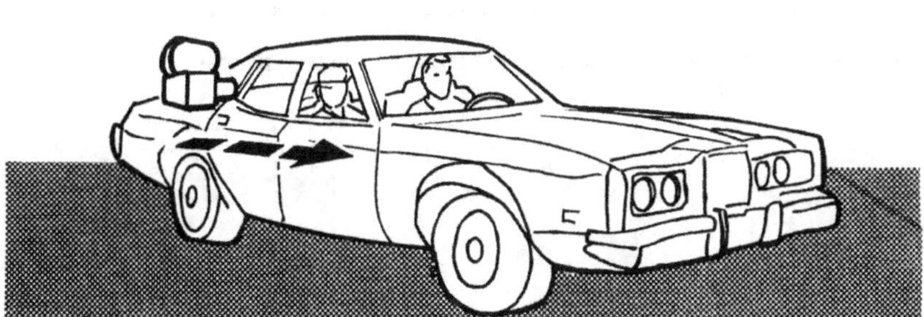

Le mouvement de dolly dans cette séquence ne peut être obtenu qu'en utilisant un chariot tracté, sur lequel se trouve la voiture de jeu et la caméra (voir illustration 3 page 39).

D1a

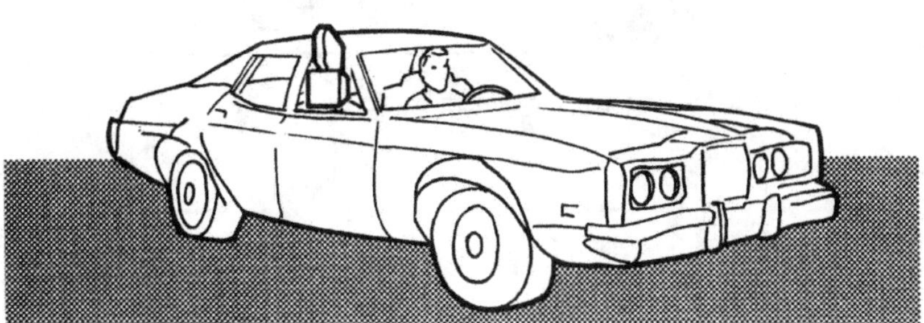

Ce type d'équipement permet l'utilisation de focales plus longues, spécialement si dans cette position de caméra on filme le personnage assis à l'arrière de la voiture.

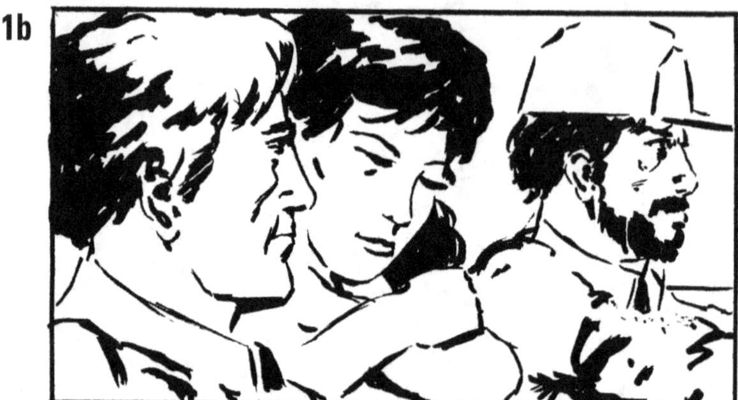

Anne se penche en avant pour un plan à trois. Elle discute pendant un moment avec Jack.

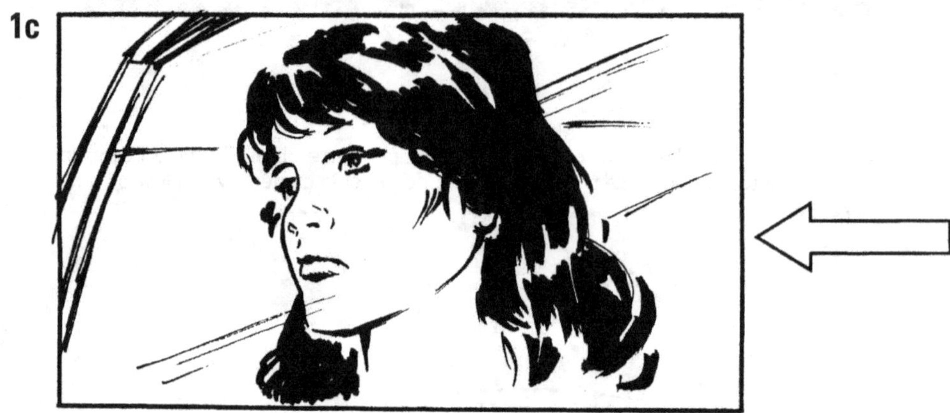

Anne se remet au fond du siège. La caméra la suit.

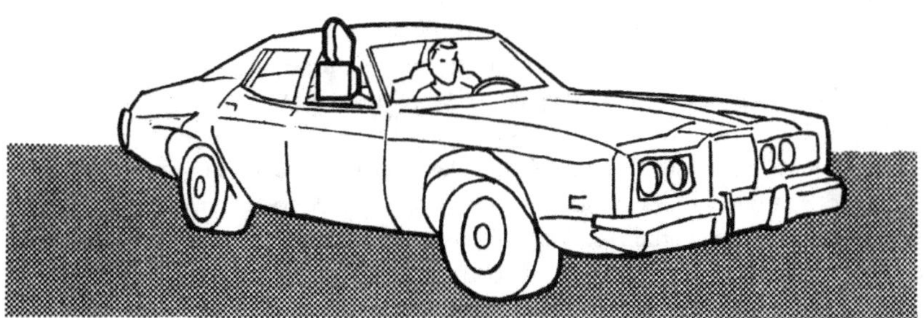

Il aurait été difficile de faire un master cohérent de cette séquence avec un autre type d'accroche. On peut en effet se rapprocher ou s'écarter légèrement d'un personnage pendant le mouvement latéral, sans que le recadrage ne soit trop sensible.

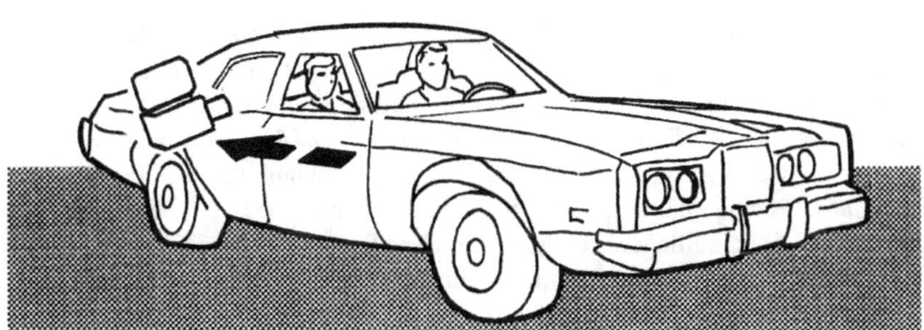

Ce dispositif est le seul à offrir la possibilité de passer en plongée ou en contre-plongée, de se rapprocher d'un acteur ou de s'en écarter, d'obtenir des plans individuels, des plans à deux et des plans à trois.

Planning prévisionnel

Il faut compter une à deux heures pour mettre en place la caméra et les lumières. Des répétitions sont également nécessaires pour coordonner les mouvements de la caméra et ceux des acteurs. On rajoute une heure pour ces répétitions. Si l'équipe est convoquée à 8h00, le tournage du premier plan ne commencera pas avant 10h30. Avec un peu de chance, ce plan peut être fini aux environs de 13h00… Plus le plan est long, plus grandes sont les probabilités qu'il y ait un problème.

Il faut également prendre en considération les difficultés liées à la route et au trafic. La caméra se trouvant à l'extérieur de la voiture, il y a de fortes chances pour que le décor apparaisse dans certains cadrages. S'il est nécessaire de faire des raccords liés au fond entre différents plans, il faudra reconduire le chariot à un point de départ précis, ce qui peut prendre beaucoup de temps. Avec ce dispositif de tournage, il faut que la voiture suive toujours la même direction générale. Si on filme pendant que la voiture retourne au point de départ, le soleil est du mauvais côté et les plans ne raccordent plus…

La mise en scène de ce plan et le dispositif technique sont très ambitieux. Néanmoins, si tout se passe bien, on peut tourner une à deux pages de scénario en un seul plan, sans avoir recours à de nombreux angles. Même si on doit envisager des plans de couverture, quelques-uns suffisent. Et finalement, il reste la solution de secours qui consiste à utiliser la dolly pour des plans fixes. Le réalisateur peut ainsi faire des plans plus courts, moins exigeants pour les acteurs et plus simples à monter. On peut également «tricher» sur un ou deux gros plans, en les tournant plus tard et en les insérant dans la séquence.

Observations techniques

La caméra étant au dehors de la voiture, les vitres doivent être baissées pour filmer l'intérieur. Le vent peut alors poser un problème si un acteur a les cheveux longs. Le réalisme des cheveux qui volent au vent plaît peut-être au réalisateur, mais il peut énerver l'acteur; l'équipe son aussi rencontrera des difficultés avec le vent. Par ailleurs, si le tournage a lieu un jour où il fait chaud et humide, un arrêt est nécessaire toutes les cinq minutes pour essuyer la sueur sur le visage des acteurs et faire des raccords de maquillage. Je consacrerais donc facilement une journée à la réalisation de cette séquence, tandis que le directeur de production essayerait de la grouper avec un autre plan dans la voiture, ou à côté.

Ce type de plan séquence requiert quelques précautions. Il est en effet difficile de contourner d'éventuels problèmes si des plans de coupe ne sont pas prévus dans la séquence. N'importe quelle action peut alors fonctionner : un acteur allume la radio (cut sur : gros plan d'une main sur le bouton) ou regarde par la fenêtre, ce qui permet un plan regard. Il me semble important de créer ce type d'actions à divers moments de la séquence pour disposer de plusieurs options de montage si une complication apparaît.

Il faut absolument faire des répétitions avant de tourner ce genre de séquence. La caméra est en mouvement et le réalisateur doit pouvoir faire confiance à son équipe et à son cadreur. On rencontre bien sûr tous les obstacles habituels liés au tournage d'un plan long et en mouvement, mais s'y ajoute le fait que la voiture se déplace sur une autoroute, avec une caméra et une dolly juste à côté. Comme on peut l'imaginer, la route doit être la plus parfaite possible : de légers tressaillements de l'image apportent éventuellement une dose de réalisme, mais une secousse trop forte peut entraîner un décadrage violent, surtout si le cadreur effectue un zoom ou une avancée au même instant.

Dans une séquence difficile à supporter, ou si les acteurs doivent atteindre un degré d'émotion exacerbé comme la colère ou les pleurs, il pourrait être logique de choisir une mise en scène plus simple. Cela dit, cette configuration est assez rare au cinéma et offre une alternative vivifiante aux configurations stéréotypées de la télévision. La dolly apporte de vraies opportunités pour une mise en scène inventive.

Sachez enfin que la mise en scène peut être améliorée en renforçant l'utilisation de la plate-forme. Comme on peut le voir dans le story-board, la caméra se déplace uniquement le long de la voiture, sur deux mètres environ. Si on utilise une plate-forme comme celle de l'illustration 3 page 39, la caméra peut se déplacer depuis l'avant de la voiture, passer le long de l'aile et finir sur une vitre à la fin du plan. On pourrait utiliser ce plan en ouverture d'une séquence ou au contraire comme plan de fin en faisant le trajet à l'envers.

Cas pratique 2 – Intérieur voiture

Pour cette configuration, alternative à la séquence du cas pratique 1, on utilise deux positions de caméra fixes, l'une montée sur le capot de la voiture, l'autre à l'épaule et à l'intérieur.

Avec la caméra dans la voiture, le réalisateur ne peut filmer que des profils, à moins que les acteurs ne se tournent l'un vers l'autre. Ce style de mise en scène va évidemment reposer sur le montage pour changer de point de vue. On peut néanmoins exécuter de légers mouvements, comme faire un panoramique et un zoom avant ou arrière sur un des personnages. C'est surtout avec la caméra extérieure que le réalisateur a la possibilité de faire ce type de recadrage en se rapprochant d'un des personnages pour l'isoler, ou au contraire, en se reculant pour faire apparaître les autres personnages. Ce type de plan convient particulièrement pour débuter ou finir une séquence. Grâce à la caméra embarquée, le réalisateur peut filmer en contre-plongée. C'est un cadrage qui est plus adapté aux séquences d'action mais qui, si l'angle est léger, convient également à une séquence dialoguée.

Malgré les centaines de films dans lesquels on peut voir des séquences d'intérieur de voiture, il reste des possibilités pour qui souhaite créer des mises en scène inventives. Il suffit d'imaginer comment Sergio Leone, virtuose du gros plan, traiterait un intérieur de voiture pour comprendre qu'il existe une panoplie de mises en scène que l'on peut appliquer même à la plus banale des séquences de voiture.

1

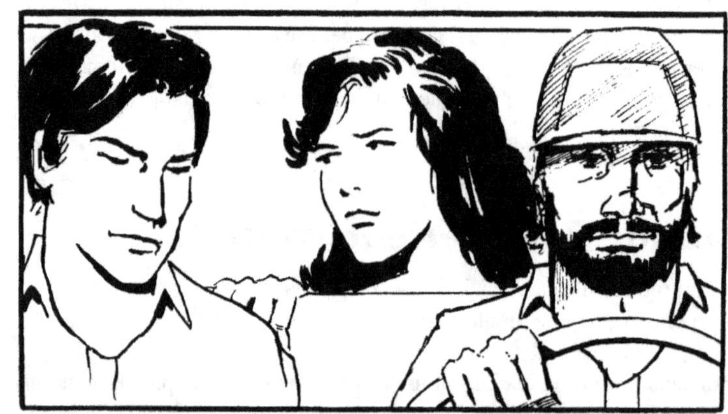

La caméra démarre en gros plan sur la jeune femme puis recule pour un plan à trois, le tout au travers du pare-brise.

2

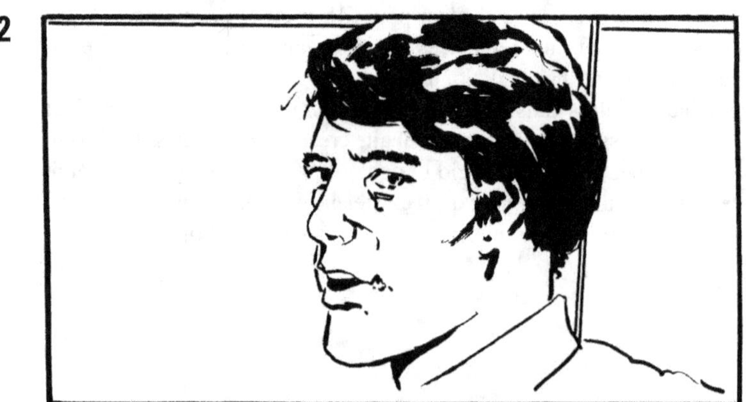

Cut sur un gros plan du passager avant. Ce plan est réalisé avec la caméra à l'intérieur de la voiture, à la place du conducteur.

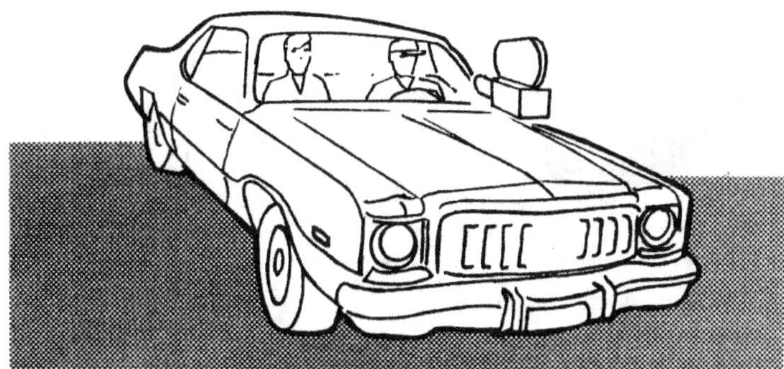

Le cadreur est sur le capot de la voiture. Il peut effectuer des recadrages en panotant ou en zoomant. Les réflexions sur le pare-brise ne sont plus indésirables, elles sont même devenues des figures de style. Dans *Annie Hall*, on voit les palmiers de Beverly Hills se refléter sur le pare-brise et défiler sur le visage de Woody Allen.

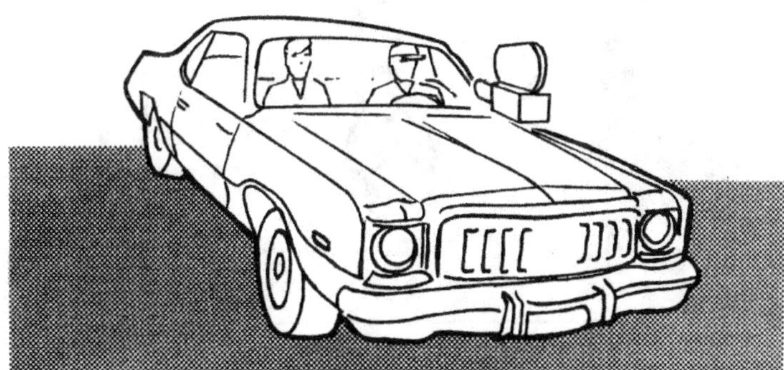

Pour ce plan, la caméra est soit fixée sur le siège conducteur, soit portée à l'épaule par le cadreur. Même lorsque la caméra est à l'intérieur de la voiture, les projecteurs sont généralement fixés à l'extérieur, sur un dispositif spécial.

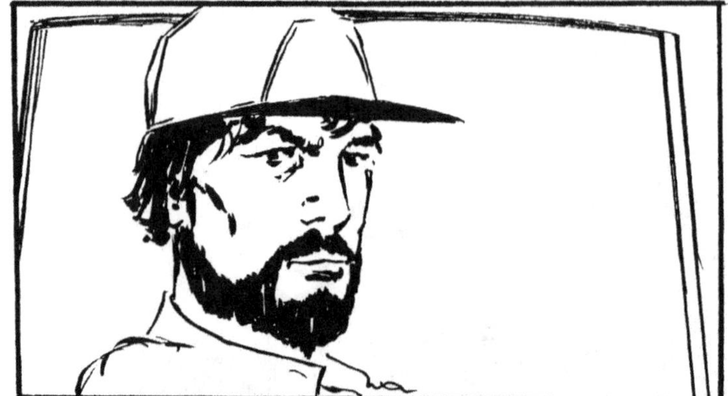

Cut sur un contrechamp du conducteur.

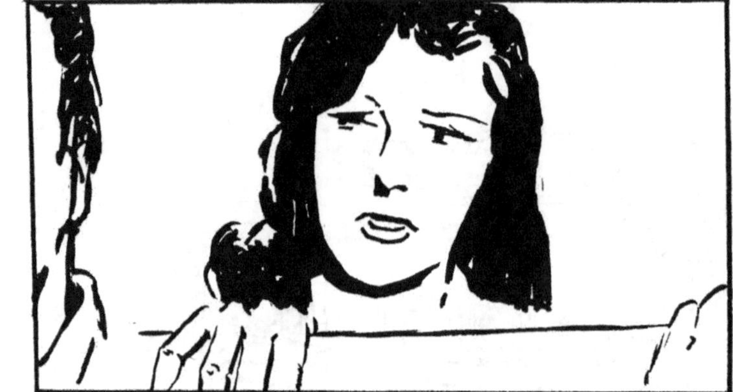

Cut sur un gros plan d'Anne.

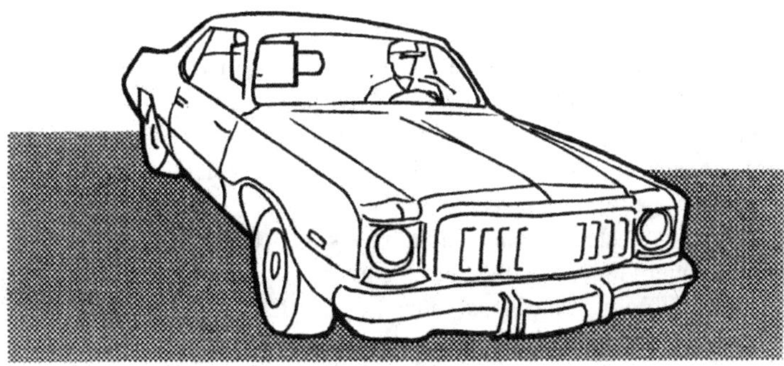

Ce gros plan est filmé depuis le siège passager. Une version alternative pourrait inclure Anne de profil dans un plan à deux avec le conducteur.

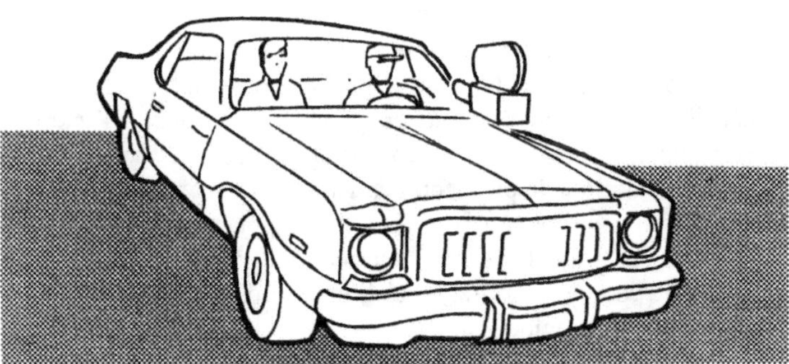

Ce plan serait sans doute tourné en même temps que le premier pour ne pas perdre de temps à refaire l'installation de la caméra. On en profiterait également pour faire des gros plans de couverture des hommes. Le cadreur aurait juste à faire un zoom. Pour ce gros plan, on élimine les réflexions sur le pare-brise avec un filtre polarisant et une bâche au-dessus du pare-brise.

C'est une séquence courte, une demi-journée devrait suffire. Il faudra une à deux heures pour préparer la caméra et les lumières, mais la mise en place générale devrait prendre moins de temps que celle du premier exemple.

Le temps de répétition pour la caméra est minime. De même, la coordination entre la caméra et les acteurs est beaucoup plus simple, l'essentiel des plans étant tourné par un cadreur à l'intérieur de la voiture. Le réalisateur se trouvera soit dans la voiture, soit dans une voiture annexe depuis laquelle il pourra suivre les plans grâce à la vidéo. Les raccords des fonds ne posent pas de problème particulier car les plans à l'intérieur sont des gros plans qui n'incluent pas beaucoup d'informations dans l'arrière-plan. Cela offre également plus de liberté s'il faut refaire des plans plus tard dans un autre lieu (ce qui n'est toutefois pas recommandé...).

On tourne en premier le master avec la caméra fixée sur le capot. De cette manière, les acteurs peuvent jouer la scène dans sa totalité avant de passer aux gros plans, et ainsi mettre leur jeu au point. De plus, si dans la suite de la séquence, le réalisateur souhaite faire des plans vers l'extérieur avec la caméra à l'intérieur, il n'aura plus le dispositif d'accrochage dans le champ.

La caméra portée est facile à changer de place. Mais il faudra du temps pour changer les lumières. En réalité, la plupart des problèmes rencontrés ne seront pas liés au repositionnement de la caméra : les retards seront essentiellement dus au maquillage, au son, aux costumes, aux acteurs et au trafic sur la route. À chaque fois qu'un technicien de ces départements doit intervenir, c'est tout le convoi de voitures qui doit s'arrêter.

Si l'équipe est convoquée à 8 h 00 et que le tournage commence à 10 h 00, les plans à l'intérieur et à l'extérieur devraient être finis aux environs de 12 h 00. En prenant en compte la fameuse loi de Murphy, on peut rajouter une heure…

Observations techniques

Cette deuxième mise en scène est plus simple que la première, ceci pour trois raisons. Premièrement, le style de cadrage favorise le montage plutôt que les longs plans. Deuxièmement, l'utilisation d'une caméra portée pour les plans à l'intérieur de la voiture. Troisièmement, la caméra accrochée sur le capot, dispositif moins compliqué à mettre en place que la plate-forme tractée.

La première et la deuxième raisons sont liées. En général, cela prend plus de temps de filmer des gros plans individuels que des plans continus. Néanmoins, l'utilisation de la caméra portée pour les plans rapprochés et les gros plans dans la voiture permet une mise en place très rapide.

Si on souhaite obtenir un plan à deux, de profil, du conducteur et du passager, il faut fixer la caméra à l'extérieur de la voiture, ce qui prend plus de temps que d'utiliser la caméra portée. C'est toutefois la seule manière d'obtenir ce plan à deux, la caméra portée ne permettant que des gros plans.

Bien que nous ayons choisi de monter cette séquence, il est possible de la tourner en master depuis l'intérieur de la voiture. Si le réalisateur et les acteurs sont inventifs, il peuvent trouver des solutions de mise en scène en utilisant des panoramiques et les mouvements des acteurs.

Pour ce type de mise en scène, il y a deux moyens d'obtenir un master. On peut utiliser la caméra fixée sur le capot ou faire un plan de profil à trois avec la jeune femme penchée en avant. Dans la mesure où c'est une séquence courte, on peut utiliser n'importe lequel des deux plans sans avoir à le monter avec l'autre.

Faut-il employer cette méthode ? Elle semble permettre de gagner du temps. Mais en réalité, le tournage du plan, du fait des accroches caméra et de la gestion du trafic, ne laissera que peu de temps en fin de journée pour aller sur un autre décor et tourner une autre séquence. De plus, il n'est pas raisonnable d'envisager de refaire des plans plus tard en rééquipant une voiture. C'est pourquoi il est important de tourner quelques plans de couverture, même si le master semble fonctionner.

Pour cette séquence, on peut imaginer une dernière solution : l'utilisation de plusieurs caméras. Il est en effet possible de filmer simultanément avec la caméra sur le capot et une caméra fixée sur l'un des côtés. Cela permet évidemment d'obtenir des raccords parfaits et de diviser le temps de tournage par deux. On peut même utiliser deux caméras sur le côté, une pour un gros plan et une pour un plan à deux. L'utilisation de plusieurs caméras est adaptée dans le cas d'un décor complexe ou d'une séquence difficile à reproduire pour les acteurs.

Cas pratique 3 – Intérieur bus

Ce nouvel exemple de mise en scène de trois personnages se déroule dans un bus. Contrairement aux intérieurs de voitures des exemples précédents, on peut déplacer la caméra dans le bus en enlevant des sièges ou en utilisant un Steadicam.

La stratégie de mise en scène présentée dans cet exemple regroupe plusieurs angles de prise de vues dans un seul plan en mouvement. Il est généralement difficile de monter ce type de plans, c'est pourquoi le réalisateur doit régler précisément son plan pour le filmer sans interruption. Une méthode pour se protéger consiste à établir des points d'arrêt pour la caméra en cours de plan. Ces instants où le plan est fixe deviennent alors des points de montage possibles. Évidemment, il faut avoir en tête le plan de montage qui se substituerait au master, afin de tourner les plans de couverture adaptés. Avec une bonne organisation, il ne sera pas nécessaire de rajouter beaucoup de temps au planning.

Même avec un Steadicam, il est compliqué de déplacer la caméra dans le bus. Il faut donc définir un axe général pour le mouvement de la caméra, ainsi qu'un trajet simple. Le choix le plus logique consiste à se déplacer dans l'allée centrale et à faire la mise en scène dans la profondeur. Le seul point délicat dans cette mise en scène réside dans le changement de direction à la fin du plan, ce qui rend l'éclairage plus difficile.

Dans cet exemple, on apprend qu'un inconnu suit une femme, protagoniste principale du récit. Pour amener cet inconnu dans l'histoire et créer une ambiance inquiétante, on isole brièvement l'homme au cadre pendant qu'il regarde la femme. L'exclusion de la femme hors du cadre permet d'insister sur le fait que des événements hors de son contrôle se produisent.

 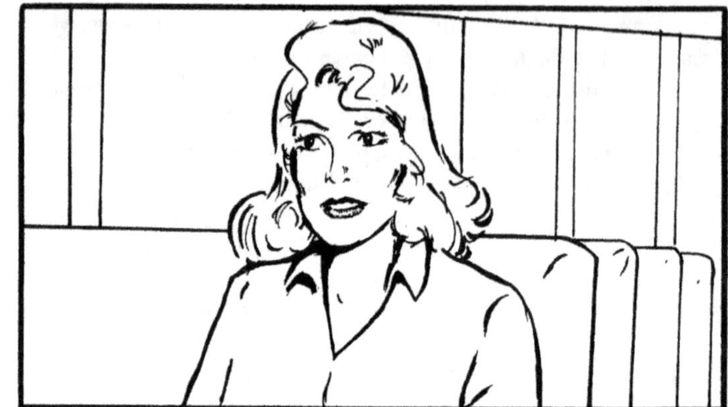 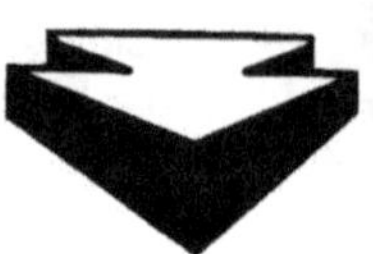

La caméra démarre en gros plan sur la femme, puis recule jusqu'à un plan américain...

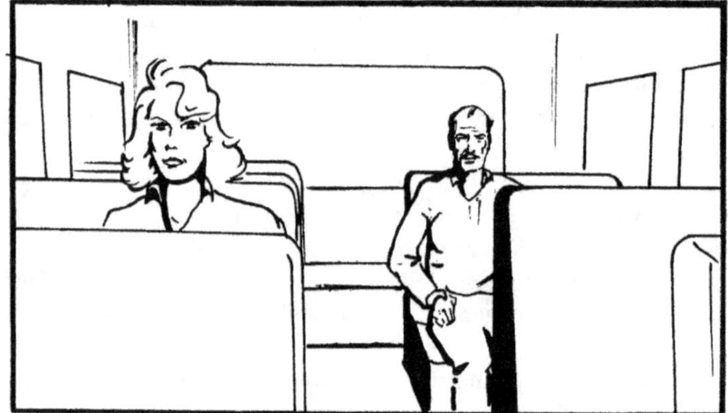

... puis on effectue un panoramique qui fait entrer dans le cadre un homme assis au fond du bus...

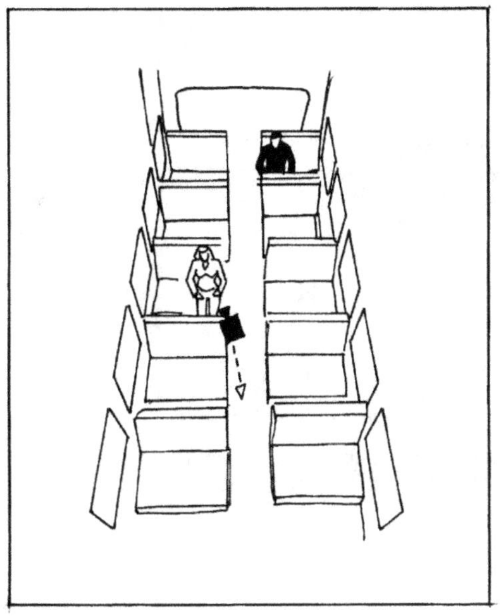

Le steadicam est l'outil le plus **D1**
pratique pour effectuer tous ces
mouvements autour des sièges. Si
on préfère la stabilité de la dolly,
il faut retirer certains sièges. On
peut également opter pour une
caméra à l'épaule, mais il faut alors
accepter le rendu instable qu'elle
occasionne.

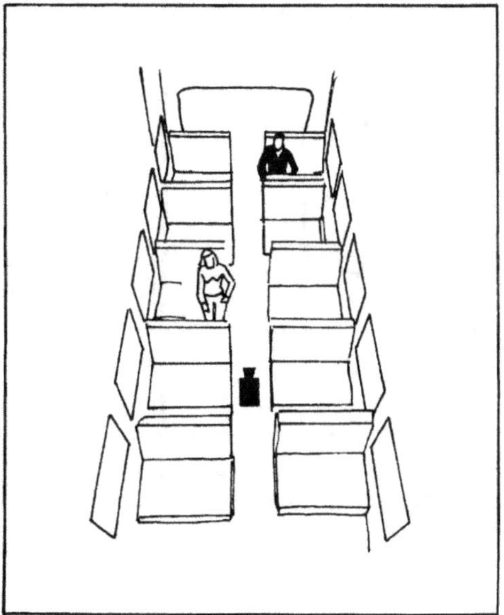

Pour atténuer les mouvements **D1a**
superflus de la caméra, on utilise
un grand-angle. Si le réalisateur
souhaite le rendu d'une focale
plus longue, il faut employer une
dolly.

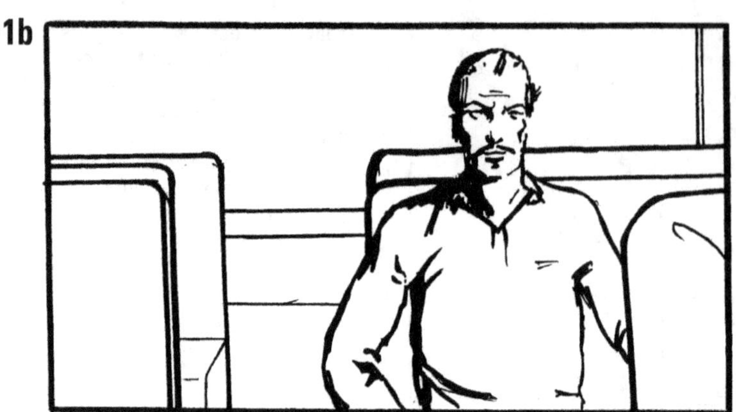

... la caméra reste fixe pendant quelques instants, puis avance dans l'allée
centrale et s'arrête à nouveau quand l'homme est en plan américain.
Il regarde la femme...

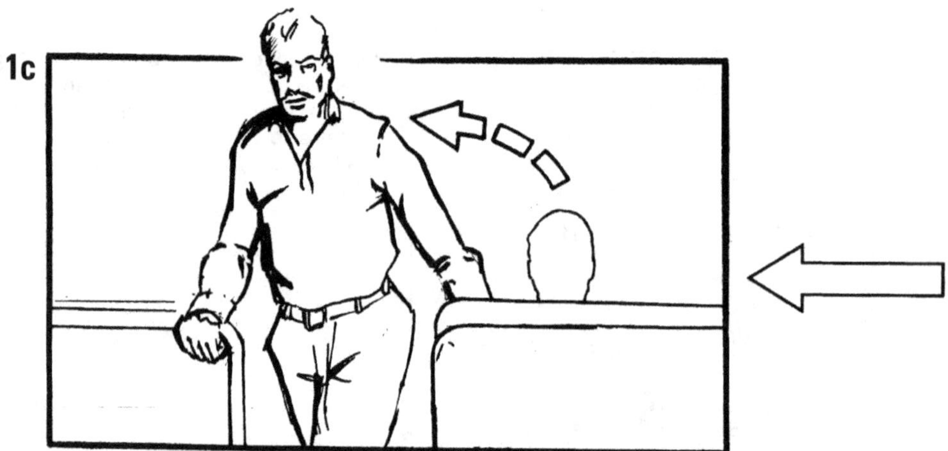

... et après un moment, l'homme se lève et la caméra recule dans
l'espace entre les sièges. On effectue un panoramique pour suivre
l'homme qui commence à descendre l'allée...

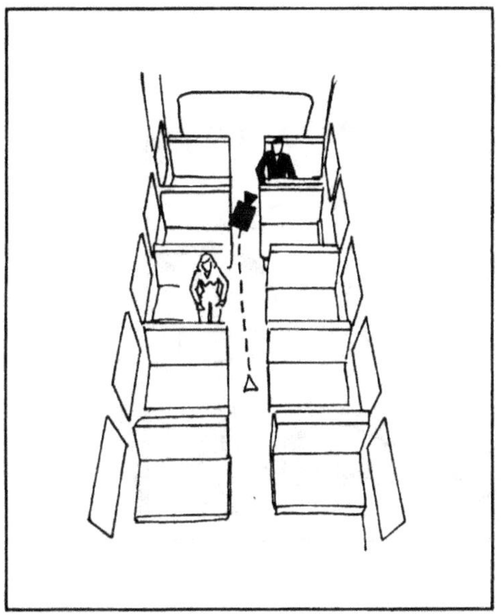

Pour adoucir le plan, on peut **D1b**
passer la caméra à 30 images/
seconde. Sans être aussi perceptible qu'un ralenti, cela donne une
allure plus posée au plan. On ne
peut utiliser cette technique que
dans un plan muet.

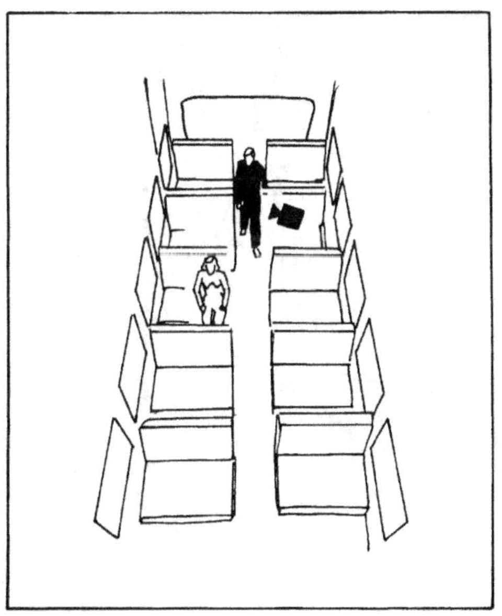

On peut séparer les sièges d'une **D1c**
trentaine de centimètres pour que
l'opérateur Steadicam puisse s'insérer plus facilement entre eux
au moment du panoramique.

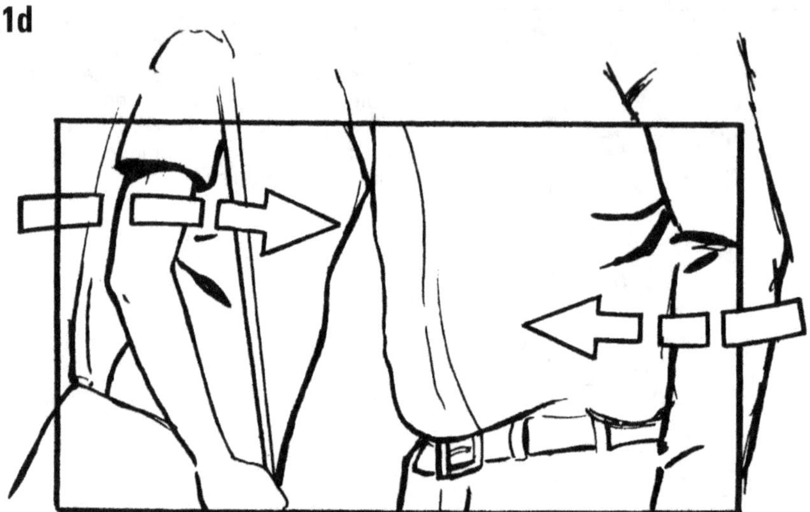

... le panoramique se poursuit sur l'homme qui croise une jeune femme dans l'allée étroite du bus...

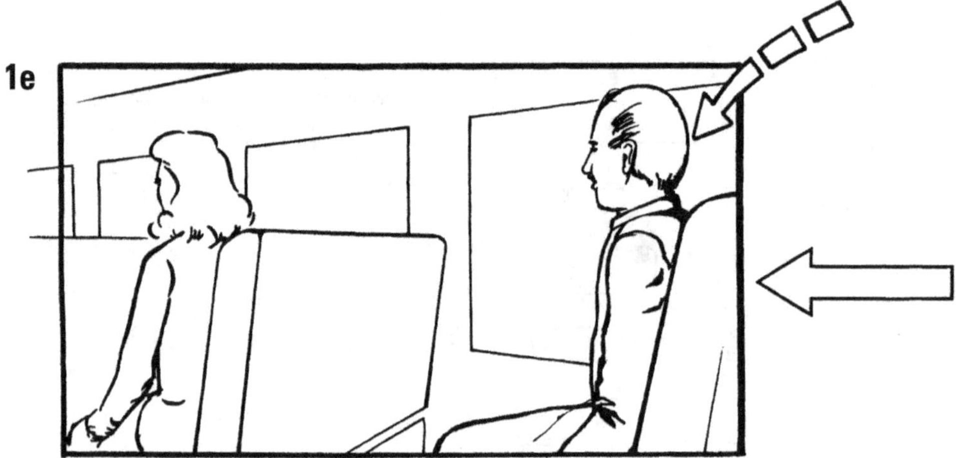

... l'homme s'assoit derrière la femme.

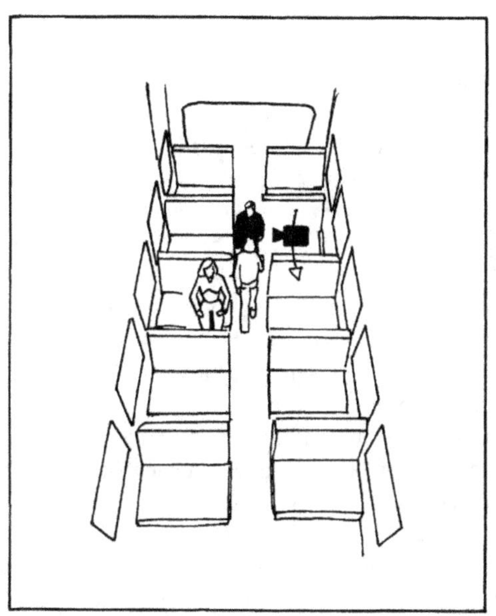

L'opérateur Steadicam peut faire un léger zoom arrière pour obtenir un plan plus large. Il cache le changement de valeur de plan en effectuant le zoom pendant le panoramique

D1d

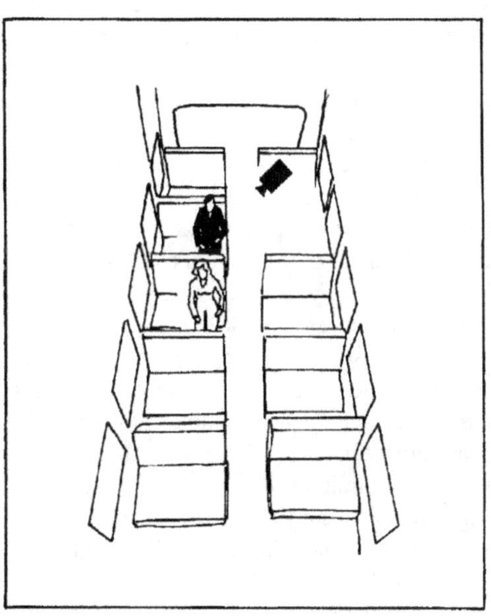

Dans ce schéma, les sièges ont été retirés. L'opérateur Steadicam peut ainsi se reculer suffisamment pour cadrer l'homme et la femme avec l'angle décrit par le story-board. Les sièges peuvent être enlevés par des machinistes cachés derrière pendant le début du plan. Dans ce cas, il faut que les décorateurs créent de faux sièges, assez légers pour être déplacés facilement et rapidement.

D1e

Observations techniques

Ce troisième exemple est entièrement filmé au Steadicam, outil très performant mais malheureusement souvent mal compris. On pense qu'il est plus rapide d'obtenir un plan au Steadicam qu'avec une dolly. En réalité, ce n'est pas la mise en place des rails ou les répétitions de l'opérateur Steadicam qui sont les plus longs pour un travelling : la chorégraphie des acteurs et la mise au point de leur jeu, ainsi que la création de la lumière, sont très consommatrices en temps. En général, l'équipe caméra attend les autres départements.

Il est toutefois évident que, pour certains plans, le Steadicam est l'outil le mieux adapté, particulièrement dans les espaces restreints, comme dans le bus de notre exemple. La vraie question qu'on doit se poser est de savoir si le rendu du Steadicam est approprié pour une scène inquiétante comme la nôtre.

Pour la réalisation de ce plan, la création de la lumière est longue. En effet, il y a deux gros plans et un plan large, filmés dans un bus et en une séquence unique. De plus, on effectue un retournement de la caméra à la fin du plan, ce qui complique encore la tâche du directeur de la photo (ce retournement ne serait possible avec une dolly que dans le cadre d'un intérieur de bus reconstitué en studio).

En fait, ce contrechamp est une fioriture dont le réalisateur doit se débarrasser dans un plan déjà complexe à mettre en place.

Plans de couverture

Voyons maintenant les plans de couverture que devrait tourner le réalisateur pour avoir des options de montage. Dans la mesure où il souhaite consacrer la majeure partie de son temps au master, il a intérêt à filmer des plans qui ne changent pas radicalement de point de vue.

Le réalisateur souhaitera sans doute un master en plan large depuis l'avant du bus. Il peut également tourner des plans réalisés avec une longue focale pour montrer des détails. Imaginons par exemple un plan qui débute sur les jambes de l'homme, alors qu'il les croise ou qu'il tape nerveusement du pied. Après quelques instants, la caméra remonterait sur lui en plan américain au moment où il se lève. On pourrait aussi filmer une variante où la caméra reste sur ses pieds jusqu'à ce qu'il s'asseye derrière la femme.

Un autre plan pourrait commencer en gros plan sur le visage de la femme et se poursuivre par un panoramique et un changement de mise au point sur le visage de l'homme. Une variante de ce plan débuterait également sur le visage de la femme, et suivrait une personne qui remonte l'allée jusqu'à finir sur le visage de l'homme. Tous ces plans sont faciles à mettre en place depuis la position de caméra de base, au début de l'allée. Cette configuration serait plus pratique si on utilisait une dolly. Le Steadicam est en effet suffisamment mobile pour envisager tous les plans fixes possibles ; en revanche, même le meilleur opérateur Steadicam ne peut pas obtenir la stabilité d'un pied. C'est pourquoi il faudrait sans doute filmer certains plans sur pied.

Le réalisateur n'a pas besoin de gros plans de la femme ou de l'homme puisqu'ils existent dans le master et peuvent en être isolés pour le montage. Avec ces plans de couverture, le réalisateur a la possibilité de monter sa séquence tout en gardant une grande partie de son master.

Il peut se couvrir davantage en tournant des plans de coupe : extérieur du bus, autres passagers, plans vers l'extérieur à travers les vitres. En général, il a de nombreuses options pour filmer l'action dans un bus en faisant intervenir les figurants dans l'action. On peut considérer ces plans comme des éléments indépendants et purement utilitaires. Mais il est plus judicieux de réfléchir à l'avance à une action qui s'intègre à la séquence. Par exemple, un enfant qui regarde tout à tour chacun des protagonistes, un jeune couple qui s'étreint au fond du bus, etc. Il faut bien garder à l'esprit que les plans de coupe peuvent facilement apparaître comme des rajouts artificiels. Le réalisateur a intérêt à faire apparaître des figurants dès le début de la séquence, au premier plan ou à l'arrière-plan. Ainsi, s'il a besoin de faire des plans de coupe sur eux, ils seront mieux intégrés à la séquence car déjà familiers du public.

Bien que cette séquence soit constituée d'un plan continu, le réalisateur a concentré les parties importantes de l'action aux moments où la caméra est statique. De cette manière, si le besoin s'en fait sentir, il dispose de plusieurs options pour monter la séquence.

Cas pratique 4 – Intérieur bus : mise en scène frontale

Cet exemple reprend la séquence précédente avec une mise en scène frontale. On utilise un troisième personnage pour provoquer le mouvement de la caméra et révéler des éléments du récit.

Comme il est plus facile de créer de l'espace pour déplacer la dolly dans la largeur du bus, on utilise des plaques de roulement, moins restrictives que des rails.

En termes de sensations visuelles, les spectateurs pourraient trouver qu'un point de vue entre les sièges ne serait pas « naturel ». Sans doute est-il plus réaliste de se positionner à l'avant du bus, devant la première rangée de sièges. D'autre part, il est recommandé d'utiliser une focale moyenne à longue pour n'avoir que le haut des sièges au premier plan. On peut de surcroît leur donner un léger flou pour qu'ils ne perturbent pas la vision pendant le déplacement de la dolly.

À l'inverse des autres exemples, les éléments du récits sont ici liés aux mouvements de la dolly, mouvements qui précèdent l'action quand la caméra s'arrête. Cela rend plus difficile le morcellement de la séquence au cas où le réalisateur souhaiterait faire un montage à partir du master. L'homme et la femme sont présentés séparément pour aider à créer la tension. Mais le mouvement entre les deux personnages est nécessaire pour montrer qu'ils sont assis à proximité l'un de l'autre.

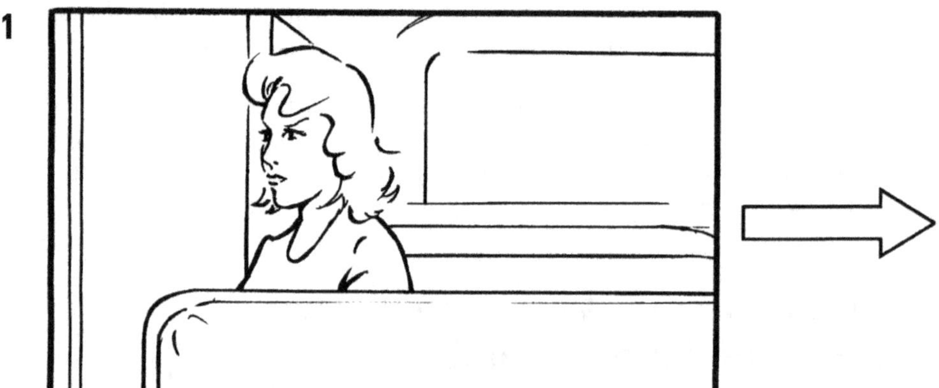

La séquence s'ouvre sur la femme qui regarde par la fenêtre. La dolly commence lentement le travelling à droite et traverse l'allée...

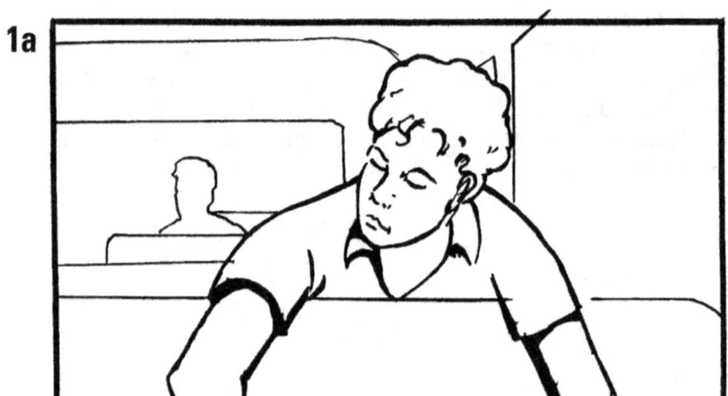

... la caméra s'arrête au moment où elle cadre un garçon accoudé au siège qui est devant lui. Il se lève et va vers la gauche caméra, ce qui révèle...

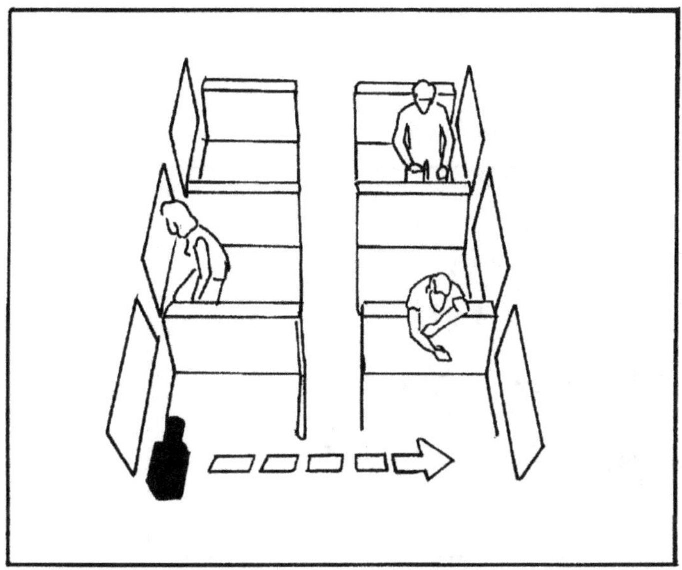

Les mouvements et les actions des figurants aident à rendre moins perceptible le mouvement de la caméra.

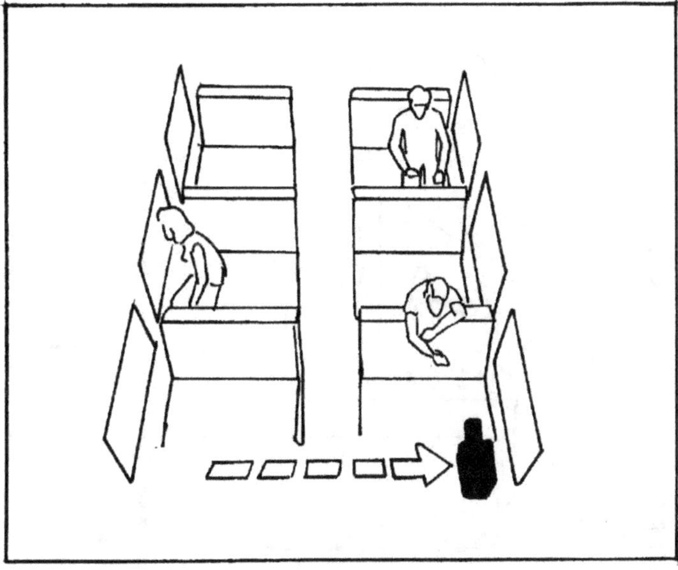

Pendant le travelling, le réalisateur peut faire marcher un figurant dans l'allée pour accentuer la profondeur.

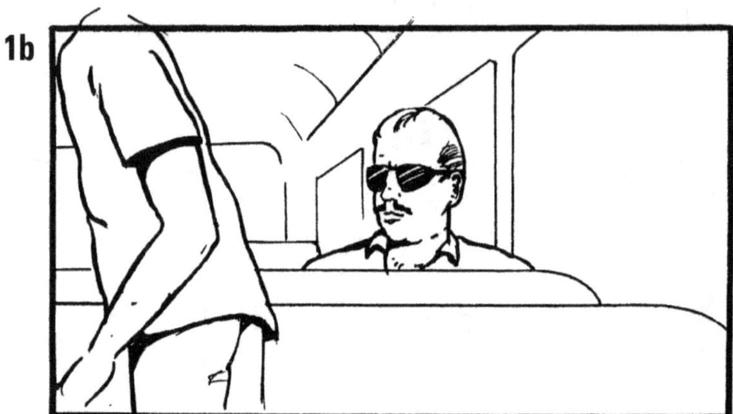

... un homme assis derrière lui qui regarde fixement dans la direction de la femme...

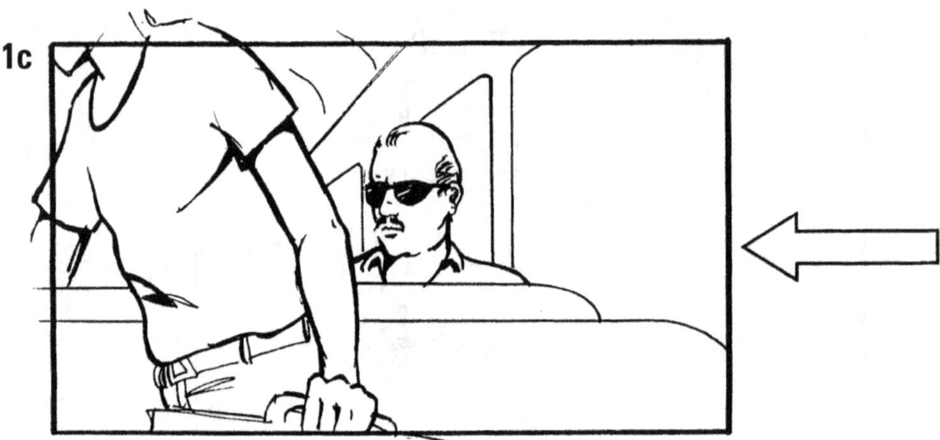

... le garçon quitte son siège et la caméra le suit en panotant...

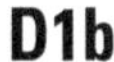

D1b

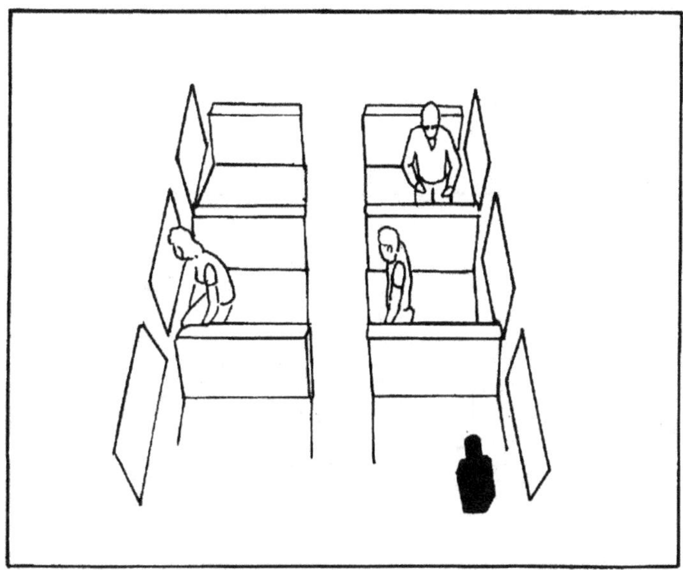

On peut moduler la découverte de l'homme en l'asseyant plus ou moins près de la caméra.

D1c

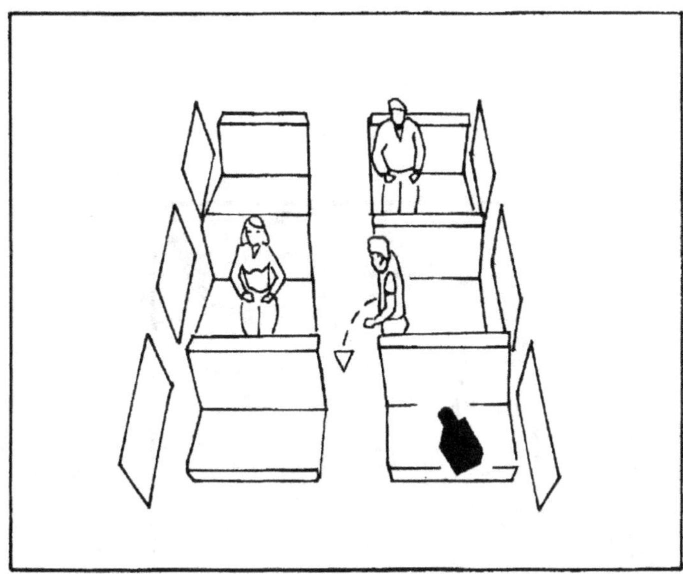

Le réalisateur peut trouver que le panoramique ne dure pas assez longtemps. Il faut alors faire asseoir la femme plus vers l'avant du bus pour obliger la caméra à pivoter davantage.

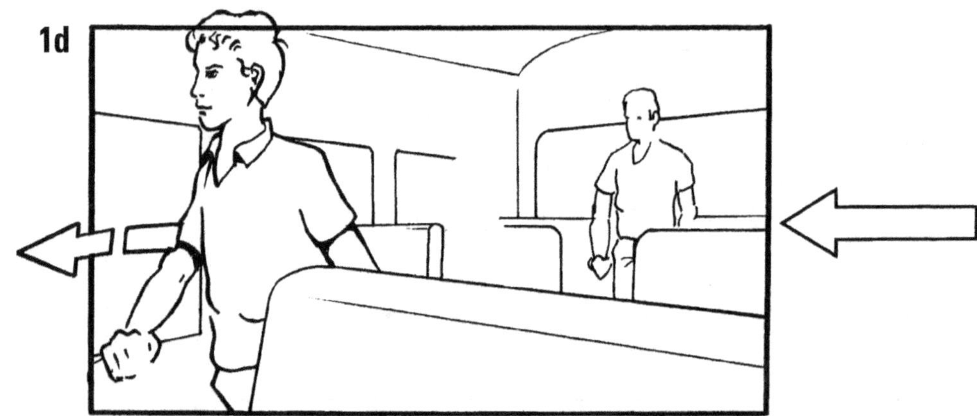

... jusqu'à arriver sur la femme. La caméra reste fixe sur la femme pendant que le garçon sort du champ.

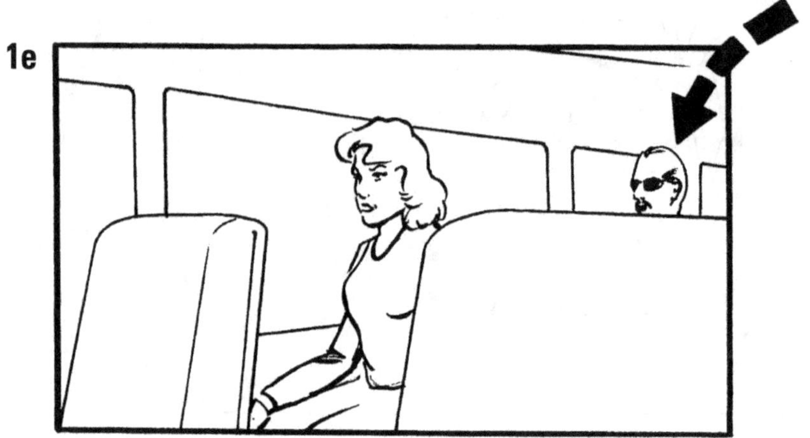

La caméra se rapproche de la femme. Après un moment, l'homme vient s'asseoir derrière elle.

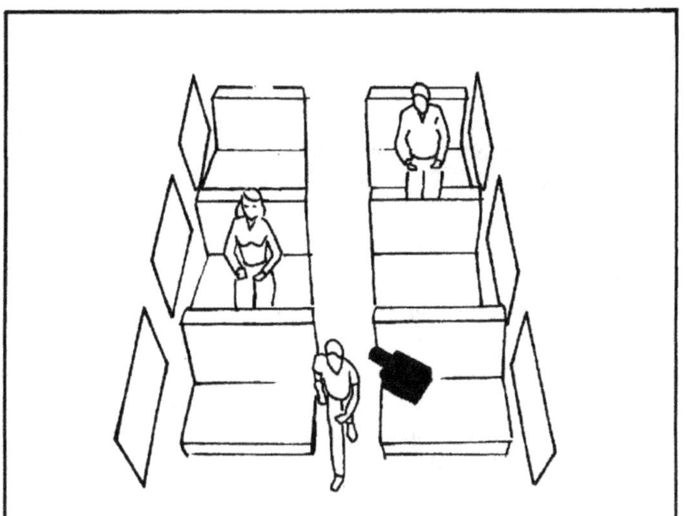

D1d

S'il y a besoin, le cadreur peut faire un léger zoom avant pendant le panoramique.

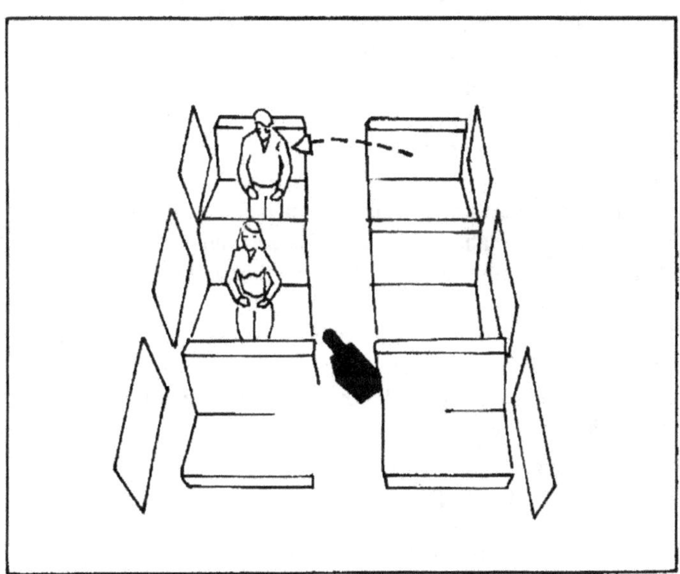

D1e

Il serait sans doute nécessaire de monter la caméra sur un petit bras pour se rapprocher de la femme à la fin du plan. On pourrait aussi dégager de la place pour la dolly en ne laissant que les dossiers des sièges qui sont au premier plan.

Planning prévisionnel

Cette version de mise en scène est plus simple que la précédente. Néanmoins, il faut retirer des sièges et le tournage du plan prendra certainement plus de temps à la dolly qu'au Steadicam. L'avantage ici, c'est que la caméra ne se retourne pas à la fin du plan. La mise en place de la lumière est donc facilitée.

Le tournage des plans de couverture sera sans doute plus compliqué qu'avec le Steadicam. Même si certains plans sont tournés sur pied, l'encombrement de la dolly et l'aménagement du décor et des accessoires ralentissent le travail.

Quelle que soit l'approche retenue pour la mise en scène dans le bus, les exemples des cas pratiques 3 et 4 nécessitent au moins une demi-journée de tournage. Le directeur de production souhaitera sans doute tourner la séquence du bus à proximité d'un autre décor au cas où le tournage se déroule plus rapidement que prévu.

Dans la mesure où l'essentiel des plans de couverture ne concerne pas les acteurs principaux, on peut envisager de les tourner avec une deuxième caméra pendant que le réalisateur se rend sur un autre décor.

Plans de couverture

Cette mise en scène est prévue pour que la séquence se déroule en un plan ininterrompu. Il se peut néanmoins que cela ne fonctionne pas. Comme dans l'exemple précédent, il est impératif de tourner des plans de secours. Ce qui va s'avérer plus difficile dans le cas présent. En effet, l'homme et la femme n'apparaissent pas ensemble dans le cadre pendant la plus grande partie du plan. Dans l'exemple précédent, la mise en scène dans la profondeur permettait d'avoir les deux personnages dans le cadre, la femme au premier plan et l'homme à l'arrière-plan. Les spectateurs connaissaient immédiatement la relation spatiale qui les liait.

Pour obtenir le même résultat dans cette mise en scène frontale, il faut filmer la femme de biais avec une caméra à côté d'elle, et la cadrer pour voir l'homme à l'arrière-plan. C'est une configuration nouvelle, moins subtile pour introduire l'homme.

Les plans de couverture des éléments essentiels du récit sont plus difficiles à obtenir. Si on essaye de les connecter par un montage au lieu d'un plan continu, on se retrouve avec des plans individuels. Les relations entre les deux personnages n'apparaissent pas clairement. Il faut alors mettre en œuvre d'autres configurations de tournage qui sont très gourmandes en temps.

Enfin, pour se couvrir au maximum, le réalisateur a intérêt à tourner les plans prévus dans l'exemple précédent : plans individuels des autres passagers, plans du paysage qui défile et plan du bus qui roule. Il pourra ainsi trouver de quoi faire un montage cohérent, à défaut d'être original.

Observations techniques

Les deux séquences dans le bus proposent des mises en scène techniques. C'est le mouvement de la caméra qui fait progresser l'histoire. Il existe sans doute des moyens plus simples de filmer à l'intérieur d'un bus. En considérant que le réalisateur reste dans l'optique d'un plan continu, il serait logique de retirer plusieurs sièges pendant la prise. Il faut pour cela trouver un système d'accroche qui les tienne en place pendant que le bus roule, et qui permette de les déplacer rapidement. Il serait également utile de disposer de faux dossiers de sièges pour tricher sur certains angles et contrôler les éléments du premier plan.

Quand on tourne dans un bus, les contre-plongées ne sont pas aussi dynamiques que dans une voiture. Un plan au travers d'une vitre montre beaucoup de ciel. Cela peut s'avérer très avantageux car, dans ce cas, il n'est pas nécessaire que le bus se déplace. Si la vitre arrière est masquée par des figurants et si on utilise les cadrages adaptés, on peut simuler le mouvement.

Le réalisateur a également intérêt à visualiser la séquence avec une caméra vidéo. Ce n'est pas le genre de séquence qui évolue beaucoup par le travail avec les acteurs, car la narration est essentiellement visuelle. Il est très simple de simuler un bus pour une répétition. Quelques chaises suffisent à recréer les relations spatiales. Le réalisateur peut ainsi essayer toutes sortes de plans et de mouvements de caméra, en utilisant si besoin est un Steadicam acceptant la caméra vidéo.

Ce type de visualisation peu onéreux devient de plus en plus courant grâce au développement de l'informatique individuelle. N'importe quelle séquence décrite dans ce livre peut être montée sur un Macintosh avec un système de montage non linéaire de type Final Cut, Premiere ou Avid. Le montage non linéaire permet d'assembler les plans et de les visualiser instantanément. C'est une vraie évolution en comparaison des anciens systèmes de montage vidéo, onéreux et lents, qui ne convenaient pas à la visualisation de séquences.

Cas pratique 5 – Stratégies élémentaires de mise en scène

Cette mise en scène de deux personnages dans un décor simple est un exemple de la manière dont un mouvement basique des acteurs et de la caméra peut créer une séquence intéressante, tant au niveau dramatique que visuel.

Cette séquence comprend la plupart des stratégies fondamentales de mise en scène que nous étudierons dans ce livre : le déplacement de l'action, les acteurs qui se rapprochent de la caméra, les acteurs qui se tournent vers la caméra, la caméra qui entre dans l'espace de jeu et l'exécution de mouvements à contresens. Toutes ces techniques sont utilisées dans cet exemple. On peut penser qu'il s'agit d'une chorégraphie complexe, mais au visionnage, la séquence apparaît simple car toute l'action ne se déroule que dans deux lieux. La géographie de la séquence est clairement établie, on peut donc faire des changements d'angles et repositionner les acteurs sans que la séquence paraisse artificielle.

Par-dessus tout, on notera le respect de la frontalité. La méthode champ/contrechamp n'est pas utilisée là où on l'attend. En fait, le mouvement à l'intérieur de l'espace de jeu est obtenu par la création de deux directions de caméra, et le champ/contrechamp n'est utilisé que dans le deuxième espace, une fois qu'il a été bien défini.

Les deux zones de jeu forment un L (voir page 83) et sont reliées par le mouvement de la femme dans la vignette 2b, quand elle change de position. La caméra la suit et établit ainsi le second espace de jeu.

La séquence se déroule dans un belvédère. Elle débute alors que l'homme arrive au belvédère pour rencontrer la femme. Des lignes de dialogue ont été ajoutées pour aider à comprendre la logique de la mise en scène et du schéma de montage.

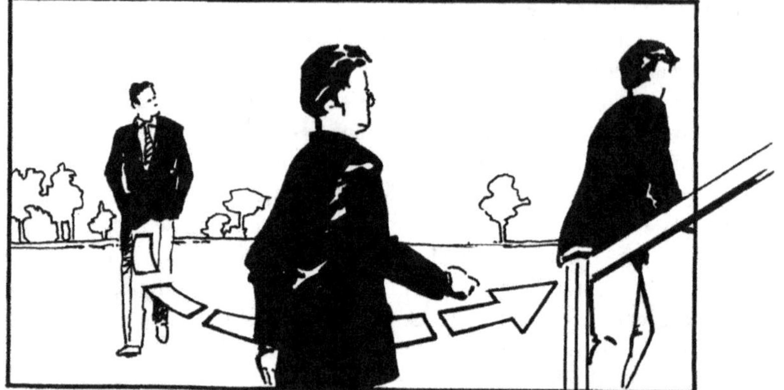

Le premier plan est un plan large. Carl s'approche de la caméra,
tourne vers la droite caméra, puis monte les escaliers...

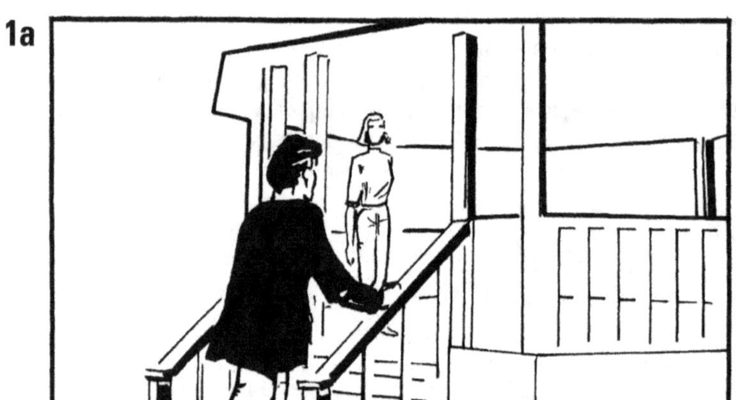

... la dolly avance, la caméra panote à droite et fait une montée à
la même allure que Carl...

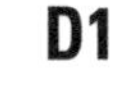

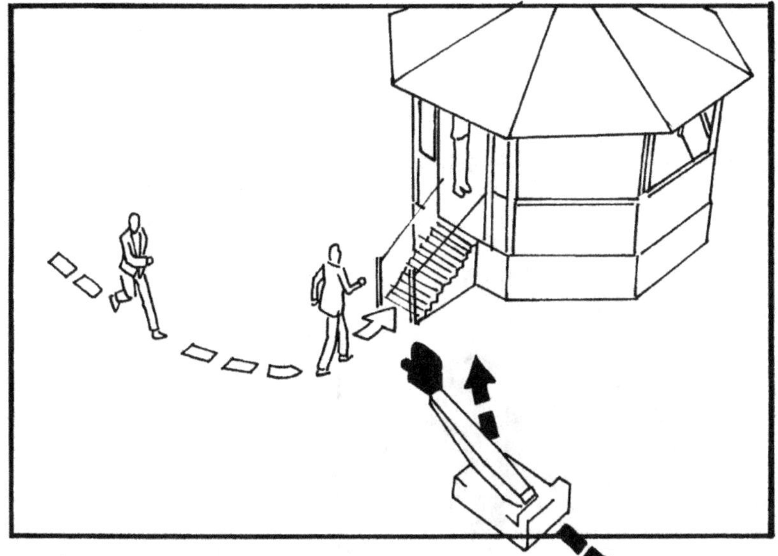

D1

Pour filmer ce plan, il faut une petite grue. Le mouvement démarre lentement, tout d'abord parallèle au trajet de l'acteur. Après quelques instants, on débute le panoramique et la montée

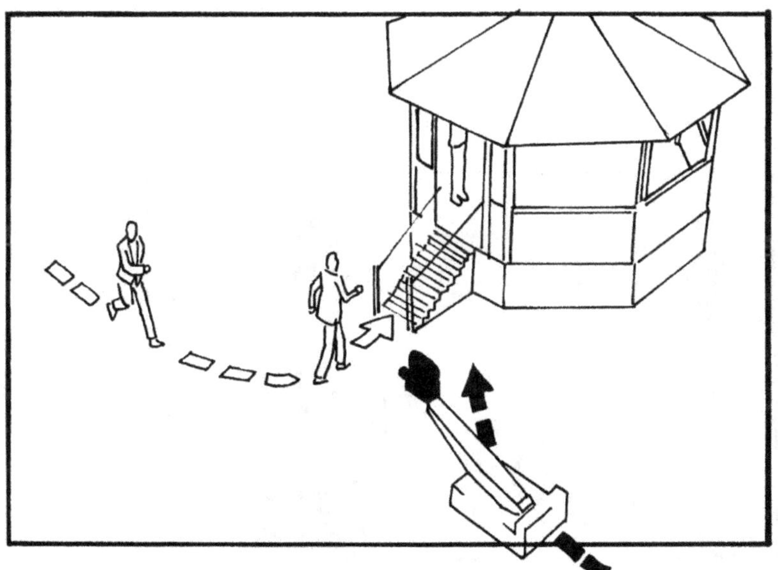

D1a

Jeanne entre dans le champ. Le cadreur peut alors décider de mettre en valeur l'un ou l'autre des personnages.

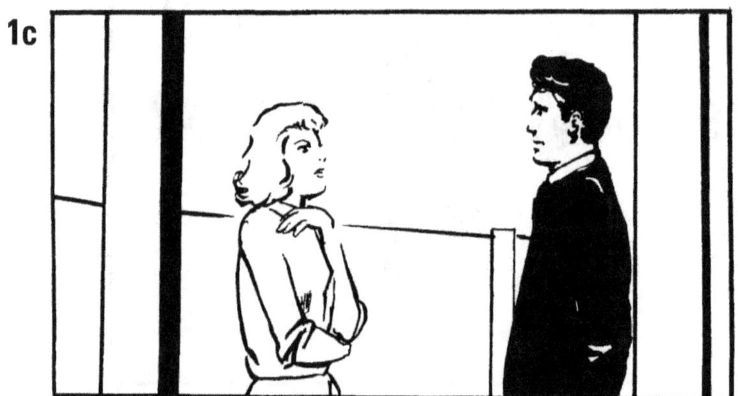

1b

... Carl s'approche de Jeanne. La caméra le suit...

1c

... le mouvement de la caméra se finit dans un plan à deux.

Carl : Je n'étais pas sûr que tu serais là.
Jeanne : Tu me connais. Je suis loyale.

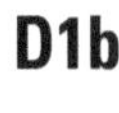

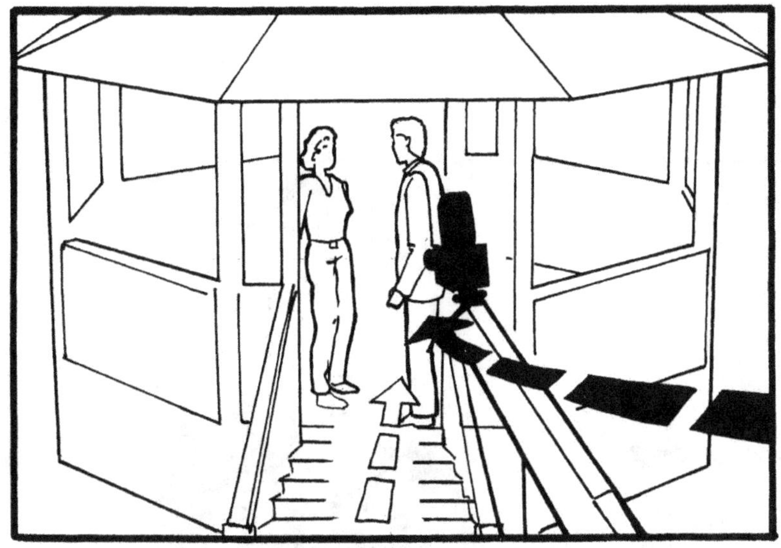

Comme prévu dans le story-board, Carl devance un peu la montée de la caméra pour qu'on le filme en contre-plongée. En fonction des goûts du réalisateur, on peut imaginer une variante dans laquelle la caméra dépasse Carl pour cadrer Jeanne, Carl rentrant dans le champ après avoir monté les escaliers.

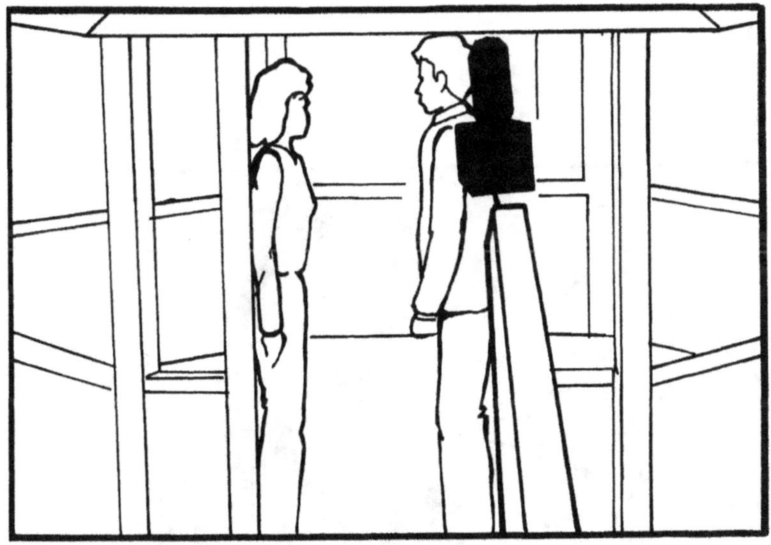

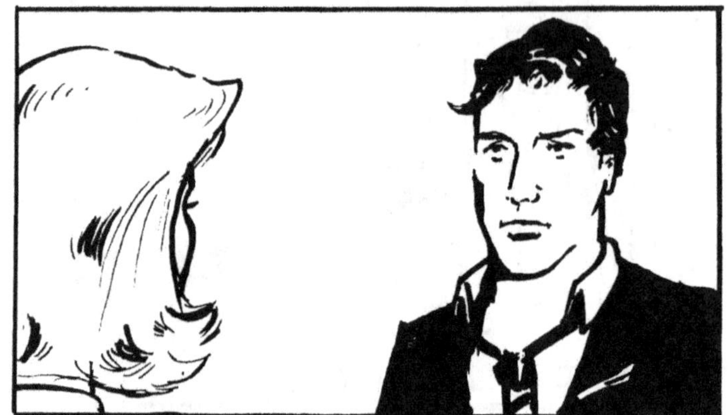

Cut vers : contrechamp avec amorce de Carl...

Carl : C'est quelque chose que j'admire chez toi.

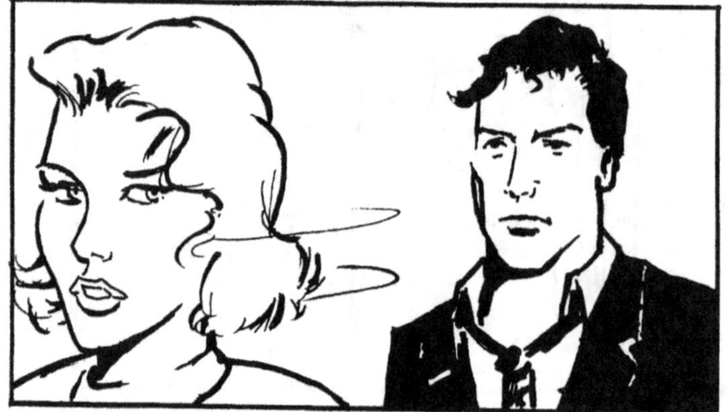

... Jeanne se retourne...

Jeanne : Je n'ai pas besoin de ton admiration. Si tu veux admirer quelque chose, va au Louvre.

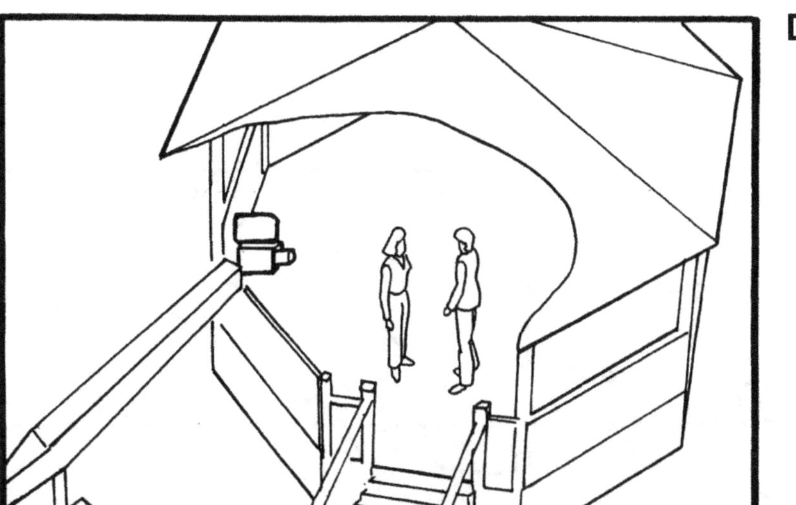

D2

Pour effectuer le mouvement de la caméra, on continue à utiliser la grue. Il faut donc s'assurer que le sol est suffisamment praticable autour du belvédère pour pouvoir y poser des plaques de roulement ou des rails de travelling.

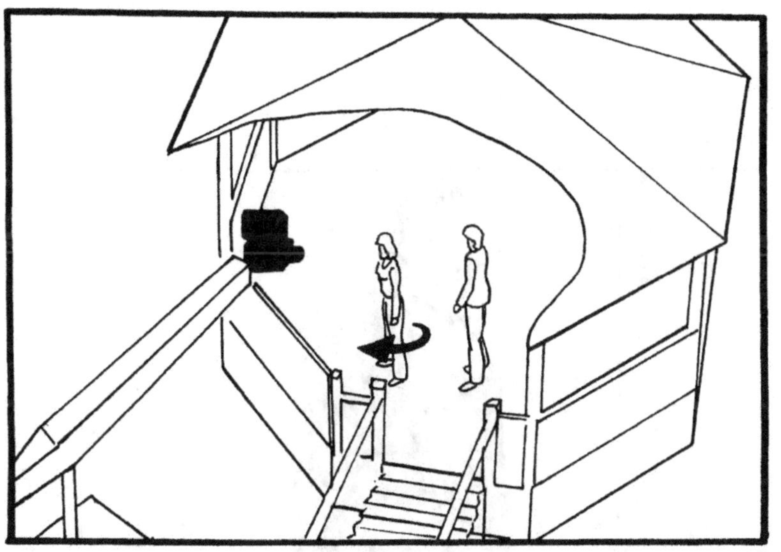

D2a

Dans ce type de plan, il n'est pas rare de voir le personnage du premier plan se rapprocher de la caméra en très gros plan.

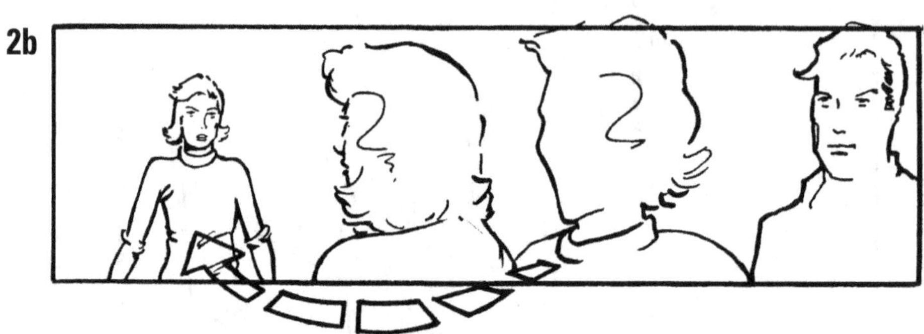

... panoramique sur Jeanne alors qu'elle se détourne de la caméra et s'éloigne à angle droit des rails de travelling. La caméra la suit en avançant sur une courte distance. Jeanne se retourne vers Carl.

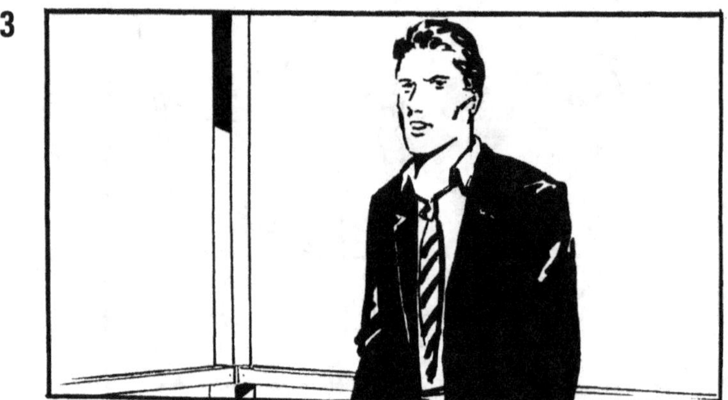

Cut vers : Carl en plan rapproché taille.

Carl : Je ne suis pas venu me disputer.

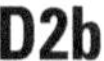

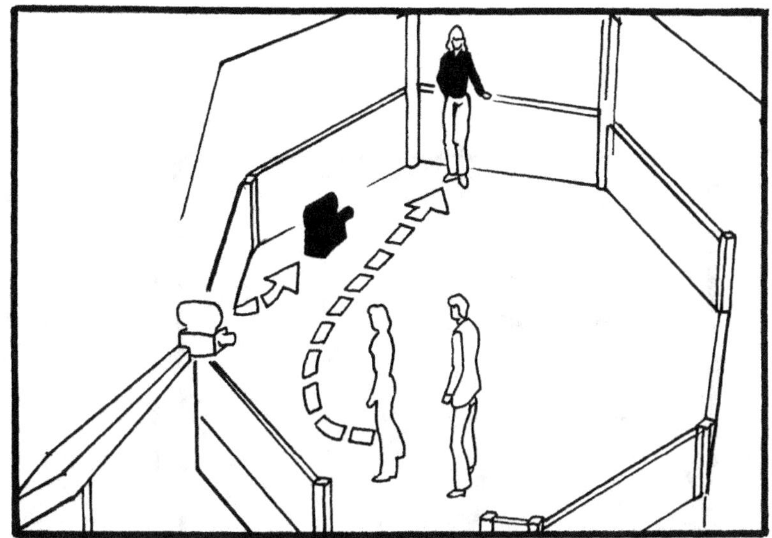

En général, on peut combiner panoramiques, travellings et montées/descentes. Néanmoins, quand il ne s'agit pas d'une séquence d'action, le mouvement est divisé en segments distincts. Pour la vignette 2b, le mouvement serait : reculer de cinquante centimètres, panoter sur 90 degrés, avancer d'un mètre cinquante. Le cadreur doit évidemment enchaîner les trois mouvements de la manière la plus fluide possible. La totalité du mouvement devrait durer entre 8 et 10 secondes.

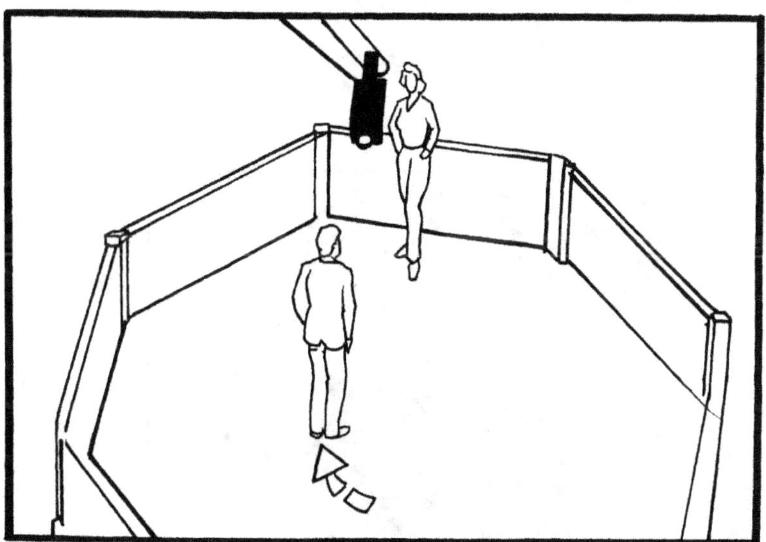

Bien qu'il s'agisse de plans fixes, il peut être aussi pratique de laisser la caméra sur la grue que de l'installer sur un pied.

4

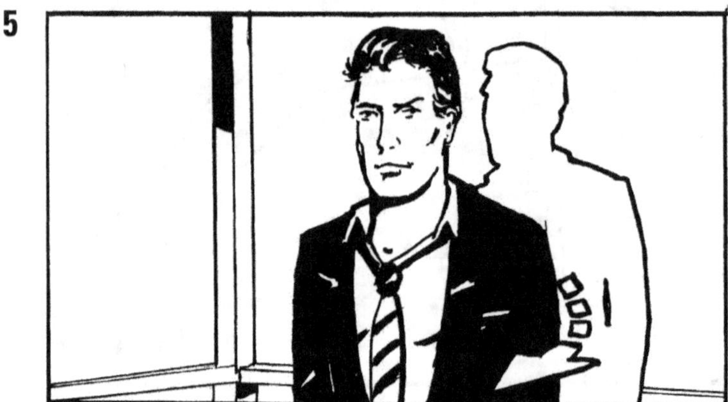

Cut vers : contrechamp de Jeanne en plan rapproché taille.

Jeanne : Pourquoi es-tu là ? J'aimerais vraiment le savoir.

5

Cut vers : Carl, même cadrage que la vignette 3, il se rapproche
de la caméra de quelques pas.

Carl : Je suis ici parce que tu es mon associée et mon amie.

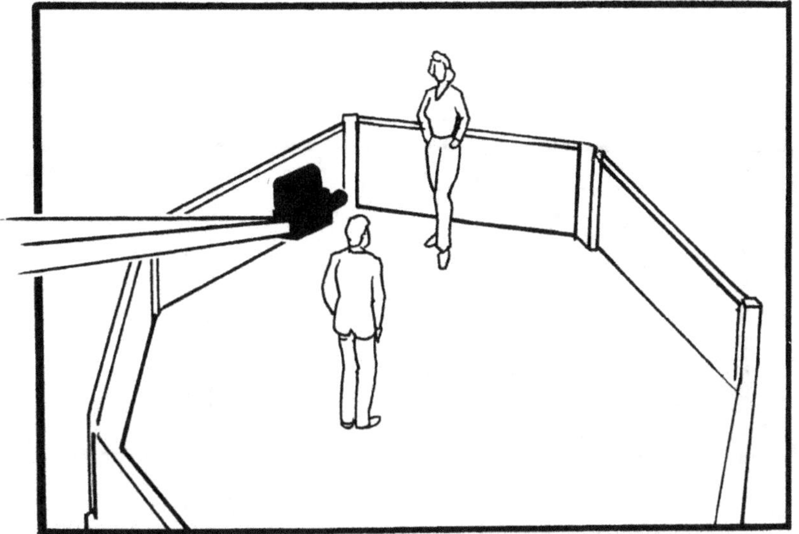

D4

Pour ce plan rapproché et les suivants, la caméra est fixe. Le réalisateur fera sans doute des plans de couverture dans différentes valeurs, peut-être en champ/contrechamp avec amorce.

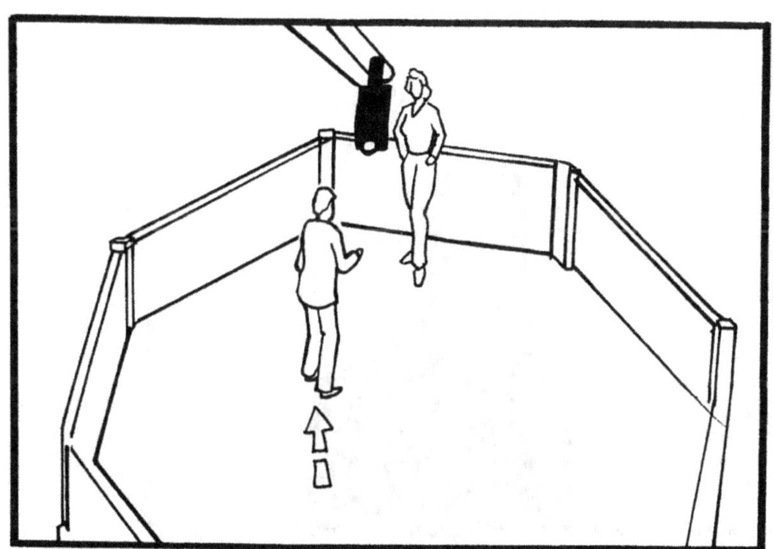

D5

L'avancée du comédien vers la caméra est une bonne méthode pour mettre en valeur une phrase du dialogue ou augmenter l'intérêt porté à un personnage.

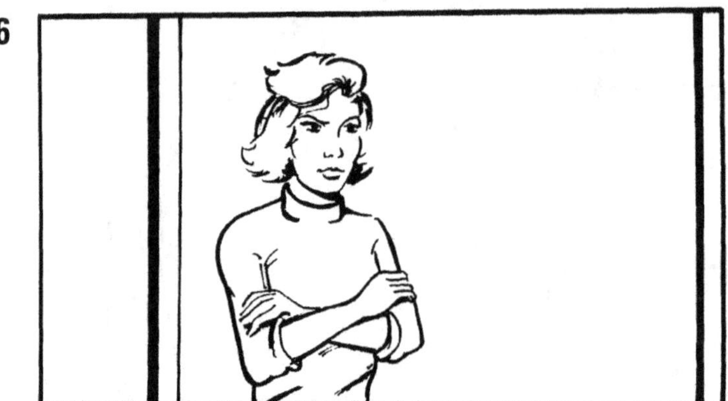

Cut vers : Jeanne dans le même cadrage que la vignette 4.

Jeanne : Je pensais que tu dirais ça. Je préfère te prévenir, je suis allée voir un avocat.

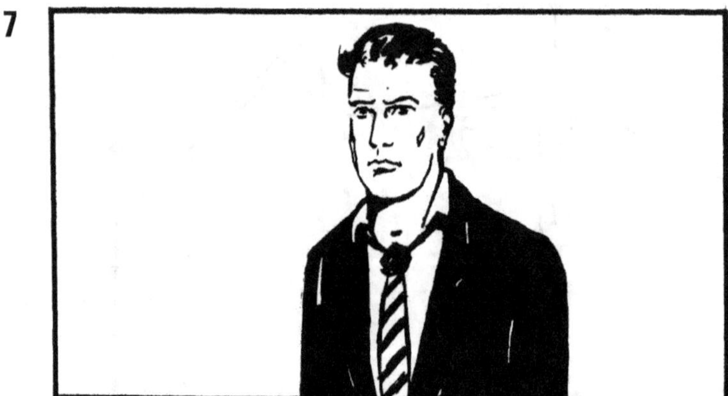

Cut vers : même cadrage que la vignette 5...

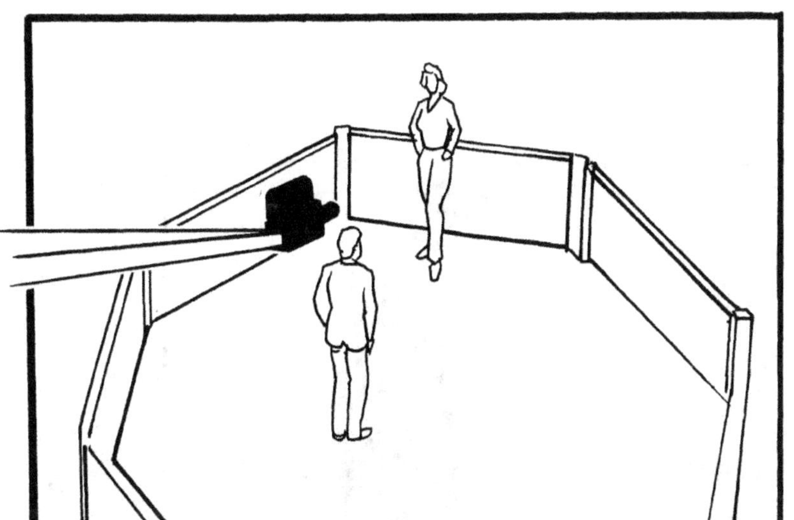

Les plans sont tournés en champ/contrechamp. L'angle de prise de vues permet de tourner simultanément avec deux caméras. On pourrait tourner les champs/contrechamps ou obtenir un gros plan et un plan rapproché de chaque acteur.

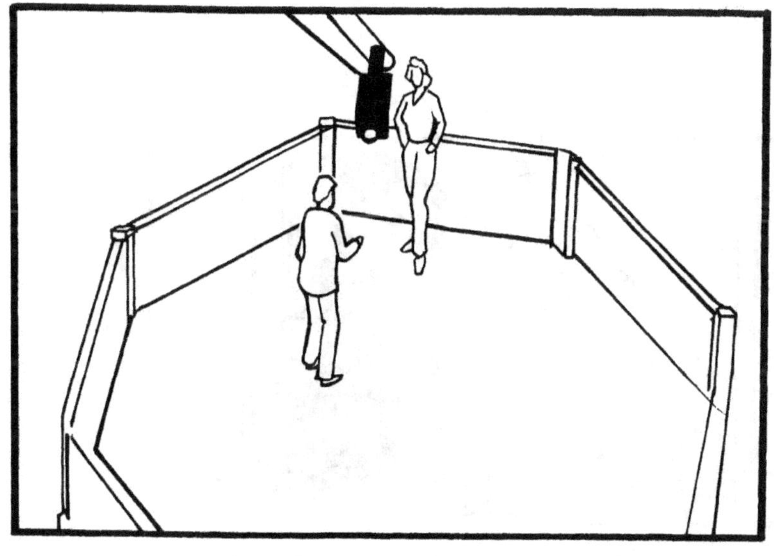

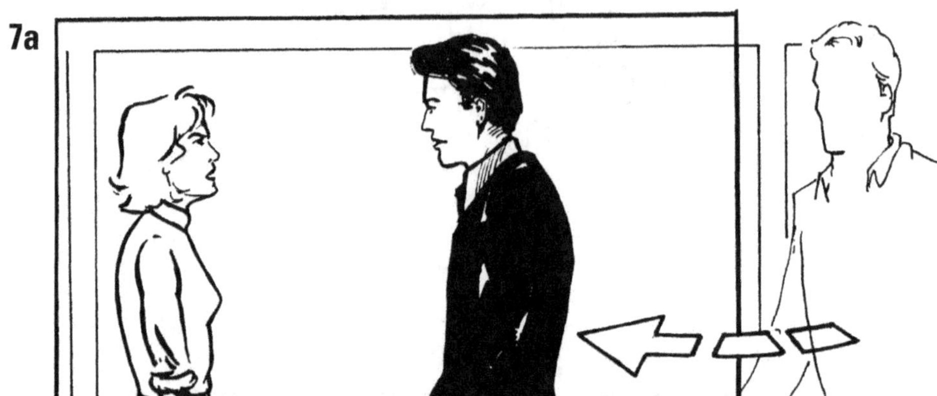

7a

... Carl s'avance, la caméra le suit en panoramique pour obtenir un plan de profil. La caméra s'arrête pendant que les personnages discutent...

Carl : Tu as contacté un avocat ? Super... Tu sais que si je fais faillite, tu tombes avec moi.
Jeanne : Ça m'est égal.

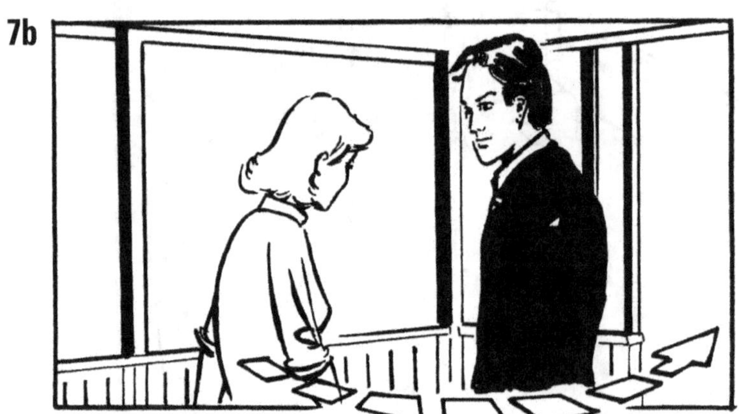

7b

... Jeanne contourne Carl pour partir. La caméra reprend son mouvement...

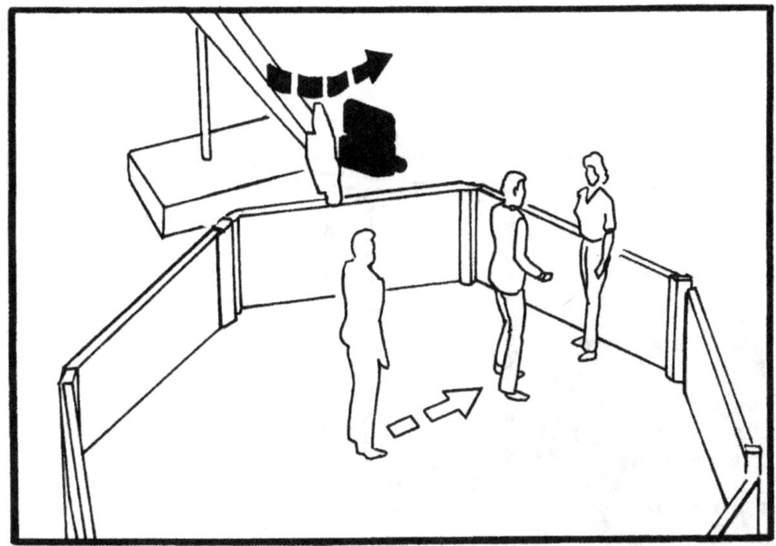

Le panoramique de cette vignette est séparé de celui de la vignette 7b par plusieurs secondes. Une autre option pour ce plan consisterait à avancer la caméra vers les acteurs pour un plan de profil plus serré.

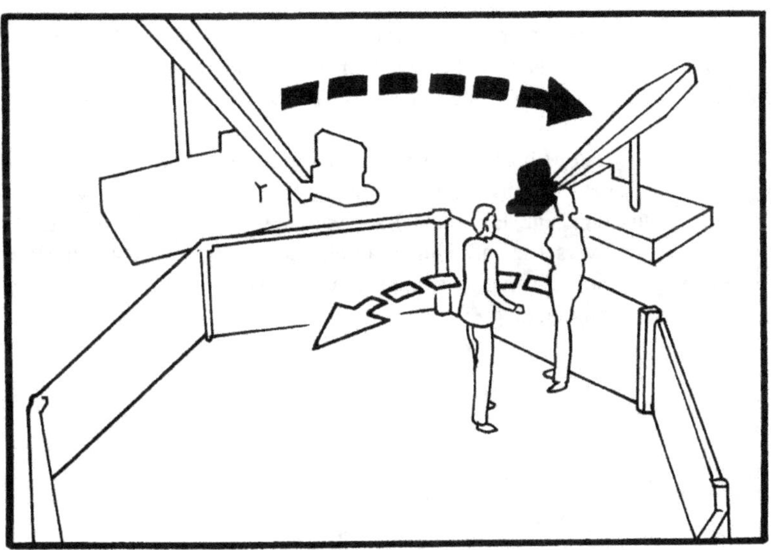

Il s'agit presque d'un mouvement à contresens dans la mesure où la caméra doit parcourir un quart de cercle pour suivre le départ de Jeanne.

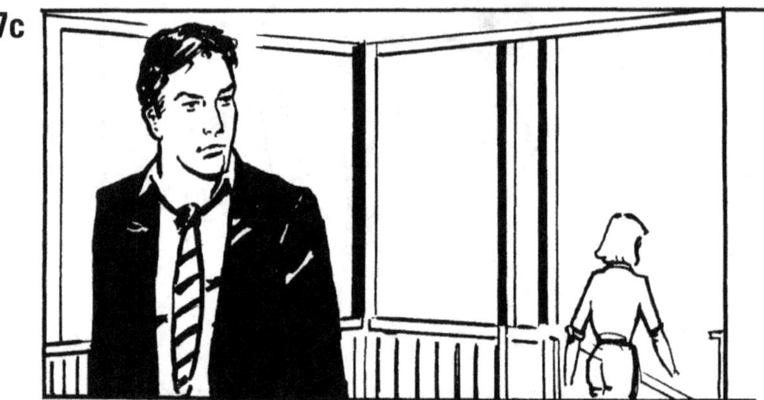

...on reste sur Carl qui s'avance de quelques pas vers la caméra alors que Jeanne part à l'arrière-plan.

La figure 4-1 présente les deux principales zones de jeu pour le cas pratique 5. Les lignes en pointillé indiquent la ligne d'action pour chacune des deux zones. On passe d'une zone à l'autre quand la femme se déplace de la zone proche des escaliers à la deuxième zone.

Si vous revenez sur le story-board, vous remarquerez qu'en D1, la caméra est sur le côté droit de la ligne d'action. Cependant, quand le nouvel espace est défini, la caméra filme depuis la gauche de la ligne d'action. Grâce à cette configuration, les acteurs n'ont pas à traverser le cadre quand la femme se dirige vers la deuxième zone de jeu. Si pour une raison quelconque il faut traverser la ligne d'action, on peut le déléguer à l'homme, de préférence quand il est à l'arrière-plan.

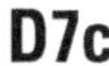

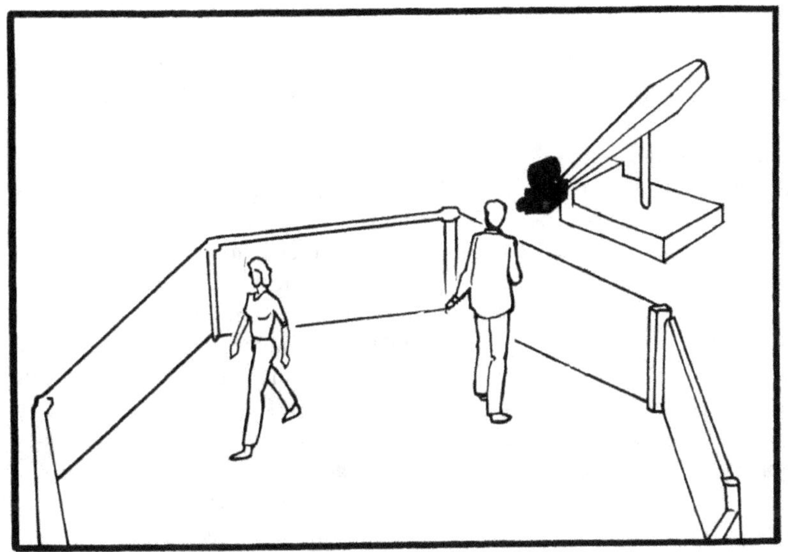

La signification de cette séquence varie en fonction du personnage qu'on favorise dans le cadre à la fin du plan. Comme on le voit dans le story-board, c'est Carl qui est mis en valeur dans notre exemple. Il avance vers la caméra pour renforcer sa présence, juste avant de passer à la séquence suivante.

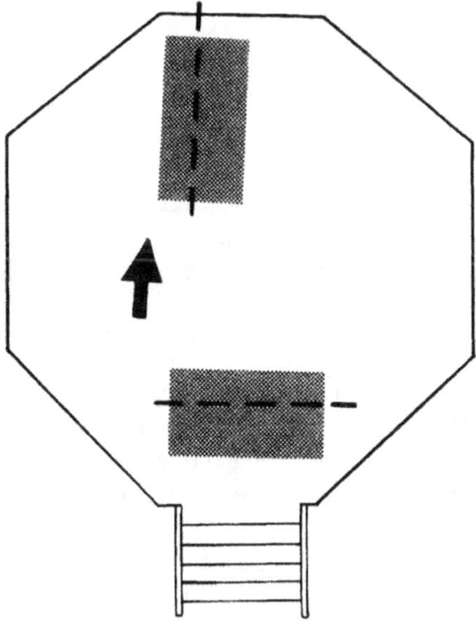

Figure 4-1

Planning prévisionnel

Le réalisateur arrive à 7h00, et retrouve le chef opérateur et le directeur de production.
Ils ont déjà réfléchi à la séquence pendant les repérages, mais le réalisateur a fait des
modifications depuis. L'équipe décoration propose une nouvelle version du décor.
Le seul changement important que souhaite le réalisateur, c'est de faire le plan
d'ouverture dans un mouvement continu. Il veut que l'approche de l'homme soit
cadrée en légère contre-plongée, puis passer à un cadrage à hauteur d'yeux sur les
deux personnages dans le belvédère (qui est surélevé). Il faut donc utiliser une grue.
Le réalisateur, le directeur de la photographie et le directeur de production discutent ensuite de l'ordre dans lequel les plans vont être tournés. Il y a trois plans en
mouvement qui demandent de recadrer et de chorégraphier le déplacement de la
caméra et des acteurs. Cela mène à deux plans en champ/contrechamp. Le réalisateur veut filmer ces plans selon plusieurs cadrages. Il a deux solutions pour la
mise en scène du mouvement à contresens final et souhaite filmer les deux versions.
Il choisira la plus adaptée au moment du montage.
Avec ces informations, l'assistant réalisateur fait le découpage suivant :

- En premier lieu, le plan d'ouverture 1-1c. Dans la mesure où c'est le plan qui donne
  l'orientation générale de la séquence, chacun pense qu'il est logique de le tourner
  en premier.

- À la fin de ce plan, la caméra est mise en position pour filmer le plan 2-2b. À la
  fin de ce plan, la caméra est également en position pour filmer tous les plans
  rapprochés et les gros plans de la femme qui comprennent le dialogue et les plans
  de réaction entre 3 et 7.

- On peut désormais retourner la caméra et filmer les plans rapprochés et les plans
  de réaction de l'homme pour le même segment, plans 3 à 7. Comme le dialogue
  est court, le réalisateur filme l'intégralité de cette partie de la séquence, en incluant
  le mouvement de caméra 7-7a.

- Le dernier plan du planning est également celui de fin de la séquence (7-7c).

Le réalisateur accepte ce planning car il est très proche du déroulement de la
séquence dans le scénario.
Le tournage de cette séquence prendra certainement une journée.

Observations techniques

Comme c'est une séquence en extérieur, il faut prendre la météo en considération.
Bien que le belvédère soit abrité, la moindre goutte d'eau peut ruiner la séquence.
Si le temps est mauvais et qu'aucune amélioration ne se dessine, le réalisateur doit
avoir une solution de secours pour accélérer le tournage. Cela signifie qu'il doit
éliminer certains mouvements de caméra.
Puisqu'on arrive rapidement sur le plan de biais à deux, qui permet à la femme de
se tourner vers la caméra, on peut utiliser cette configuration pour la totalité de la
séquence. Évidemment, le réalisateur devra faire bouger l'homme, pour donner un
peu d'intérêt au plan, tout en limitant l'essentiel de l'action à ce cadrage général.
La décision de faire se déplacer la femme pour établir le nouvel espace de jeu est
la raison qui donne de l'intérêt à cette mise en scène. Mais c'est aussi un choix qui
allonge la durée sur le planning. Cette configuration impose de retourner l'espace
de jeu et donc de changer la lumière et déplacer la caméra.
Bien qu'on puisse penser que l'utilisation de la grue entraîne des délais supplémentaires, ce n'est pas forcément le cas. En fait, la grue peut être déplacée à l'extérieur

assez facilement et les mouvements ne sont pas complexes. Il est fort probable que les délais exigés par le maquillage et les costumes seront plus longs que ceux qui sont nécessaires au déplacement de la grue. Il se peut même que la grue permette de gagner du temps, car elle peut atteindre plusieurs emplacements du décor sans avoir à bouger les rails.

Enfin, il reste l'option consistant à utiliser plusieurs caméras. Bien que les schémas de cet exemple ne montrent qu'une caméra, on peut facilement tourner avec deux. Le champ/contrechamp présenté par les vignettes 4 à 7 est réalisable avec deux caméras. On peut également envisager d'utiliser la deuxième caméra pendant les mouvements pour filmer des plans de couverture. Il faut néanmoins garder à l'esprit que l'utilisation d'une deuxième caméra, pendant des plans en mouvement à la chorégraphie complexe, peut se révéler plus problématique qu'utile. D'après le storyboard, le cas pratique 5 ne tirerait pas autant bénéfice d'une deuxième caméra que ne le feraient des séquences où les acteurs sont très sollicités, ou des séquences qui regroupent de nombreux acteurs et qui nécessitent beaucoup de plans de couverture.

Entretien avec Dustin Smith

Dustin «Dusty» Smith est machiniste pour le cinéma depuis plus de vingt ans. Il a travaillé avec les plus réputés des réalisateurs et des chefs opérateurs, et est considéré comme l'un des spécialistes des accroches voitures.

Quels sont les problèmes récurrents liés au tournage d'un plan de voiture ?

C'est quasiment toujours dangereux pour toutes les personnes impliquées, y compris pour l'acteur. Il y a souvent des problèmes qui échappent à tout contrôle : le trafic, les badauds, les cyclistes, etc. Dans une séquence de conduite calme (c'est-à-dire pas une séquence de poursuite), vous pouvez parcourir les deux kilomètres de route qui sont alloués au plan sans avoir pu faire deux prises. Vous ne pouvez pas juste faire demi-tour et reprendre le tournage. Il faut faire demi-tour, retourner au point de départ, faire à nouveau demi-tour et, immanquablement, attendre que tous les départements aient fait leurs raccords pour pouvoir faire un nouveau passage.

Sur quels problèmes de raccords doit-on rester vigilant ?

À mes débuts en tant que machiniste, j'avais équipé une voiture que Don Murray devait conduire dans les petites rues de New York. Nous avons passé l'après-midi à filmer une séquence de dialogue difficile avec des caméras fixées sur la voiture. Les caméras étaient extrêmement stables, le chef opérateur était satisfait, moi aussi. Le lendemain, après le visionnage des rushes, le chef opérateur ne m'adressait plus la parole. Dans tous les plans pris sur le côté, on avait l'impression que la voiture allait deux fois plus vite que dans les plans pris de face. Bien que, techniquement, la faute ne m'incombât pas, j'ai reçu ce jour-là une bonne leçon. Je sais maintenant que pour les plans de côté la voiture doit rouler à une vitesse de 30 à 40 % inférieure à celle qu'on utilise pour les plans de face.

Quelles autres illusions doit-on créer pour un plan de voiture ?

Il y a une chose que les réalisateurs oublient systématiquement : le machiniste demande à l'acteur de ne pas forcer le mouvement du volant, de le laisser tourner librement – la voiture est tractée. Il faut que l'acteur tienne le volant délicatement. S'il ne le fait pas, cela peut entraîner des incohérences entre le mouvement du volant et celui du paysage qui défile.

L'insistance à vouloir des caméras parfaitement immobiles me paraît également être une erreur. Cette méthode peut, elle aussi, donner l'impression d'un plan filmé devant un décor projeté. Ce qui est un comble quand on voit le temps et les efforts que demande le tournage d'un plan de voiture en décor réel.

Dans le cas pratique 2, une caméra est montée sur le côté de la voiture. Quelle focale est généralement utilisée pour que le conducteur et le passager soient nets ?

En règle générale, on recule un peu le siège du passager pour que le conducteur apparaisse clairement dans le cadre. La caméra est fixée sur une plate-forme accrochée à la portière, avec une focale habituellement comprise entre le 24 mm et le 35 mm.

Dans le cas pratique 1, on se déplace avec une dolly le long de la voiture. Quel type de configuration mettriez-vous en place ?

Pour filmer ce genre de plan, on utilise une plate-forme tractée très basse, appelée « low boy ». Quand on met la voiture de jeu sur cette plate-forme, on dégonfle ses pneus, ou parfois on retire ses roues, pour qu'elle soit le plus bas possible. De cette façon, en rajoutant la hauteur du low boy, la voiture de jeu se retrouve à la hauteur qu'elle aurait sur la route.

S'il y a un travelling sur dolly, la plate-forme doit être large. Il faut de plus employer une petite dolly, de type Elemack. Mais si le véhicule tracteur freine brusquement, la dolly est projetée en avant. Donc, si l'attelage roule, il est préférable d'utiliser une dolly équipée de freins, comme une Fisher 10. Dès que la voiture est en mouvement, toute accélération ou décélération rend les mouvements de caméra extrêmement difficiles à contrôler.

Combien de temps faut-il prévoir pour la fixation d'une caméra sur le capot d'une voiture ?

Pour le montage de base, il faut compter une heure. Mais il faut prendre en considération la totalité des difficultés rencontrées dans ce type de plan. Trois départements sont particulièrement concernés : la caméra, le son, la lumière. Comme ce que vous installez dépend de la météo, vous ne savez jamais vraiment à l'avance ce qui va être nécessaire. Si le soleil brille, vous aurez des reflets sur le pare-brise. Il faut alors faire un « toit » au-dessus du pare-brise, ce qui n'est pas la chose la plus simple à fixer. Le système d'accrochage de la caméra en lui-même est rapide à mettre en place. On peut facilement l'avancer, le reculer, le déplacer à gauche ou à droite. Il existe de nombreux modèles de fixations très pratiques. C'est également vrai pour les caméras accrochées sur le côté, même s'il faut compter un peu plus de temps car les portes doivent être renforcées au préalable. Finalement, le retard n'est pas dû à la fixation de la caméra...

Où installez-vous les projecteurs ?

Ils sont généralement fixés sur le toit du véhicule de jeu avec un déport ou sur le toit du véhicule tracteur. La plus grande partie du temps de préparation est occupée par la sécurisation des câbles le long de la voiture et par les équipes son et lumière qui travaillent sous le tableau de bord, ce qui signifie que l'acteur doit sortir pour chaque réglage. En moyenne, on estime qu'il faut une heure de préparation pour chaque angle de prise de vues.

Quels sont les facteurs à prendre en considération pour déterminer le trajet suivi par la voiture ?

Vous devez penser aux raccords du fond et du soleil. Vous ne pouvez pas filmer en roulant vers le nord puis faire demi-tour et filmer en roulant vers le sud sur la même route. Au lieu de cela, vous pouvez établir un long parcours quand vous filmez dans la campagne. On rencontre le même type de contraintes avec les trains. On ne peut pas faire revenir le train en arrière à chaque prise, il faut continuer à rouler. En fait, les problèmes posés par un train sont bien pires qu'avec une voiture.

En moyenne, combien de véhicules trouve-t-on dans le convoi ?

C'est très variable, mais il y en a au moins quatre ou cinq. Un camion pour le maquillage, les costumes et les accessoires. Le véhicule tracteur, conduit par un conducteur professionnel, dans lequel prend place l'équipe caméra. Un camion de machinerie avec le matériel et les assistants qui ne sont pas indispensables pendant la prise. Il peut également y avoir un ou plusieurs véhicules de police. Le nombre de véhicules augmente avec la complexité du plan. Les camions de la régie et les camions d'équipement lourd restent au camp de base.

Comment le réalisateur communique-t-il avec les acteurs ?

Il est quasiment toujours à l'arrière du véhicule tracteur, un peu surélevé pour voir les acteurs au travers du pare-brise. Il écoute le dialogue avec des écouteurs fournis par l'équipe son et donne ses instructions par talkies-walkies. L'assistant réalisateur est assis à ses côtés. Il demande au chauffeur d'accélérer ou de ralentir, mais le chef machiniste, responsable de la sécurité du tournage, a tout pouvoir pour arrêter le convoi s'il estime que la route présente un danger ou que la vitesse est trop élevée.

Quelle est la règle générale pour faire correspondre les vitesses perçues entre plan de côté et plan de face ?

Prenons l'exemple d'une voiture qui roule à 40 km/h. Si vous tournez tous les plans à cette vitesse, les plans de côté donneront l'impression que la voiture va presque deux fois plus vite que dans les plans de face. Pour obtenir des raccords crédibles, il faut filmer les plans de côté à une vitesse comprise entre 50 % et 70 % de la vitesse utilisée pour les plans de face. Ici, entre 20 km/h et 30 km/h.

Quelle est la vitesse généralement employée pour des séquences dialoguées en voiture, lorsqu'il ne s'agit pas de scènes d'action ?

Ces séquences sont en général tournées à une vitesse de 40 à 50 km/h. C'est une vitesse à la fois sûre pour les personnes et le matériel, et qui permet de simuler une vitesse de 90 km/h, tant que le plan n'est pas tourné au milieu d'un trafic où les gens roulent réellement à 90 km/h.

Si vous avez une séquence importante qui comprend des plans qui montrent l'extérieur d'une voiture sur autoroute, ou si des plans concernent des personnages qui regardent vers l'extérieur par la vitre, comment contrôlez-vous l'environnement extérieur ?

Chaque véhicule qu'on voit à l'extérieur d'une voiture et qui intervient dans le plan, même infiniment, doit être conduit par un professionnel guidé par talkies-walkies. Le chef machiniste est chargé de structurer la chorégraphie des voitures. Mais il y a toujours des curieux qui s'arrêtent pour dire des choses très intéressantes, comme « Faites- moi jouer dans le film ! » ou « Vous ne trouvez pas que j'ai la tête de l'emploi ? ».

Qu'en est-il de la sécurité ? Par exemple, on voit rarement les passagers attacher leur ceinture de sécurité…

De nombreux réalisateurs ne souhaitent pas que les acteurs portent un harnais. Quant aux membres de l'équipe, un certain nombre d'entre eux est embarqué sur les véhicules techniques, et bien qu'en sécurité, ils ne sont pas non plus très protégés.

Qui dirige le convoi ?

La police est en tête, gyrophares allumés. Mais la meilleure méthode pour tourner un plan de voiture consiste à trouver une portion de route et à obtenir que la circulation y soit interdite. Il fût une époque où l'on pouvait trouver des endroits en dehors des villes où les autorités locales étaient heureuses de fermer un tronçon de route pour un tournage, par amour pour le cinéma. Cela devient malheureusement de plus en plus rare.

Qu'en est-il des véhicules plus gros, du type bus ou camion ? Peut-on les tracter ?

Vous pouvez tracter n'importe quoi. Si c'est nécessaire, vous pouvez mettre un camion sur un autre. Vous pouvez également le faire avec un bus si les plans sont sonores. Mais pour cela, il faut que l'intérêt dramatique du plan justifie cette débauche de moyens. On peut toujours trouver un moyen plus simple de tourner une séquence de ce type, à moins qu'elle ne soit d'une importance capitale pour le film. Et même dans ce cas, on peut toujours essayer de simplifier.

Que pensez-vous des nouveaux « super tracteurs » comme le ShotMaker ?

C'est un véhicule magnifique qui permet de faire de nombreuses choses. Il est équipé d'une grue, et je pense qu'en mettant une tête télécommandée type Hot Head au bout de la grue plutôt qu'un cadreur, on a là un bon moyen de faire des plans en toute sécurité.

Peut-on comparer la difficulté d'un mouvement sur dolly entre une séquence dialoguée de personnages qui marchent et une séquence de voiture ?

Les séquences de voiture sont extrêmement difficiles à tourner. On peut créer des mouvements complexes pour n'importe quelle séquence, mais à égalité de difficulté, la séquence de voiture est celle qui prend le plus de temps, à l'exception des séquences d'effets spéciaux.

De plus, l'équipement pour faire des travellings sur rails a beaucoup progressé. Les rails s'installent très rapidement, et avec les nouveaux systèmes de roulettes, on peut les déplacer sans problème. Honnêtement, les retards pris lors d'un travelling sont plus liés au maquillage, au jeu et à la prise de décisions qu'à l'installation des rails et de la dolly.

À la fin de cet entretien sur les séquences de voiture avec Dustin Smith, nous avons discuté de la manière dont le machiniste voit les choses se dérouler sur un décor. Quand je lui ai demandé de décrire la meilleure méthode qu'il connaisse pour organiser la mise en scène et l'équipement d'un décor, voici la liste qu'il m'a donnée.

1. Laissez le décor au réalisateur et aux acteurs. Faites partir l'équipe technique, arrêtez l'aménagement du décor, SILENCE.

2. Quand la mise en scène est définie, faites venir les chefs des départements concernés par le plan (scripte, chef électricien, chef machiniste, chef décorateur, assistant réalisateur et doublures). Répétez avec les acteurs principaux pour définir les marques et les mouvements.

3. Faites sortir du décor le réalisateur et les acteurs principaux.

4. Laissez le plateau aux techniciens et aux doublures.

5. Faites revenir les acteurs principaux et le réalisateur pour les dernières répétitions.

6. Tournez.

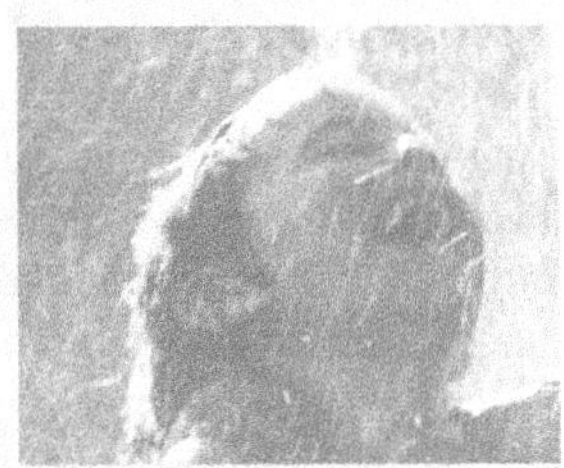

Chorégraphie complexe dans un décor restreint

Dans ce chapitre, nous allons étudier des mises en scène qui utilisent des mouvements de caméra longs et continus pour couvrir plusieurs moments clés du récit. Ces moments clés sont évidemment décrits par le dialogue, mais on peut également les présenter visuellement grâce au langage corporel, aux accessoires, aux plans subjectifs, aux plans de réaction, et à l'entrée et la sortie des personnages. De manière générale, ce type de plan séquence rassemble en un seul plan les éléments distincts qui apparaissent dans une suite de vignettes de story-board. Cet assemblage est réalisé en disposant dans le plan les différents éléments du récit par des mouvements de caméra, comme des panoramiques ou des travellings, et en déplaçant les acteurs dans le cadre.

Comment chorégraphier ce type de plan ? Il faut commencer par faire une liste des points principaux de la séquence, ou créer un story-board dont chaque vignette représente un de ces points.

Ensuite, il faut réussir à combiner les informations de deux vignettes pour obtenir un seul plan. Par exemple, un gros plan d'un agenda sur une table associé à un plan américain d'un homme à côté de la table forme un plan unique, avec une grande profondeur de champ de l'agenda au premier plan et l'homme à l'arrière-plan. La connexion entre ces éléments séparés peut se faire simplement par un panoramique ou un travelling.

Les réalisateurs qui sont à l'aise avec la construction de plans séquences ont en général une connaissance approfondie des techniques cinématographiques qu'ils peuvent employer en fonction de la situation. Au-delà de cette connaissance, il est également utile d'avoir une bonne compréhension du cadrage indirect. Par exemple, on peut faire jouer aux acteurs principaux des passages essentiels du récit quand ils sont éloignés de la caméra.

S'il existe un moyen de réussir un plan séquence, c'est sans doute de repositionner les acteurs pour minimiser les mouvements de caméra. Un mouvement d'une telle envergure que celui utilisé par Orson Welles pour l'ouverture de *Touch of Evil* (*La Soif du Mal*) est une exception. Dans cette célèbre séquence, le mouvement est justifié car l'action se déroule en extérieur sur plusieurs pâtés de maisons. Mais beaucoup de réalisateurs actuels utilisent ce type de mouvement ample, alors qu'il suffirait de repositionner les acteurs pour avancer dans le récit. Apprendre à déplacer les acteurs est sans doute la compétence la plus importante qu'un réalisateur doive acquérir.

En gardant tout ceci à l'esprit, voici quelques possibilités pour équilibrer mouvement des acteurs et mouvement de la caméra. Premièrement, la caméra peut se déplacer dans de larges portions d'un décor, ce qui définit la chorégraphie des acteurs. Ce système a été appliqué dans le cas pratique 5, où la caméra se déplaçait entre deux zones de jeu principales, et où on utilisait le mouvement des acteurs ou le montage pour modifier le point de vue.

Une autre stratégie consiste à déplacer la caméra latéralement ou dans la profondeur, dans un seul espace et au milieu des acteurs. Autrement dit, la caméra peut couvrir la géographie du lieu, alors que les changements de valeurs de plan sont effectués par le déplacement des acteurs dans le cadre. Il ne faut pas confondre la chorégraphie des acteurs avec la technique très utilisée qui consiste à sélectionner des sujets individuellement dans le cadre.

Cas pratique 6 – Interrogatoire : le point de vue du policier

La séquence qui suit présente un inspecteur de police qui cherche à tirer des aveux d'un adolescent, pour un délit inconnu. Le policier utilise toutes sortes de techniques d'interrogatoire pour manipuler l'adolescent. C'est cette action qui induit les mouvements de caméra.

On décide de réaliser un plan continu pour souligner le côté hypnotique du discours du policier. Un montage viendrait casser le sentiment d'efficacité de l'interrogatoire. L'essentiel de la séquence est mis en scène en utilisant trois longs mouvements de caméra, dans la profondeur, et qui suivent une même direction générale. Dans la version finale, le réalisateur pourrait décider de supprimer un des mouvements, et de le remplacer par un ou plusieurs plans fixes pour changer le rythme de la séquence.

Il serait également possible de réunir les trois mouvements pour faire un plan séquence, le trajet de la caméra et la lumière restant sensiblement les mêmes pour les trois plans.

En plus du mouvement de travelling, la caméra effectue une descente pour cadrer la déposition et le policier en contre-plongée.

Cet exemple permet de voir la manière dont différents éléments d'un récit (le policier, l'adolescent et la déposition) peuvent être positionnés dans l'espace pour provoquer les mouvements de caméra et la progression dramatique. Par exemple, le fait de s'éloigner de l'adolescent, puis de revenir très près de lui, respecte plus les variations de la tension que ne le ferait un mouvement de caméra latéral.

1 

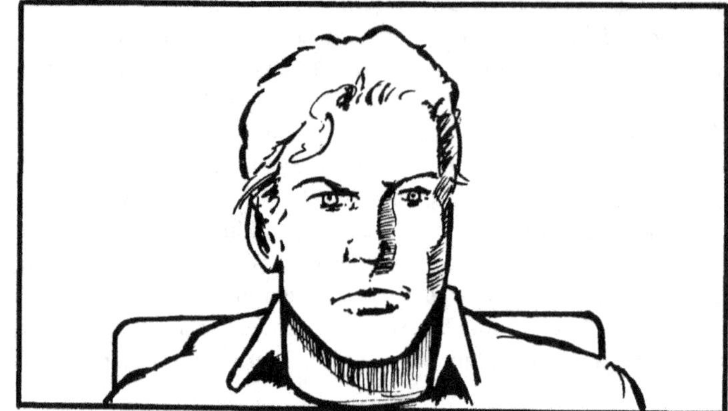

La séquence débute sur le gros plan d'un garçon interrogé par la police.
Hors champ, un policier lit des aveux d'une voix monocorde. La caméra
recule lentement jusqu'à...

1a 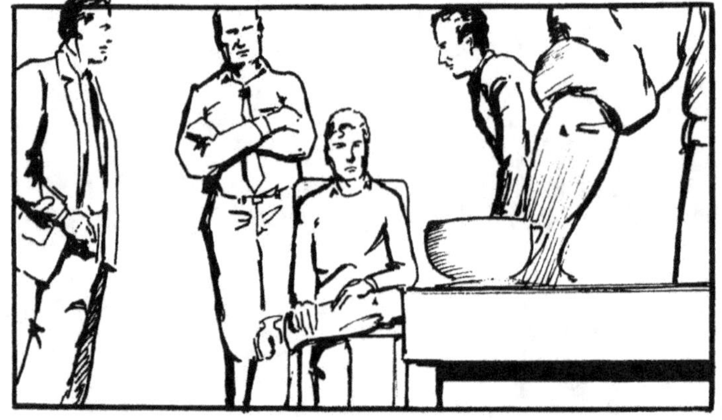

... un plan large de quatre policiers autour de l'adolescent. La caméra
continue à reculer puis amorce un mouvement sur la gauche...

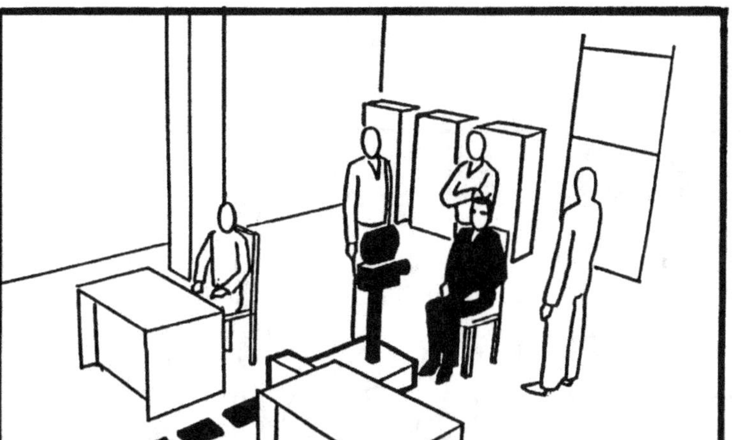

D1

C'est un mouvement si long que le réalisateur ferait sans doute bouger un des policiers pour donner de la vie au plan.

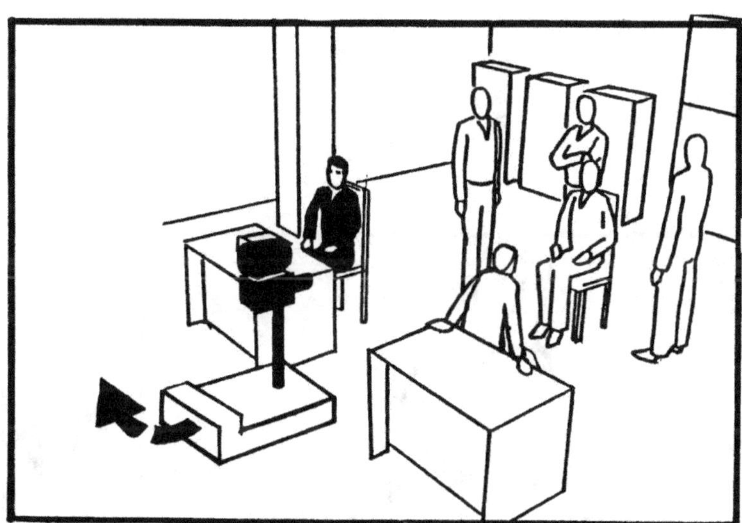

D1a

Un policier avancerait sans doute vers la caméra pour sortir du champ ou pour saisir un objet sur un bureau.

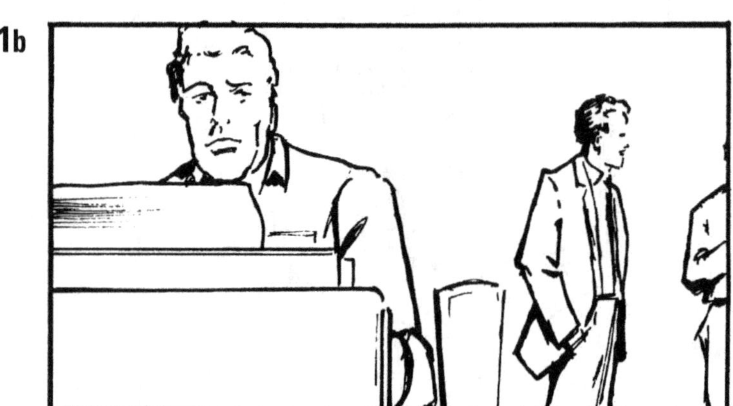

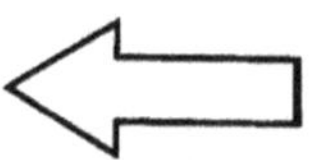

... la caméra continue à reculer et à aller vers la gauche. Ce déplacement vers la gauche révèle le policier qui lit la déposition qui se trouve
dans une machine à écrire.

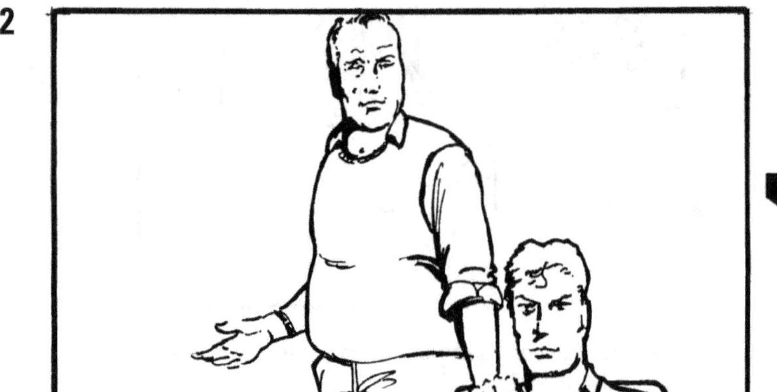

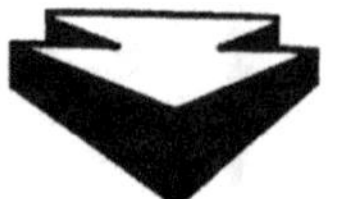

Cut vers : plan américain. Un policier tourne lentement autour du
garçon et commence à lui parler. La caméra entame un mouvement
vers l'arrière, en forme d'arc de cercle...

Policier : Ton copain t'a balancé ! On a tout là, noir sur blanc.

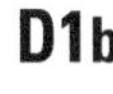

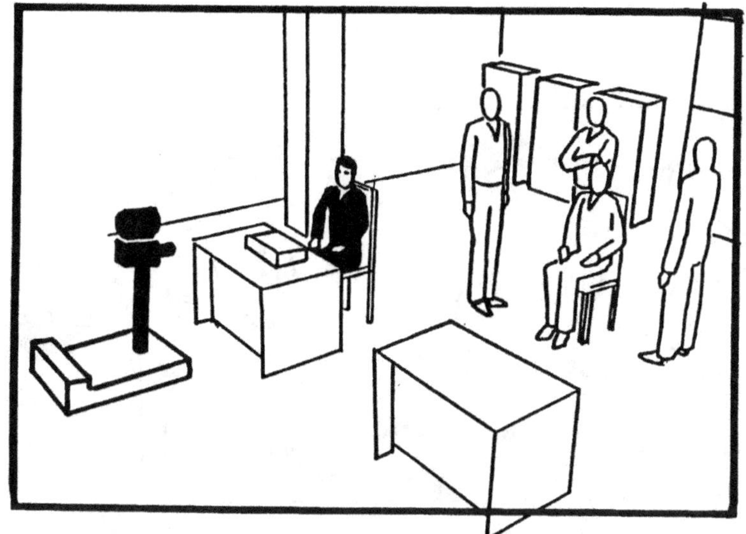

La caméra peut cadrer le policier qui lit en plan rapproché, puis s'avancer légèrement vers lui pendant le déplacement à gauche. Ici encore, on peut faire bouger les policiers en arrière-plan pour animer le plan.

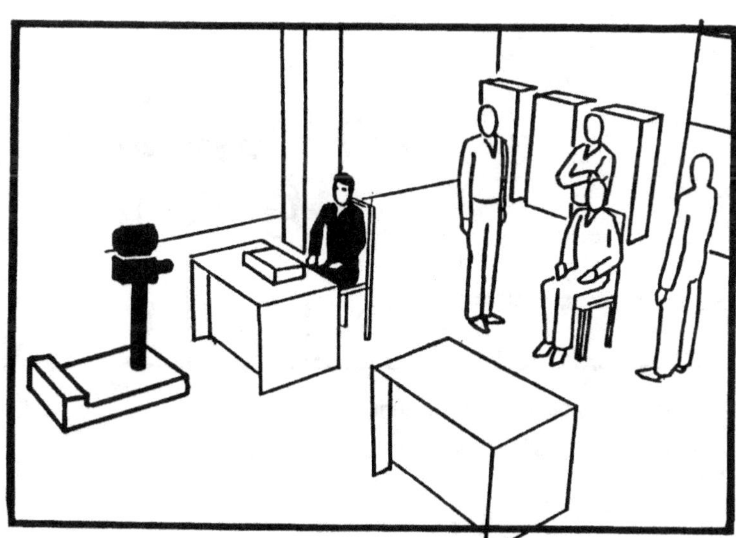

Une fois que ce type de mouvement a été mis en place, on peut facilement changer le cadrage de début. Le réalisateur peut filmer deux versions : une qui débute sur l'adolescent et une autre sur le policier.

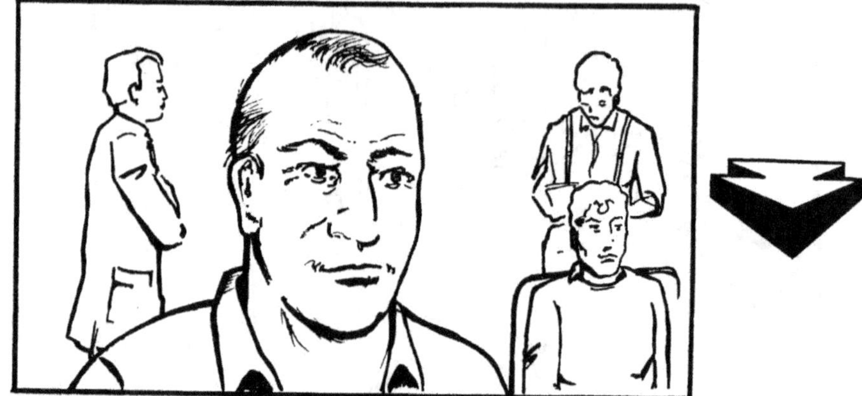

... le policier avance doucement tout en parlant. La caméra recule en même temps, moins vite qu'il n'avance, jusqu'à ce qu'il soit en gros plan...

Policier : Le problème avec la prison, c'est que tout le monde à l'extérieur t'oublie rapidement.

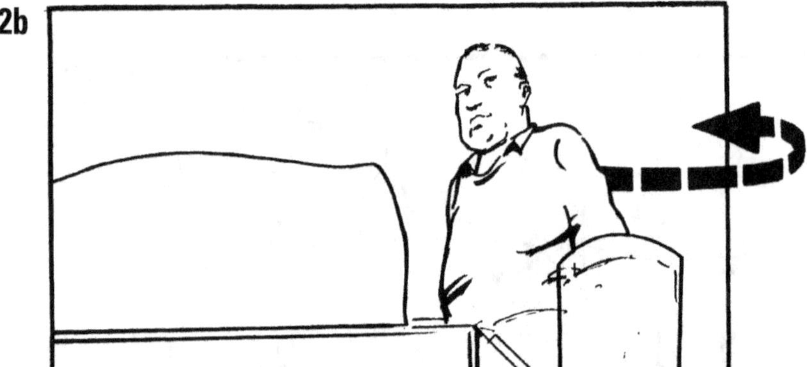

... le policier s'arrête devant la machine à écrire...

Policier : Ta petite amie, tu es sûr qu'elle va t'attendre gentiment pendant que tu tires tes six ans ?

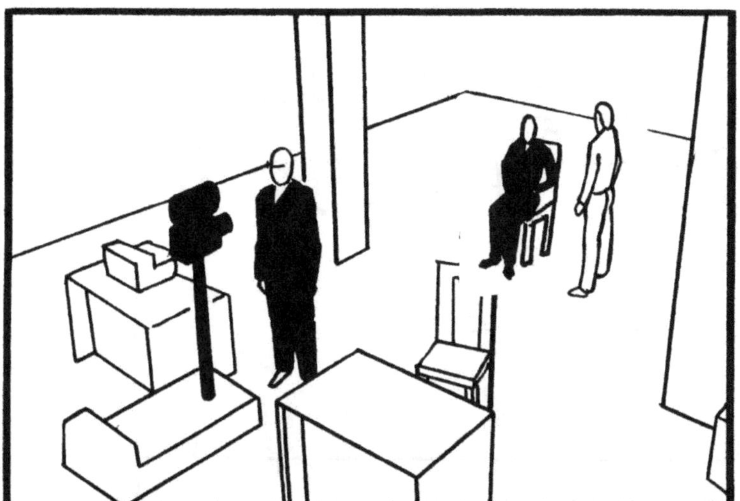

D2a

Pendant le mouvement de recul, la caméra se déplace à gauche pour garder
le garçon dans le cadre.

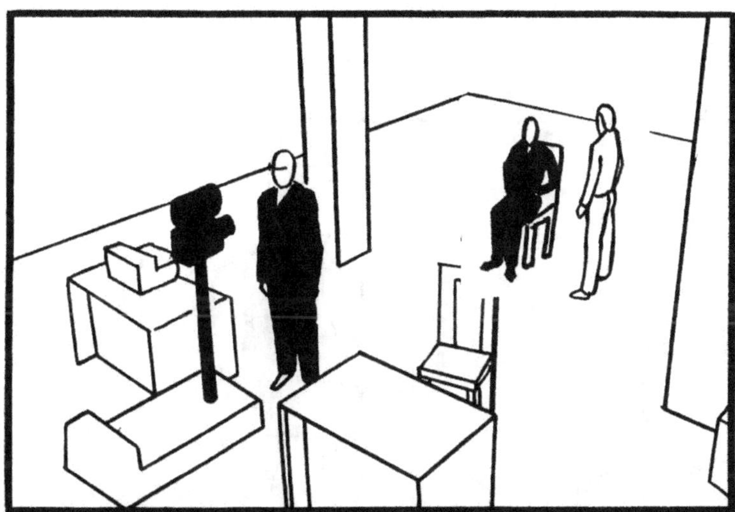

D2b

La caméra descend et panote vers le policier avant qu'il n'atteigne le bureau.
Quand le policier s'arrête, le mouvement cesse.

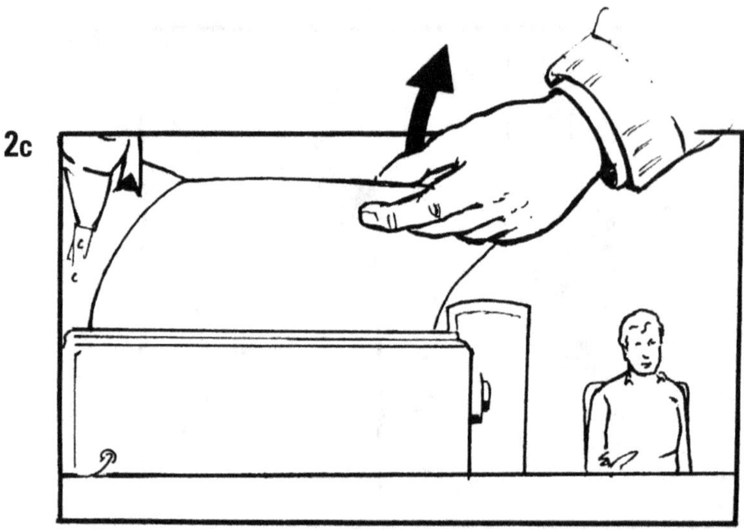

... le policier sort du cadre à droite en retirant la déposition de la machine à écrire.

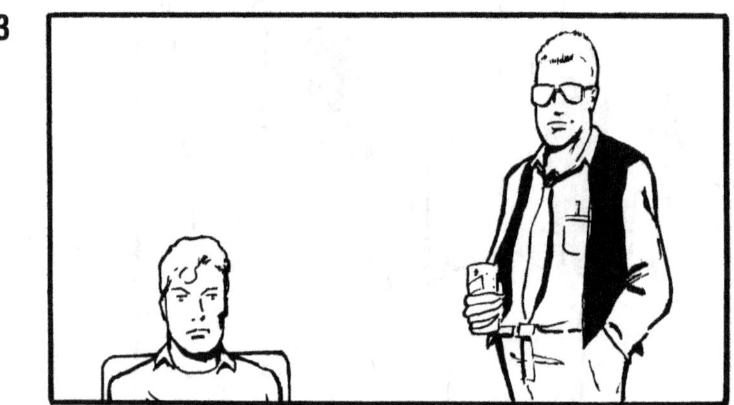

Cut vers : plan à deux.

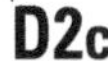

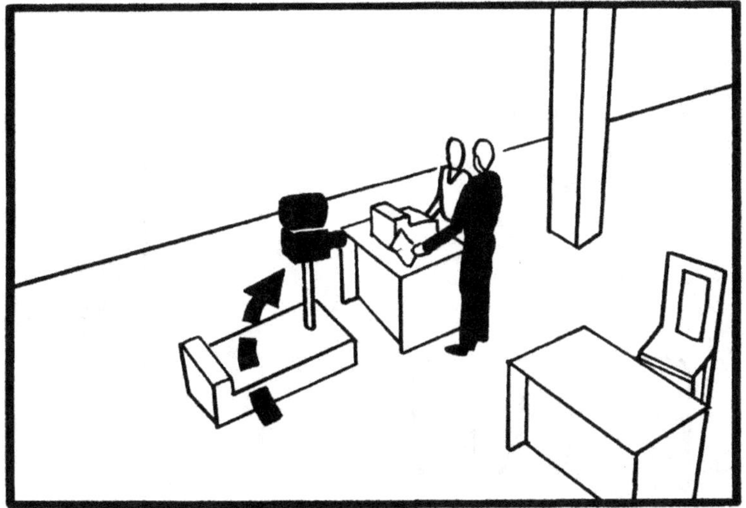

La caméra décrit un arc de cercle pour faire apparaître l'adolescent en
arrière-plan. La déposition fait un effet de volet quand le policier la retire
de la machine à écrire.

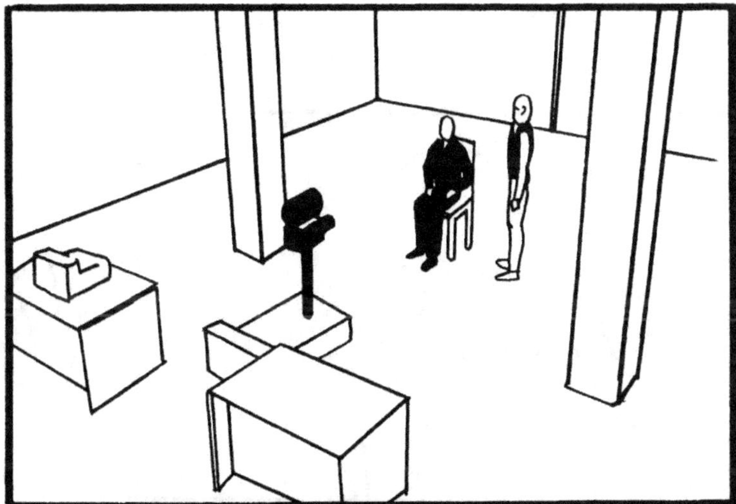

Le volet du plan précédent introduit ce plan. Pour se donner des options
au montage, le réalisateur devrait également faire des plans rapprochés
individuels du garçon et du policier qui se tient à côté de lui.

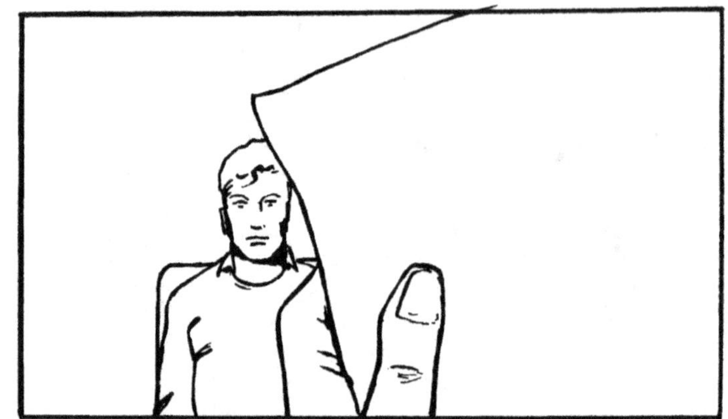
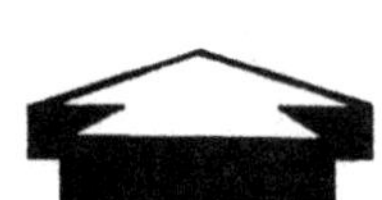

Cut vers : un gros plan de la « déposition » tenu par le policier. C'est une feuille blanche. Le policier déplace légèrement la feuille sur la droite, faisant ainsi apparaître le garçon. Le policier avance, la caméra le suit...

Policier : On a tout ce qu'il faut ici pour te mettre en prison dès maintenant, mais ça veut dire un long procès...

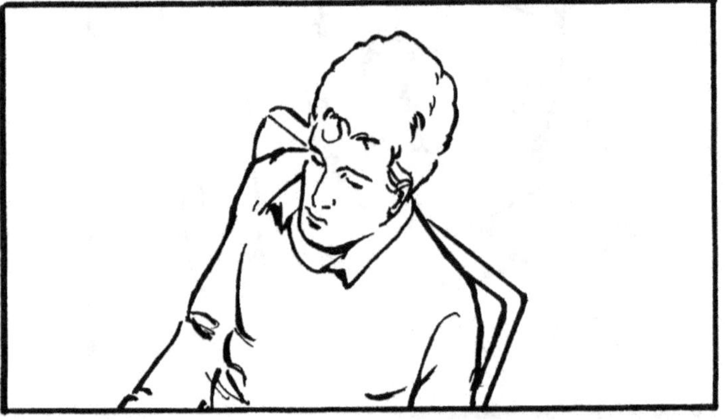
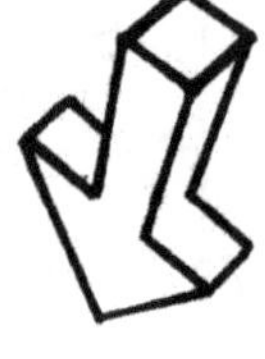

... la caméra avance vers le garçon et la déposition quitte le cadre...

Policier : Si tu nous aides, on peut simplifier les choses.

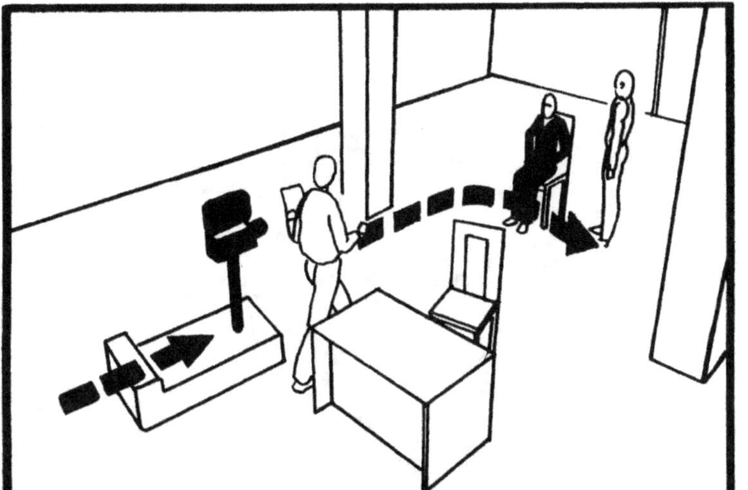

L'assistant caméra doit faire un changement de point entre la feuille et
le garçon.

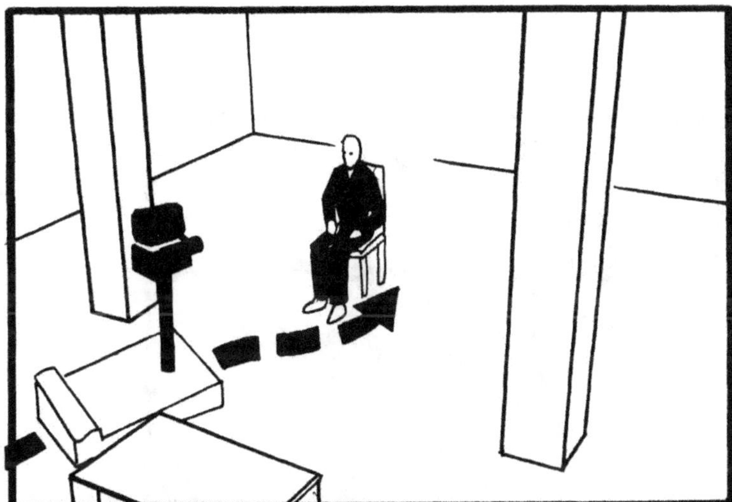

Le réalisateur peut inclure le policier sur la droite du cadre pendant que
la caméra s'incline vers le garçon.

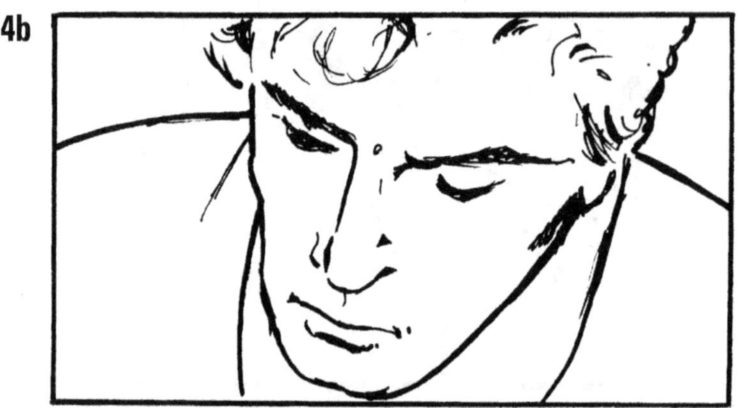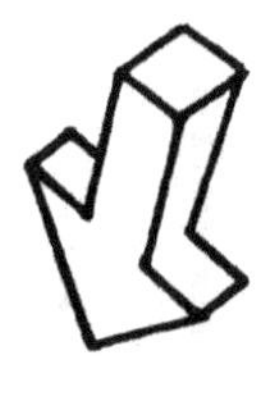

... la caméra est inclinée vers le bas et commence sa descente vers le visage du garçon...

Policier : Pour le moment, nous sommes les seuls à pouvoir t'aider.

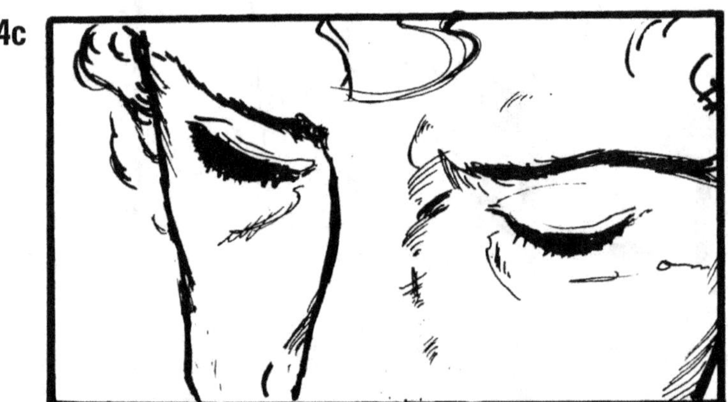

... la caméra finit son mouvement sur un très gros plan du visage de l'adolescent.

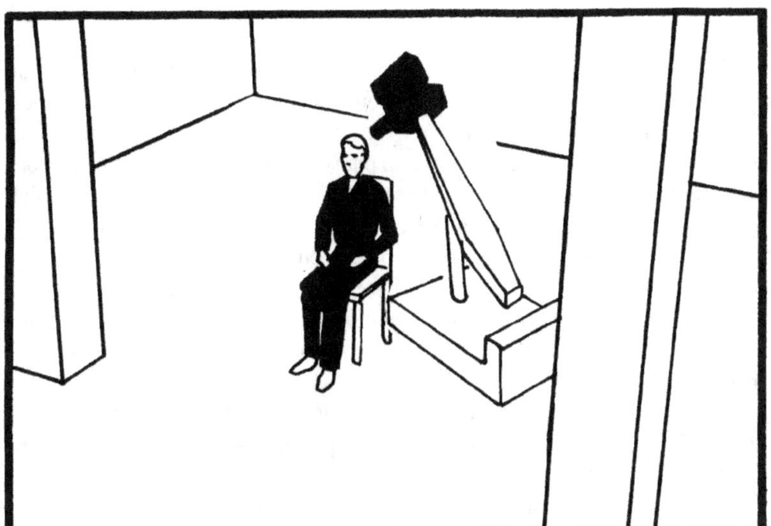

D4b

Dans ce schéma, le dessin de la dolly est différent des précédents alors qu'il s'agit du même plan. Cela signifie que le plan peut être fait avec une caméra montée sur bras ou à l'aide d'un zoom.

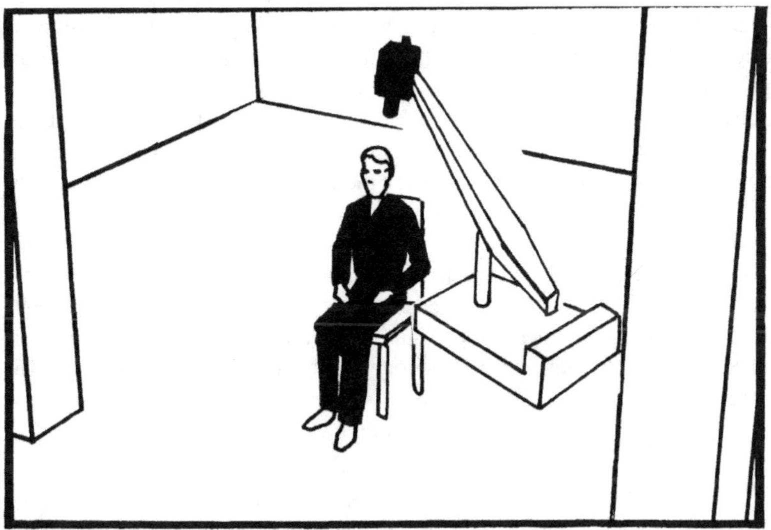

D4c

Une alternative consisterait à monter la caméra tout en zoomant pour obtenir un travelling compensé, effet inventé par Hitchcock dans *Vertigo* (*Sueurs Froides*) et popularisé par Spielberg avec *Jaws* (*Les Dents de la Mer*).

Planning prévisionnel

Bien que les plans séquences soient très chorégraphiés et requièrent une exécution minutieuse, on peut souvent en obtenir plusieurs versions sans trop de problèmes. C'est essentiellement à l'aide de panoramiques qu'on peut obtenir ces variantes. Par exemple, après avoir mis en place et répété un plan où la dolly s'éloigne d'un personnage assis, le cadreur peut choisir de débuter le plan par un gros plan sur un objet, puis par un panoramique sur le personnage, et enfin par un travelling arrière. On peut ainsi imaginer toute une série de plans qui débutent, ou se terminent, par des cadrages différents. S'il le planifie à l'avance, le réalisateur peut obtenir de cette manière des options de montage supplémentaires. Évidemment, dans cette optique, les plans séquences sont potentiellement de gros consommateurs de temps, comme le sont les plans de couverture si on choisit de filmer depuis un grand nombre d'angles.

Pour le cas pratique 6, nous considérons que le story-board, conçu pour un long-métrage, a été suivi assez fidèlement. Dans ces conditions, les plans séquences devraient pouvoir être tournés en sept heures environ. Pour un feuilleton hebdomadaire d'une heure, on n'aurait pas le temps de tourner ces plans, à moins de les simplifier et d'utiliser un Steadicam. La séquence aurait alors un rendu très différent. Dans les deux cas, le reste de la journée serait sans doute consacré aux plans de couverture.

Quand il travaille avec un planning serré, le réalisateur doit avoir une mise en scène de secours, plus simple. Si le réalisateur, la scripte, le storyboardeur et le chef opérateur travaillent en harmonie, il est possible de créer un plan de travail qui fonctionne comme les compartiments étanches d'un navire : même si une partie d'un long plan en mouvement ne fonctionne pas, le reste peut être sauvé. Il faut pour cela trouver des instants dans le plan qui peuvent servir de points de montage. Certains réalisateurs créent le story-board pendant la préparation et pensent qu'ils pourront définir leur stratégie de couverture au moment du tournage. C'est sans aucun doute une erreur. La création d'un schéma de montage alternatif, qui se contente du temps et du matériel initialement prévus, peut demander des jours de réflexion. Pour réaliser un maximum de plans dans un planning donné sans abandonner le plan séquence, il s'avère utile de filmer préalablement la séquence en vidéo. On peut facilement organiser une répétition pendant la préparation. Même le jour du tournage, une prévisualisation peut aider le réalisateur à déterminer la chorégraphie exacte qu'il souhaite pour son master. On le fait alors avec le retour vidéo de la caméra ou avec un Caméscope si les rails du travelling n'ont pas été installés.

Plans de couverture

Le cas pratique 6 offre de nombreuses possibilités car il y a plusieurs acteurs dans la séquence. On peut imaginer des plans de réaction des policiers, en plans rapprochés, plans à deux et gros plans, ainsi que des gros plans sur les mains en sueur de l'adolescent, et des plans larges de la salle d'interrogatoire.

Comme dans les autres exemples, le réalisateur va faire des plans de coupe sur des actions non essentielles de l'intrigue. Par exemple, pour intégrer dans la bande-son le bruit répétitif d'une machine à café qui énerve l'adolescent, il faut tout d'abord présenter la machine dans un plan. L'adolescent peut aussi essayer de faire le vide en comptant les fissures dans le sol. Il faut alors une série de plans du garçon et de plans subjectifs sur le sol. Si toutes ces idées sont prévues à l'avance, on peut faire une partie des plans avec une équipe réduite en fin de journée.

Le deuxième et le troisième mouvement de caméra sont assez compliqués, combinant effets de grue et panoramiques verticaux pendant que le policier parle. Les plans en mouvement créent également des problèmes lorsqu'ils incluent des gros plans. L'assistant opérateur peut avoir des difficultés à faire le point. Tous ces défis techniques augmentent la pression sur l'acteur qui joue le policier, car il devra sans doute faire de nombreuses prises.

La bonne nouvelle, c'est que le réalisateur peut tirer profit du fait que certaines lignes du dialogue sont prononcées hors champ. C'est le cas dans le travelling arrière du plan d'ouverture et dans le plan final quand la caméra s'approche du garçon. A priori, le réalisateur a intérêt à filmer la séquence avec l'acteur qui dit son texte. Le cadreur peut ainsi caler le mouvement de la caméra sur le dialogue. Si l'acteur se trompe dans son texte, il ne faut pas couper la caméra. Le réalisateur pourra monter la meilleure prise sonore avec la meilleure prise caméra.

Cas pratique 7 – Interrogatoire : le point de vue du prévenu

Cet exemple est une variante de la séquence d'interrogatoire précédente. Dans cette version, la vision de l'espace de jeu est inversée, et le spectateur est encouragé à s'identifier à l'adolescent.

Comme précédemment, la caméra se déplace selon le même mouvement en « U », dans la profondeur. En revanche, il n'y a pas de personnage qui se déplace le long du trajet de la caméra. Au contraire, le mouvement de la caméra indique au spectateur que des événements importants se déroulent hors champ. La séquence s'ouvre sur un gros plan du détective qui parle à quelqu'un (le garçon) qui est hors champ. Cette stratégie est intéressante car le policier regarde presque dans la caméra. Cette confrontation directe aide le spectateur à comprendre qu'un des personnages clés de la séquence n'apparaît pas au cadre.

C'est une stratégie de mise en scène beaucoup plus dramatique que celle du cas pratique 6, car elle oblige le public à se concentrer sur le policier. Dans le cas pratique 7, la caméra se déplace lentement dans l'espace de jeu, les acteurs restent immobiles. Ce n'est qu'à la fin du plan que le détective s'avance pour mettre la déposition sous les yeux de l'adolescent.

Toute la séquence est mise en scène pour un plan continu. Si tout se passe comme prévu, le réalisateur peut filmer la séquence sans aucun montage.

 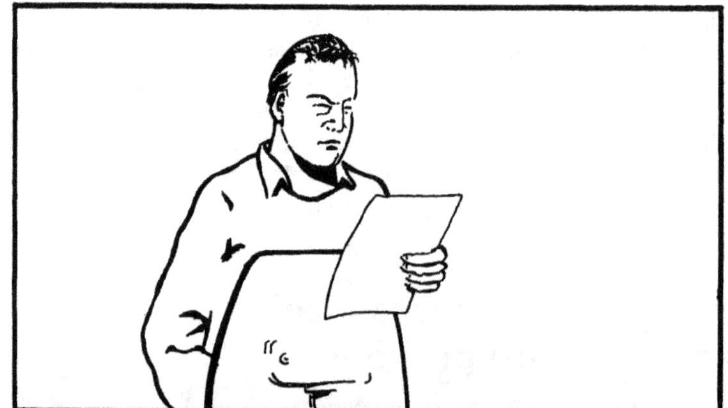 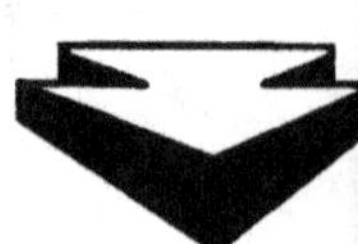

La séquence s'ouvre sur le policier assis dans un fauteuil pivotant. Il lit une déposition pendant quelques instants avant de regarder vers la caméra. Le travelling arrière commence lentement...

Policier : C'est une bonne histoire. Beaucoup d'action.

 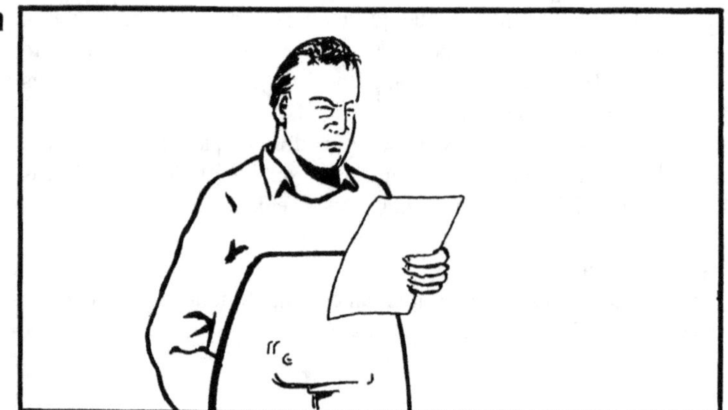 

... la caméra recule jusqu'à avoir une amorce en gros plan de la tête du garçon interrogé...

Policier : Un flic aime ce genre d'histoire. Mais le procureur, lui, il va l'adorer !

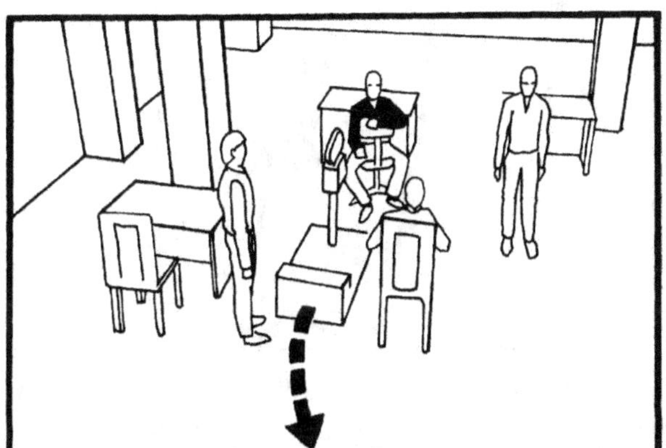

La caméra ne bouge pas avant que le policier ne commence
à parler. Le début du mouvement est imperceptible.

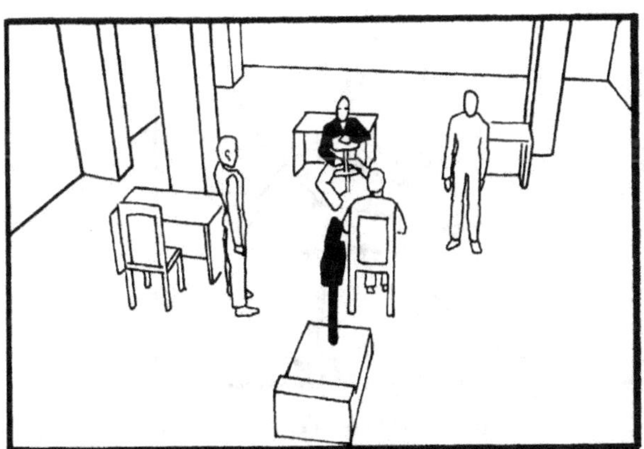

La caméra s'arrête quand la tête du garçon est en amorce.
À cause des limites de la profondeur de champ, la tête du
garçon est légèrement floue.

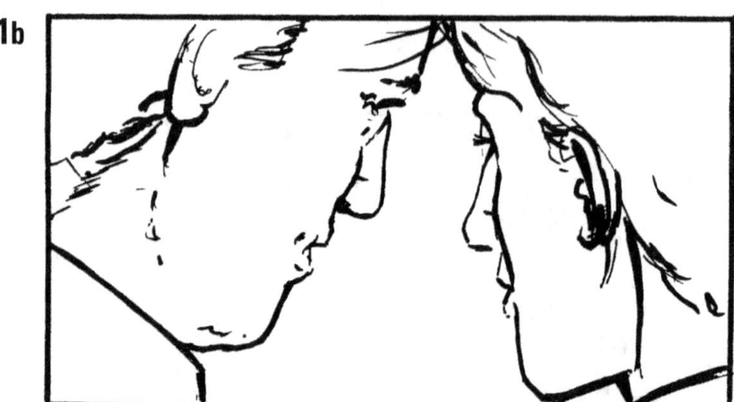

... un second policier se penche vers le garçon et lui murmure à l'oreille...

Deuxième policier : L'inspecteur Fulcro est un peu dingue. Tu ferais mieux de ne pas l'énerver.

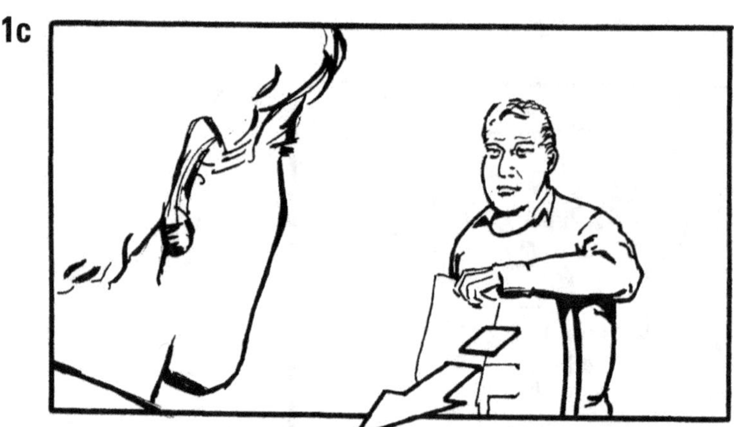

... le deuxième policier sort par la droite du cadre et la caméra le suit. Cela permet de traverser la ligne d'action. On a maintenant un plan avec amorce de l'autre côté du visage du garçon...

Policier : Mon garçon, tu n'as pas compris que tu ne peux plus te cacher ? C'est la fin du jeu.

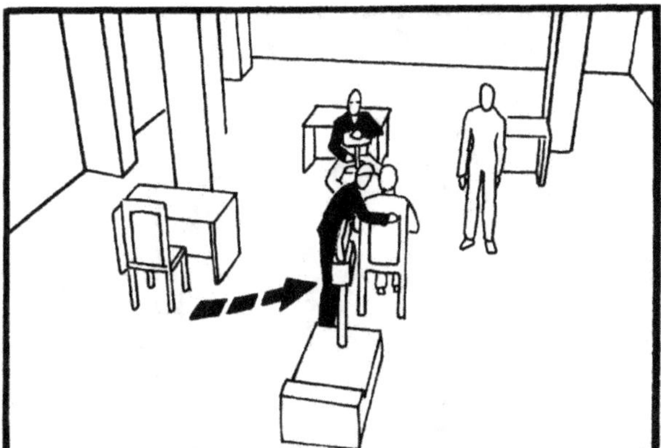

Quand le second policier se penche pour parler au garçon, il masque l'arrière-plan, ce qui permet de faire le point sur le premier plan.

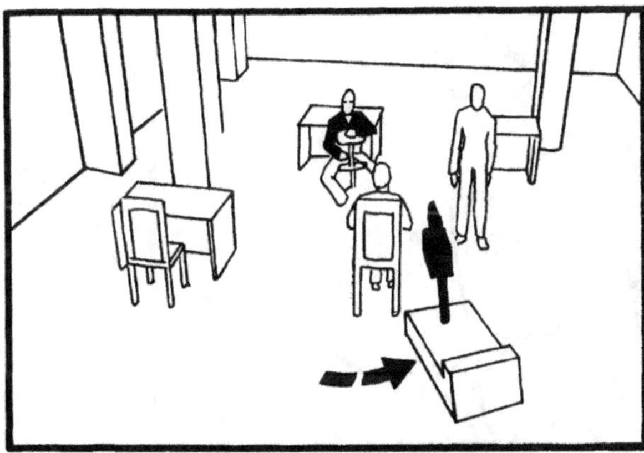

Le point est à nouveau changé pendant le mouvement de la dolly. Le policier est net quand il apparaît dans le cadre.

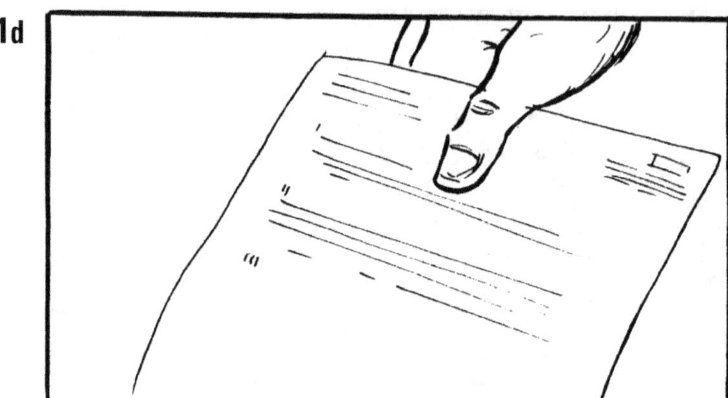

1d

... l'inspecteur Fulcro s'avance en faisant rouler le fauteuil avec ses pieds. La caméra panote vers le bas sur la déposition que le policier montre au garçon...

Policier : Tu n'as plus qu'à signer. Ensuite, on pourra t'aider.

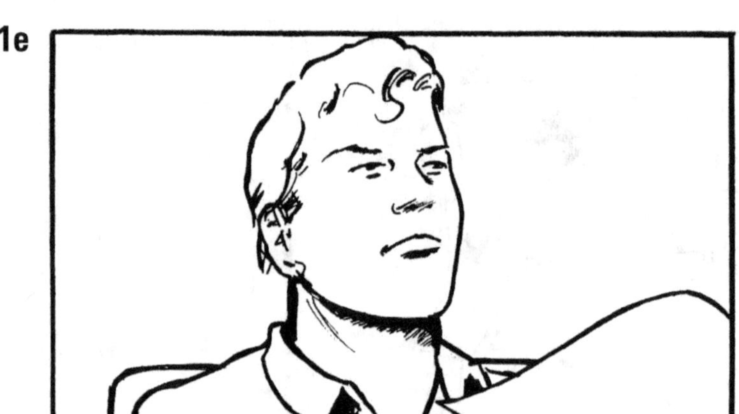

1e

... la caméra panote en arc de cercle vers la gauche, en gardant une partie de la déposition dans le cadre, et avec le garçon en contre-plongée en gros plan.

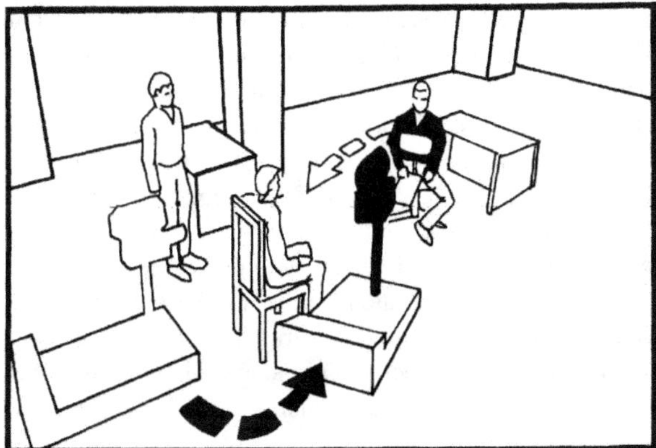

Pour que le mouvement de la dolly vers l'avant puisse fonctionner, il faut que la caméra soit montée sur un bras de déport pour ne pas avoir de problème avec la chaise. La caméra s'avance vers la déposition. On attend quelques instants.

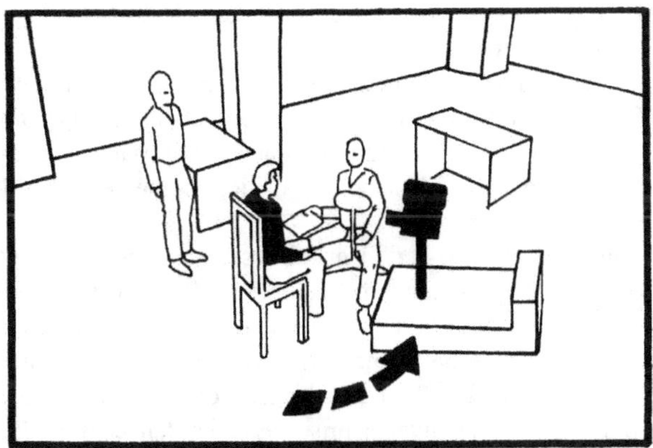

La dolly effectue un arc de cercle en suivant la déposition, jusqu'à avoir le garçon en gros plan.

Nous allons étudier en détail le déroulement d'une journée sur un décor. Le planning de notre directeur de production décrit les problèmes typiques qu'on peut rencontrer pendant le tournage.

La convocation de l'équipe est fixée à 8 h 00 au studio. Les acteurs arrivent à 8h30 et la répétition débute à 9 h 00. Suite à une modification du scénario, le réalisateur décide de compléter le dialogue. Pendant que les acteurs attendent leur nouveau dialogue, les électriciens installent les projecteurs. La répétition se déroule lentement, car les acteurs ne sont pas familiarisés avec leur nouveau dialogue et le réalisateur continue à effectuer des changements. Vers 10 h 30, la séquence commence à prendre forme. Le réalisateur sent que les acteurs commencent à perdre leur spontanéité et que des répétitions supplémentaires ne feront qu'aggraver les choses. Les doublures remplacent les acteurs et le chef opérateur finit sa lumière. Il est 10 h 45. On fait une répétition pour la caméra avec les doublures, puis les acteurs sont rappelés sur le plateau. La répétition avec les acteurs prend environ vingt minutes. Il apparaît clairement que le dernier mouvement de caméra autour de la déposition s'avère très complexe à réaliser.

Le réalisateur commence les premières prises mais les acteurs se trompent dans leur dialogue. Il fait inscrire le dialogue sur des panneaux placés hors champ. Finalement, une prise est menée à son terme, mais l'assistant fait une erreur de point. Le réalisateur regarde l'enregistrement vidéo et se rend compte que le mouvement final de la caméra n'est pas bon. Tout le monde travaille à créer la nouvelle version puis à la répéter. Il est midi quarante-cinq.

Sur la prise suivante, l'ingénieur du son entend un bruit avant l'annonce. Dans les premières secondes de la deuxième prise, il entend à nouveau du bruit, plus fort. Il vérifie ses câbles avant de se rendre compte que c'est l'estomac du comédien qui gargouille. Il est 13 h 00. Pause déjeuner.

Après le repas, le plan est tourné. Mais le producteur n'est toujours pas satisfait du nouveau dialogue. Le réalisateur fait de nouveaux changements et le tournage reprend. Il est 14 h 30. Dans la dernière partie du plan, l'acteur qui joue l'inspecteur a du mal à faire rouler son fauteuil jusqu'à la bonne position. Et même lorsqu'il y arrive, il donne l'impression de peiner.

La décision est prise de baisser le fauteuil et de l'installer sur une *western dolly*. Un machiniste allongé au sol est chargé de guider l'ensemble. Le fauteuil est arrimé et le machiniste s'exerce à la manœuvre. C'est alors que le retour vidéo tombe en panne. L'assistant cherche d'où vient le problème, le trouve et remplace le câble défectueux. Le tournage reprend. Il est 15 h 30. Le réalisateur tourne douze prises, fait quelques corrections puis tourne dix nouvelles prises. En comptant ce qui a été filmé le matin, il y a un total de vingt-sept prises.

Le scénariste arrive sur le plateau et visionne une des prises. C'est la première qui fonctionne du début à la fin. Il explique au réalisateur qu'une des nouvelles phrases du dialogue présente un problème de continuité. Le réalisateur, le producteur, le scénariste et la scripte discutent pendant quinze minutes pour savoir si c'est une erreur qui porte réellement à conséquence. Ils décident de changer la phrase. Il est 16 h 30. Quand le tournage reprend, la *western dolly* roule sur le pied de l'acteur qui fait semblant de se propulser vers l'avant. Bien que son pied soit en sang, il prend sur lui et continue le tournage. Mais il perd sa concentration et le réalisateur décide de faire une pause.

Après la pause, le tournage reprend et le réalisateur obtient deux prises exploitables. À 17 h 30, le réalisateur commence le tournage des plans de couverture. Il faut faire des réglages de lumière pour chacun des gros plans. À 18 h 30, un des machinistes demande quel panneau de texte a été utilisé pour les gros plans de l'inspecteur. Chacun se rend compte que l'acteur a dit une phrase qui a été supprimée. Le réalisateur passe quinze minutes à contrôler l'enregistrement vidéo pour trouver le plan, et se rend compte qu'il n'a pas été enregistré. Il est maintenant 19 h 20. Ils tournent à nouveau les gros plans. La fin de journée est annoncée à 20 h 35. La journée a duré douze heures et trente minutes.

Au vu des événements, on pourrait penser que les membres de l'équipe devraient choisir un autre métier. En réalité, tous ces problèmes sont assez représentatifs des nombreuses surprises qu'offre un tournage. Cette sorte de chaos contrôlé est aussi commune aux grands films qu'aux navets les plus affligeants. Si le travail est bien fait, c'est que le réalisateur et l'équipe créative sont restés concentrés sur la vision globale du film.

Cas pratique 8 –
Dialogue dans une voiture

Voici une autre séquence dialoguée dans une voiture. On utilise cette fois une mise en scène qui combine la stratégie du long master du cas pratique 3 et les gros plans individuels du cas pratique 4. Pour cela, on se sert d'une caméra portée dans la voiture et on effectue des panoramiques entre les différents éléments du récit. Néanmoins, le rendu pourrait s'avérer étrange si on tournait un plan séquence. La séquence est donc découpée en plusieurs plans, dans lesquels deux ou trois points clés du récit sont connectés afin d'éviter un montage trop saccadé.

Bien que la caméra soit mobile et qu'elle couvre différents angles, la plus grande partie de l'action est filmée depuis le siège arrière. Cela n'empêche pas le réalisateur de faire des contrechamps en incluant le rétroviseur dans le cadre. On peut voir ainsi ce qui se passe derrière sans avoir à retourner la caméra.

Le réalisateur doit faire un choix important : veut-il utiliser une caméra sur pied, bien fixe, ou une caméra à l'épaule, plus proche du style documentaire ? La deuxième méthode permettrait de faire les panoramiques plus librement à l'intérieur de la voiture. Le style un peu flottant de la caméra portée offrirait la possibilité d'effectuer les transitions entre l'avant et l'arrière de la voiture avec un tempo plus lent que celui imposé par une caméra stable.

Dans cette situation, le réalisateur est dépendant du cadreur pour le rendu du plan. De nombreux cadreurs spécialisés en caméra portée peuvent filmer le plan à l'intérieur de la voiture en lui donnant l'aspect d'un plan filmé avec une caméra fixée. En fait, le réalisateur laisse au cadreur le loisir de filmer certaines prises comme il l'entend, en enregistrant l'action de manière naturelle, telle qu'elle se déroule.

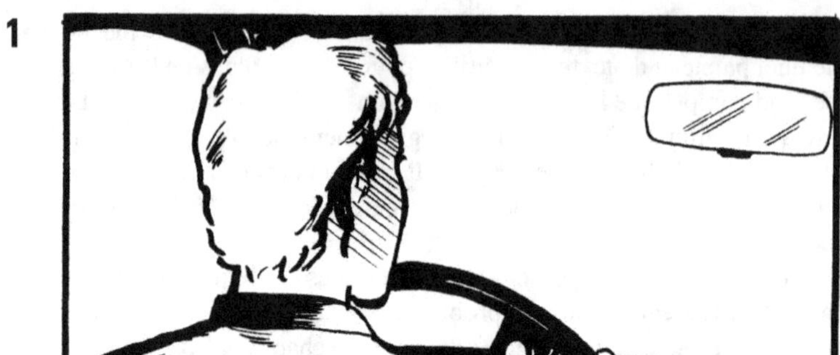

La séquence s'ouvre sur un plan d'un homme qui conduit une voiture.
Le conducteur se tourne vers le passager avant pour lui parler...

Conducteur : Il reste à manger ?

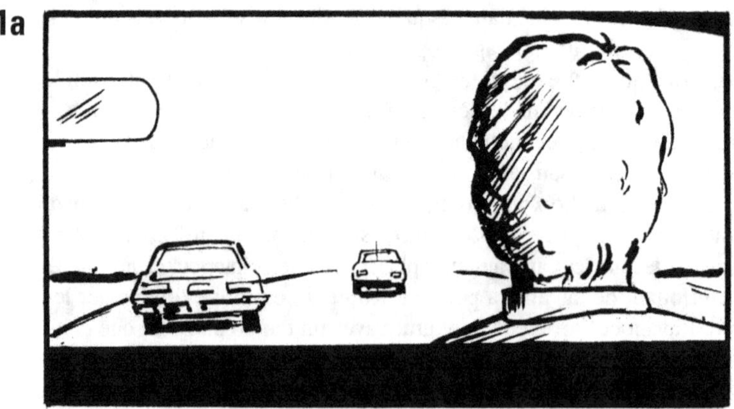

... la caméra panote vers le passager avant...

Passager : Il ne nous reste qu'un paquet de chewing-gums.

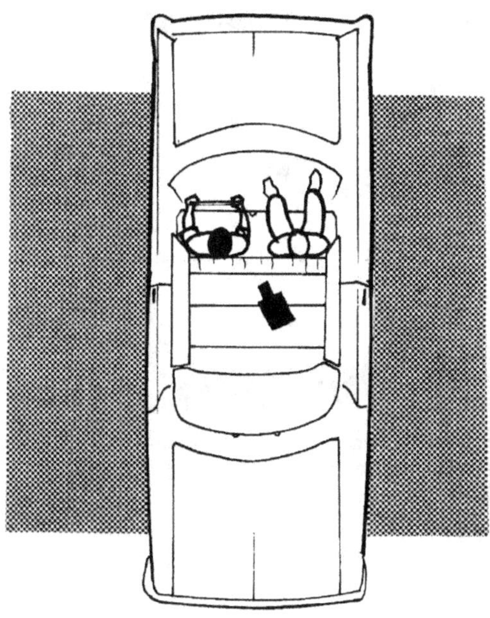

Dans un espace confiné, le format **D1**
d'image influence le style de
cadrage. Dans cette version, c'est
le 1:1,85 qui est utilisé. Ce format
large permet de réduire le panoramique nécessaire au passage du
conducteur vers le passager. En
1:1,33, ce panoramique serait plus
prononcé.

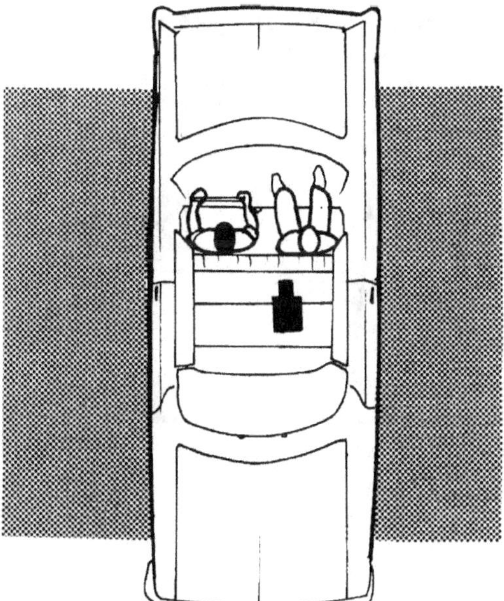

Comme le montre le story- **D1a**
board, on voit des voitures au
travers du pare-brise. Si on
souhaite des raccords propres,
ces voitures doivent être
conduites par des chauffeurs
professionnels.

1b

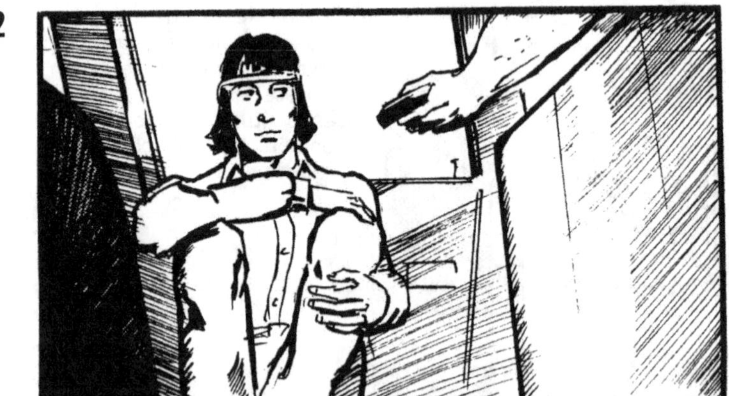

... la caméra suit le passager alors qu'il se retourne pour offrir un chewing-gum à quelqu'un assis à l'arrière de la voiture.

Passager : Tu veux un chewing-gum ?

2

Cut vers : un auto-stoppeur assis à l'arrière de la voiture...

Auto-stoppeur : Non, merci.

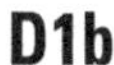

Le story-board montre qu'on a **D1b** effectué un zoom arrière. Le recadrage est imperceptible s'il est exécuté pendant le retournement du passager.

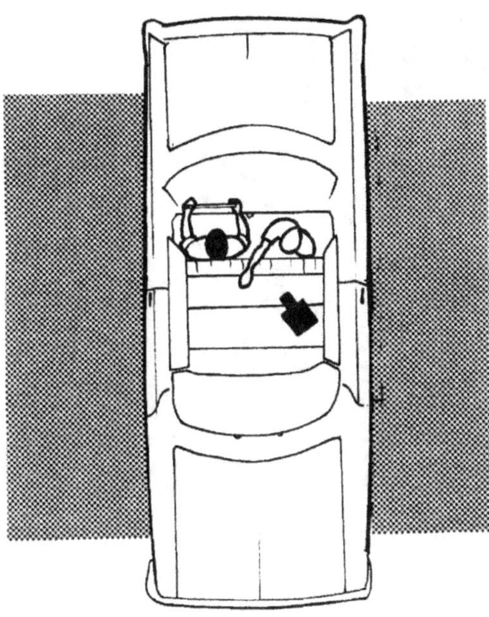

Note : les personnages qui n'apparaissent pas au cadre peuvent être éliminés du schéma.

Avec ce format d'image large, le **D2** cadreur devrait coller la caméra contre la porte et travailler depuis le côté de la caméra. Il pourrait ainsi utiliser une focale plus longue.

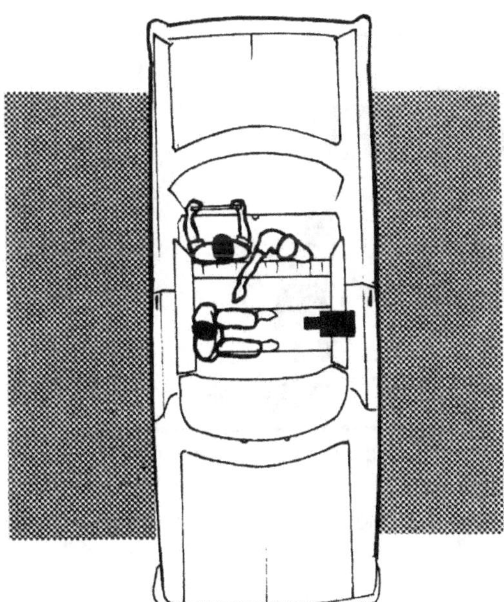

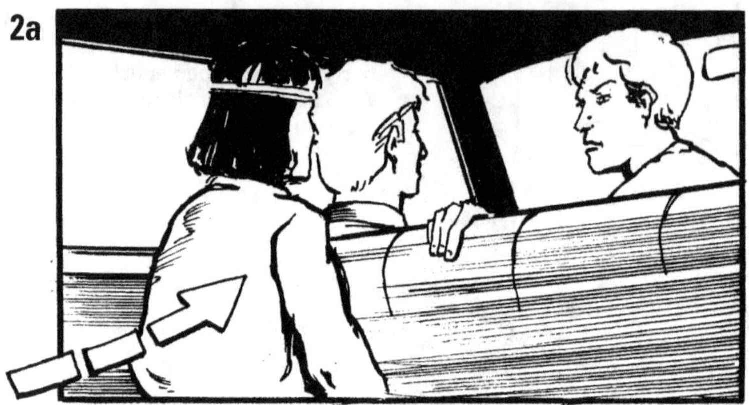

... panoramique pour suivre l'auto-stoppeur qui se relève et se tourne vers le passager.

Auto-stoppeur : Je préférerais un vrai repas.

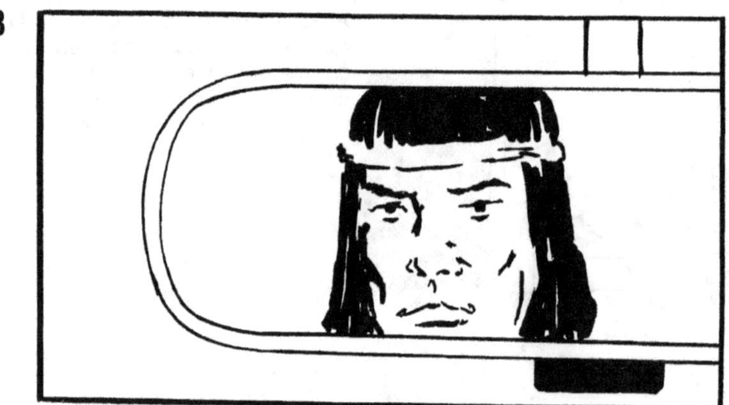

Cut vers : un gros plan du rétroviseur dans lequel se reflète le visage de l'auto-stoppeur...

Conducteur (hors champ) : Voilà le péage. Quelqu'un a de la monnaie ?

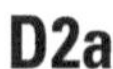

Dans ce plan, ainsi que dans le **D2a**
précédent, la caméra est basse et
inclinée vers le haut. Il n'y a donc
que du ciel à l'arrière-plan. Les
raccords sont donc faciles et le
directeur de production a plus
de possibilités pour trouver une
route où tourner.

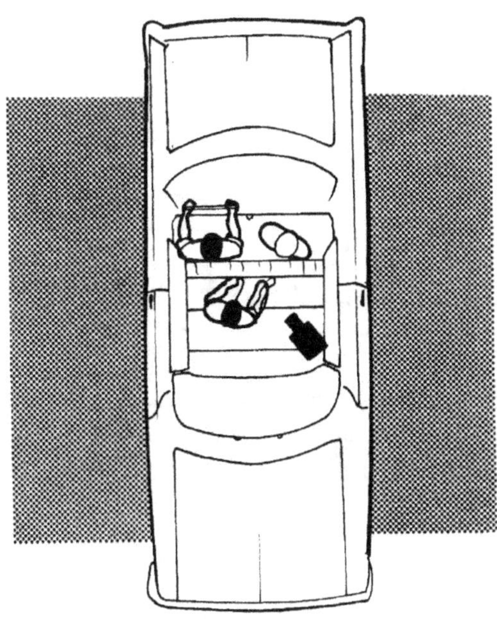

Ce plan nécessite l'utilisation **D3**
d'une longue focale, ce qui
accentue les soubresauts de la
caméra. Le cadreur doit donc
trouver une solution pour
rendre la caméra plus stable,
éventuellement la fixer.

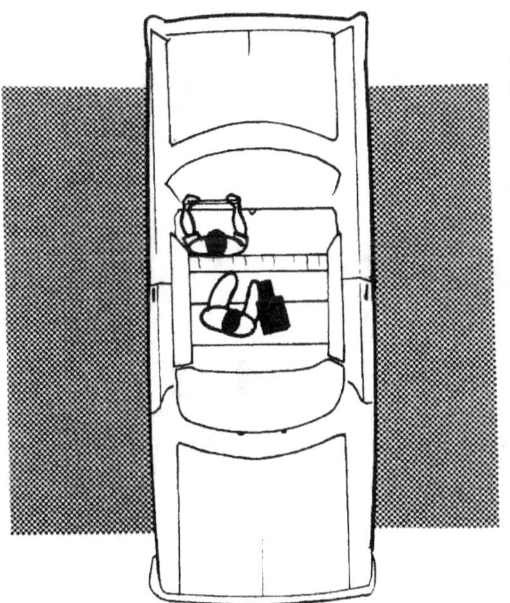

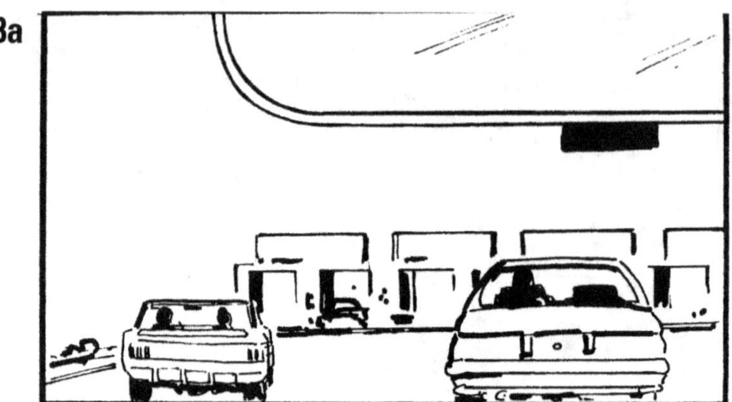

... panoramique vers le bas depuis le rétroviseur. Il y a une voiture de police à quelques mètres devant...

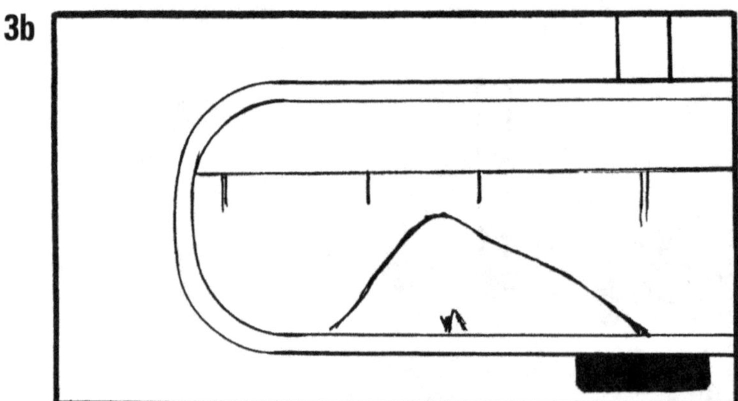

... retour en panoramique sur le rétroviseur. Le visage de l'auto-stoppeur a disparu. On ne voit que son genou, ce qui indique qu'il s'est couché sur le siège.

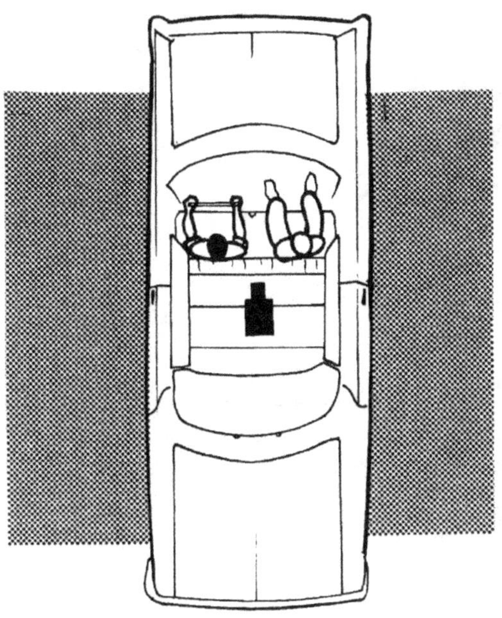

Pendant que la caméra panote, le cadreur fait le point sur les voitures à l'extérieur. **D3a**

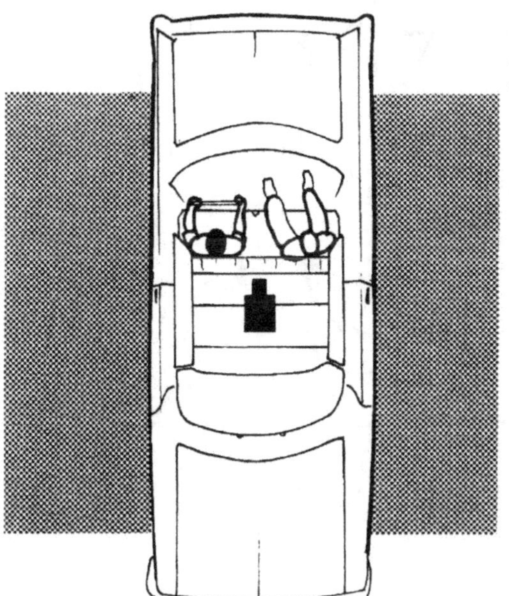

Le cadreur panote vers le haut et repasse le point sur le rétroviseur. **D3b**

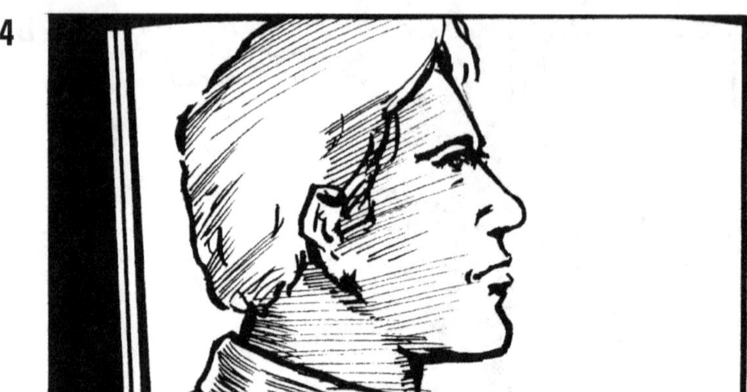

Cut vers : le conducteur qui regarde dans le rétroviseur. Il a l'air méfiant car il voit que l'auto-stoppeur se cache...

Conducteur : Fatigué ?

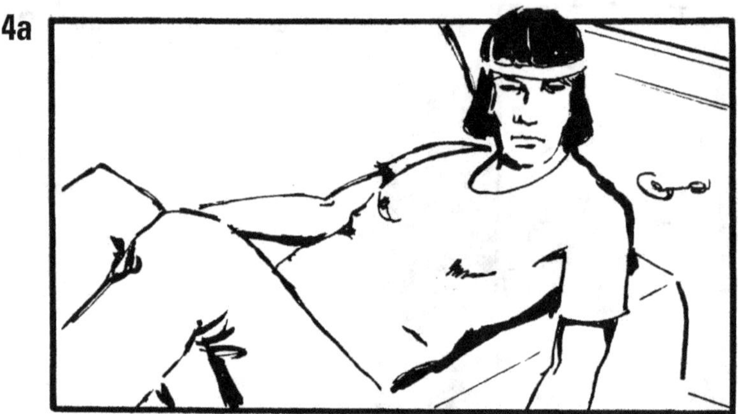

... panoramique vers le siège arrière.

Auto-stoppeur : Oui. Je crois qu'une petite sieste me ferait du bien.

Pour amorcer le panoramique **D4**
de la vignette suivante, le conducteur peut tourner légèrement la
tête ou les yeux en direction de
l'auto-stoppeur.

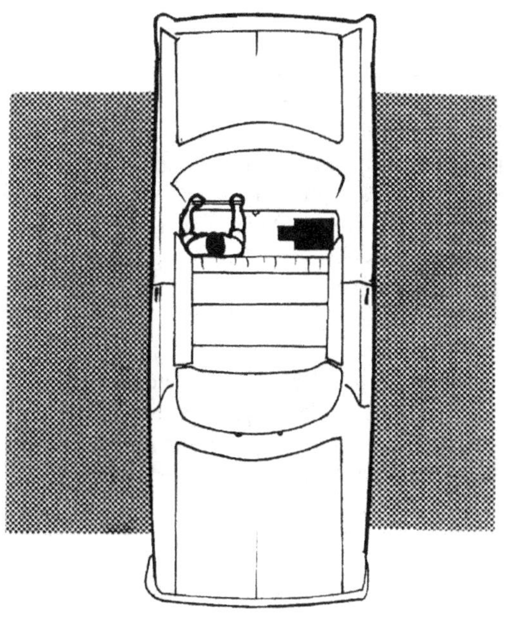

Ceci est un bon exemple de l'uti- **D4a**
lisation du mouvement de la
caméra. Mais au besoin, le gros
plan du conducteur et le plan
rapproché de l'auto-stoppeur
peuvent être utilisés séparément. Pour cela, le réalisateur
doit s'assurer que la caméra
reste fixe pendant que chaque
acteur parle.

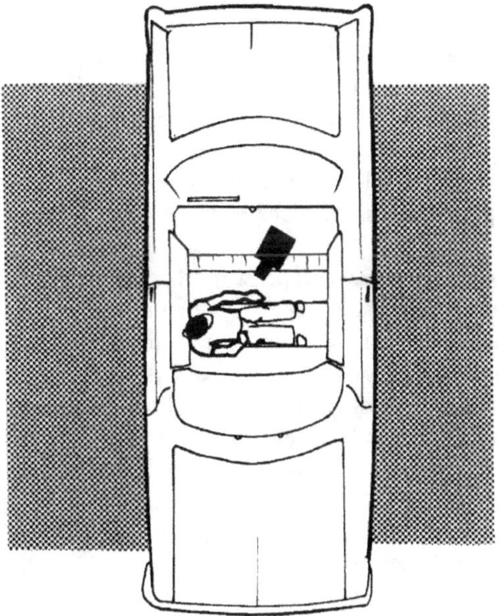

Observations techniques

Cet exemple est conçu dans l'optique d'un petit budget. La caméra à l'épaule permet de tourner rapidement, et il est même possible de filmer la séquence sans mettre la voiture sur un plateau. Néanmoins, si la voiture est indépendante, il peut y avoir des problèmes au niveau du son et de la lumière. Le bruit du moteur risque d'être trop fort, et la place pour les projecteurs va manquer.

Le tournage de cet exemple ne nécessite que deux positions de caméra. Comme il est facile de faire des changements avec une caméra portée, il est logique de filmer les positions clés selon plusieurs cadrages et valeurs de plan. Par exemple, on peut faire varier légèrement la valeur de plan pour les vignettes 1b, 2a et 3 en changeant la focale du zoom. En choisissant de cadrer un certain nombre de plans en contre-plongée, l'arrière-plan est rempli par le ciel et les raccords sont donc simplifiés. Comme vous avez pu le remarquer, il n'y a pas de plan de profil du passager. C'est grâce à cela que la séquence peut être tournée sans mettre la voiture sur un plateau. En effet, pour effectuer un plan de profil du passager, il faut que le cadreur soit à la place du conducteur.

Planning prévisionnel

Convocation de l'équipe : 8 h 30. Deux voitures de jeu et deux plateaux ont été équipés la veille au soir. La convocation est plus tardive que d'habitude. En effet, il faut attendre que l'heure d'affluence sur l'autoroute soit passée pour commencer le tournage.

Les acteurs arrivent au maquillage à 9 h 00 pour être prêts à 9 h 45. Pendant ce temps, le réalisateur discute de sa liste de plans avec le directeur de la photo et le cadreur. La séquence a déjà été répétée en préparation et les essais étaient concluants. Le réalisateur souhaite garder la spontanéité des acteurs et ne les fait répéter que vingt minutes.

10 h 15 – Le plateau et la voiture de jeu quittent le camp de base et sont sur la route choisie pour le tournage à 10 h 30. Après les deux premières prises, un problème de son se présente et le tournage s'arrête pendant quinze minutes. Le réalisateur profite de cette interruption pour faire ajuster les lumières par un électricien.

11 h 00 – Le tournage reprend. La première série de plans depuis le siège avant est réalisée.

12 h 00 – Le réalisateur reporte la pause déjeuner car il pense qu'il peut filmer rapidement les plans depuis le siège arrière. Malheureusement, cela ne se passe pas comme prévu. Tout d'abord, le trafic routier a augmenté pendant l'heure du déjeuner et plusieurs prises sont gâchées par le bruit des camions. À plusieurs occasions, le réalisateur est tout près d'avoir un plan ininterrompu lorsqu'une difficulté survient. Le ciel s'est chargé de nuages et il faut à nouveau régler les lumières. À 13 h 30, les derniers plans ne sont pas finis et le directeur de production décide d'annoncer la pause déjeuner.

14 h 30 – Le tournage reprend. Le réalisateur n'est pas satisfait de la manière dont se déroule la séquence et change deux lignes de dialogue. Cela signifie qu'un des plans déjà tourné doit être refait pour préserver la continuité du dialogue. Le réalisateur insiste pour que le cadreur soit moins en contre-plongée pour les plans restants. L'arrière-plan est maintenant visible dans le plan, et il est clair que l'environnement n'est pas le même que celui du péage. Le réalisateur, le directeur de la photo et le directeur de production discutent de cette nouvelle complication. Ils décident que cela ne posera pas de problème et continuent à tourner.

15 h 45 – Le réalisateur n'a plus que les deux derniers plans à filmer. Mais le tournage est déjà très en retard. Le plan final est celui du péage. Le directeur de production a

peur d'opérer pendant la période de pointe du trafic. La décision est prise de tourner l'approche du péage depuis un pont avec un grand-angle et de coller le dialogue par-dessus. Cela signifie que le plan depuis l'intérieur de la voiture est supprimé.

Il ne reste que le plan 6 à tourner, une plongée sur le siège arrière. Le trafic a tellement augmenté que le bruit est devenu un vrai problème. On décide de tricher sur le plan en le tournant à l'arrêt sur une aire de repos. Des machinistes agiteront la voiture pour donner l'impression qu'elle roule.

17 h 30 – Le dernier plan est tourné.

Cas pratique 9 – Dialogue complexe

Dans cette longue séquence dialoguée, on utilise massivement le repositionnement des acteurs associé à des mouvements de caméra. Dans cet exemple, à l'inverse des stratégies précédentes qui gardaient une orientation essentiellement frontale, la caméra, à un instant ou à un autre dans la séquence, est orientée vers chacun des murs. Les mouvements de caméra sont utilisés pour faire circuler le spectateur dans le décor. On utilise pour cela des mouvements à contresens, des réorientations par franchissement de la ligne d'action et des panoramiques à 160° pour obtenir des contre-champs sans montage. Généralement, l'utilisation d'une telle quantité de mouvements est réservée aux séquences dont le dialogue est très fourni. (Gardez à l'esprit que le story-board ne permet d'indiquer que des extraits du dialogue.)

Un des aspects importants de cette mise en scène, est la manière dont la table de cuisine sert de point central de l'action alors que les personnages et la caméra tournent autour pendant la séquence. Parfois la caméra suit un personnage, à d'autres moments elle part dans la direction opposée. Cela signifie qu'on découvre sans arrêt une nouvelle partie du décor. Normalement, cela devrait désorienter le spectateur. Mais l'utilisation des mouvements de caméra pour franchir la ligne d'action et inverser la direction du mouvement aide à comprendre la géographie du décor.

En regardant le story-board, examinez de quelle manière l'action détermine le mouvement des acteurs. Imaginez ensuite comment organiser cette action pour obliger les acteurs et la caméra à se déplacer selon un plan précis.

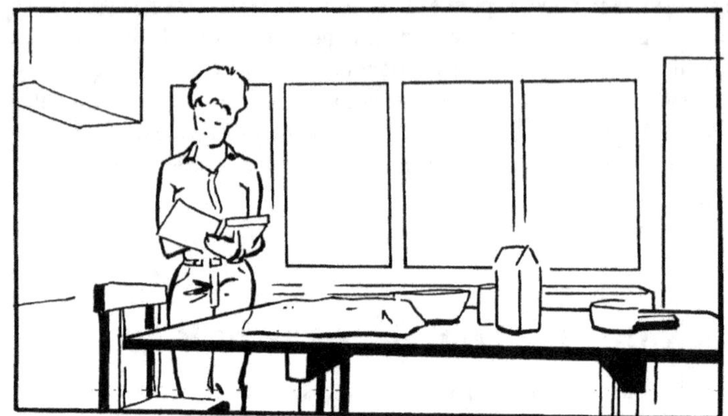

La séquence s'ouvre sur Anne, debout dans sa cuisine. Elle s'avance
vers la caméra...

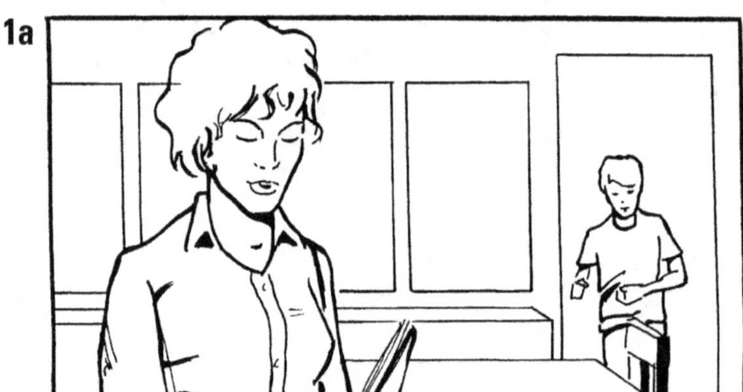

... son fils Tom, un adolescent, franchit la porte en tenant sa main
blessée...

Tom : Maman, je me suis coupé.
Anne : Fais-moi voir ça.

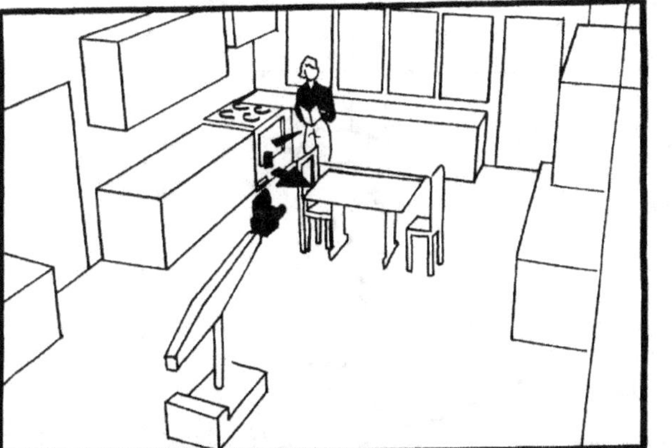

Anne marche vers la caméra.

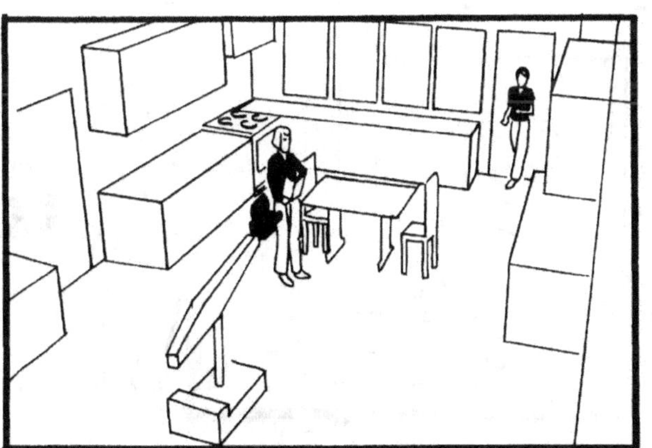

La caméra se déplace en arc de cercle sur une petite distance pour cadrer Anne en plan rapproché poitrine alors que Tom entre par la porte de la cuisine.

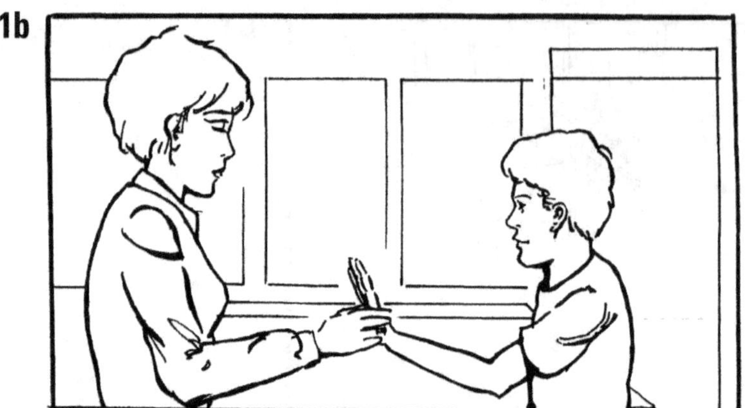

...Anne regarde la coupure. C'est juste une égratignure...

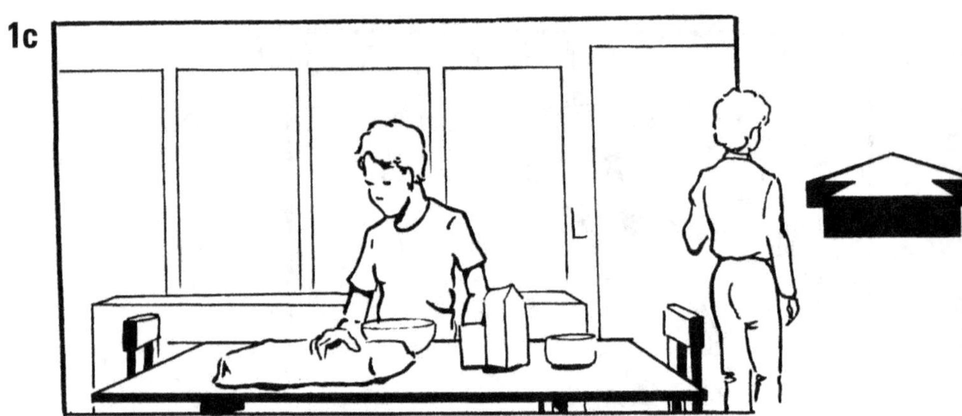

...Tom se rend de l'autre côté de la table. Anne va vers un placard pour prendre un pansement...

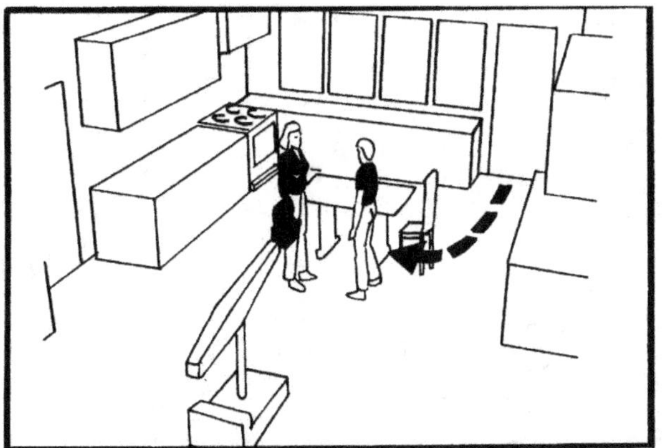

D1b

Tom s'avance et rejoint Anne pour un plan de profil à deux.

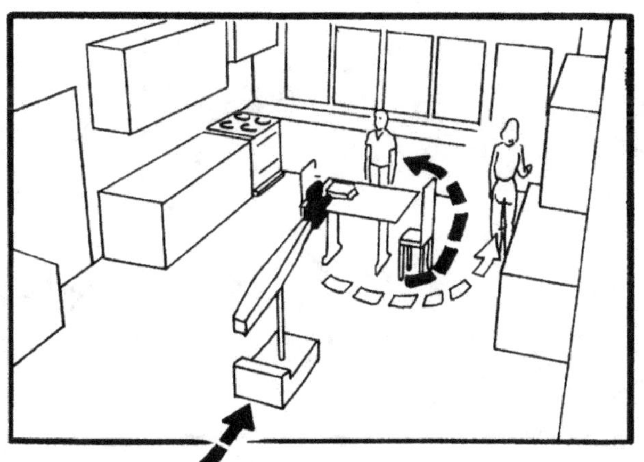

D1c

Anne part vers la droite et Tom fait le tour de la table. La caméra commence à reculer pour le cadrer en plan large.

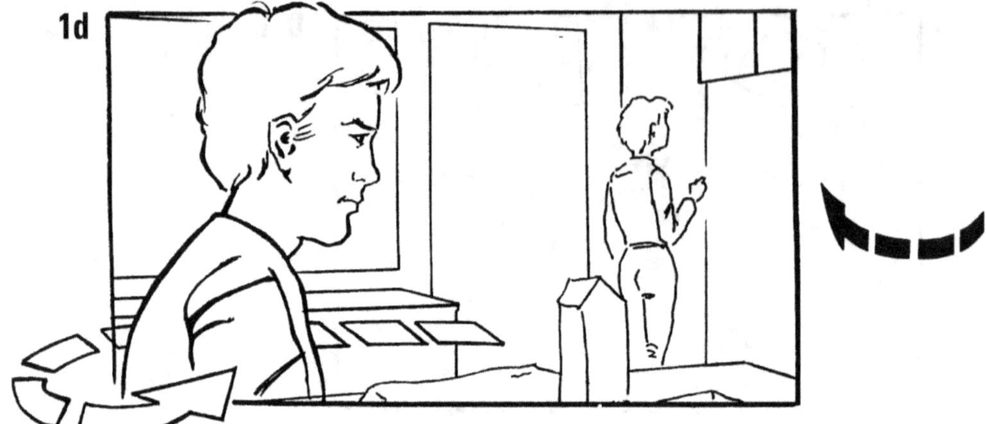

...Tom continue à tourner autour de la table, dans le sens contraire des aiguilles d'une montre. Anne est à l'arrière-plan, le dos tourné à la caméra...

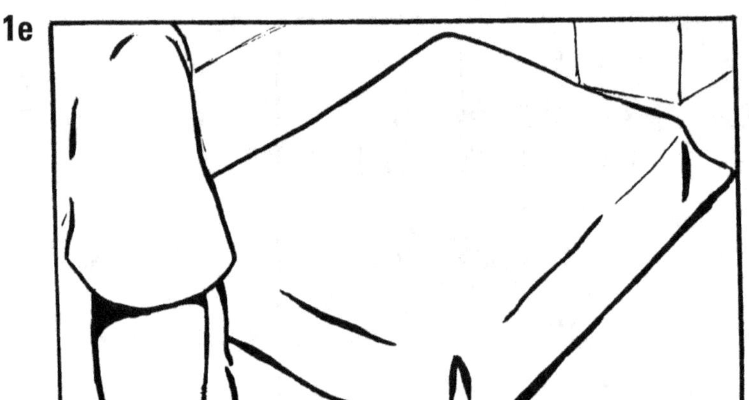

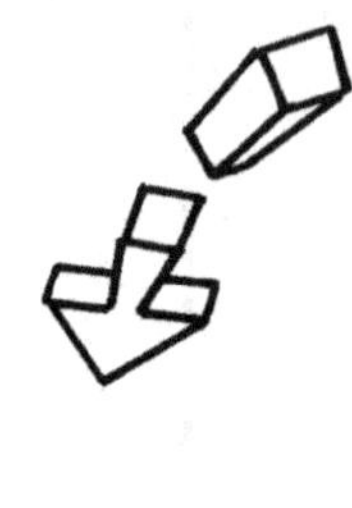

...Tom est intrigué par un plat à gâteau posé sur la table et recouvert d'un torchon...

Tom : On a des invités ?
Anne : Ne touche pas à ce gâteau.

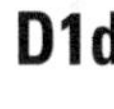

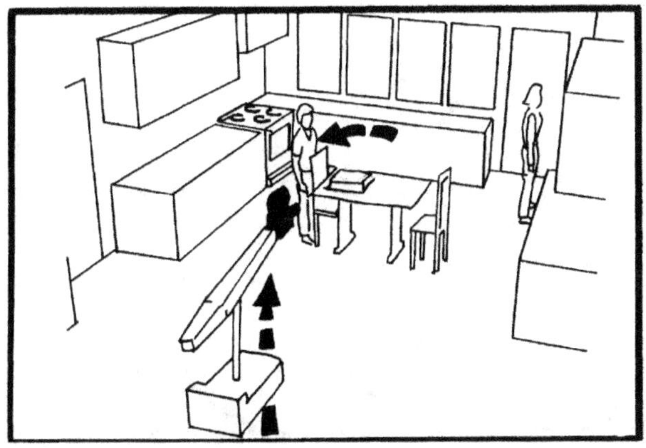

Pendant qu'il regarde la nourriture sur la table, Tom se déplace lentement sur la gauche. Arrivé au bout de la table, il se tourne et se retrouve de profil à la caméra. Pendant ce temps, la caméra se déplace vers la gauche en arc de cercle et se rapproche de Tom pour le garder dans le cadre.

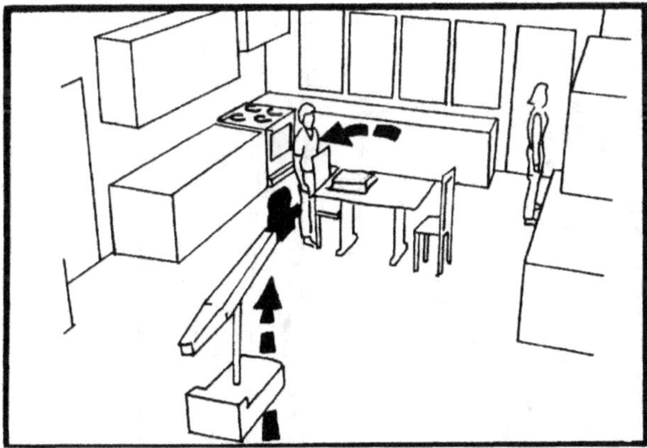

D1e

La caméra panote vers le bas pour cadrer le gâteau sur la table, tout en continuant son arc de cercle à contresens. Cela conduit la caméra derrière Tom, proche de l'orientation nécessaire pour un plan avec amorce.

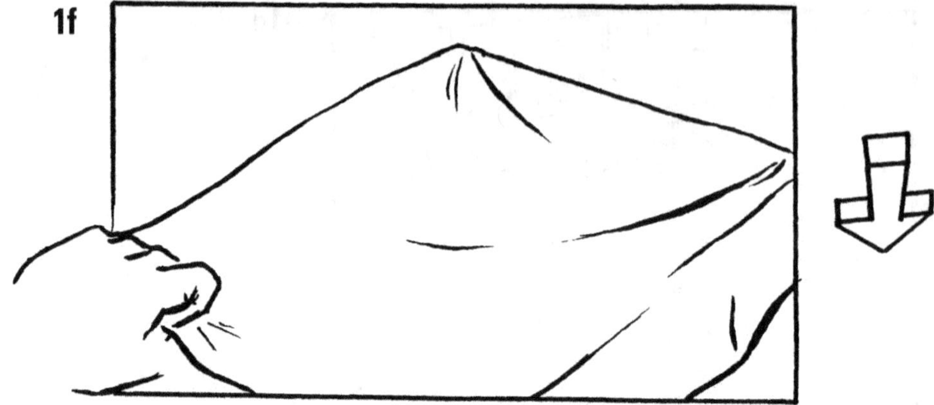

... la caméra panote vers le bas sur le gâteau alors que Tom soulève le torchon pour essayer de voir ce qu'il y a dans le plat. Il aperçoit quelques lettres sur le gâteau.

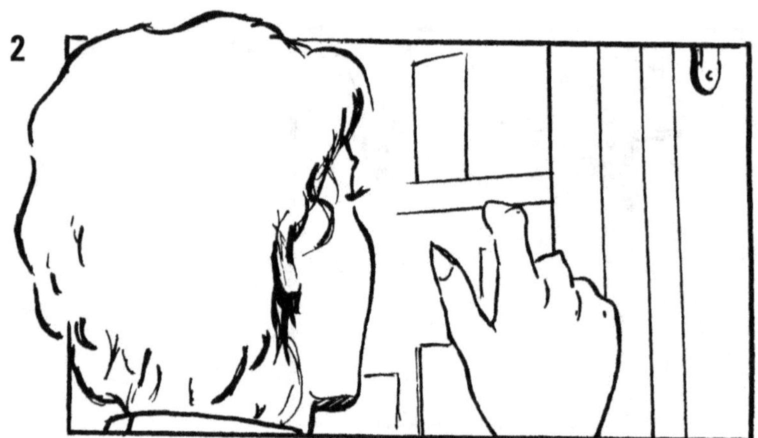

Cut vers : Anne trouve les pansements et referme le placard...

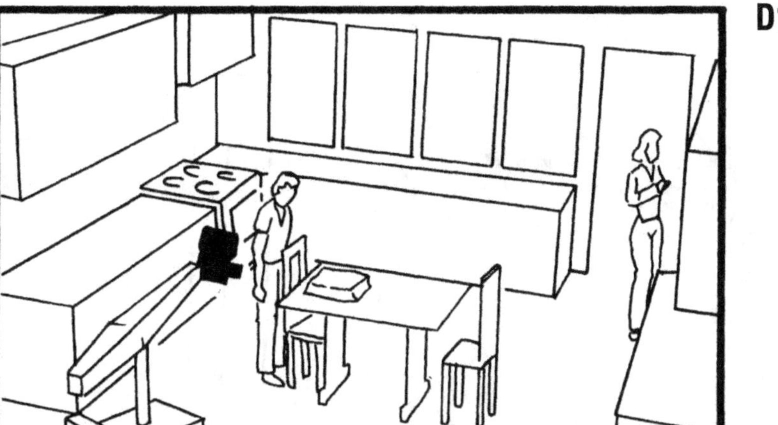

D1f

La caméra s'avance vers le plat quand Tom soulève le torchon. C'est toujours le même plan depuis le début de la séquence.

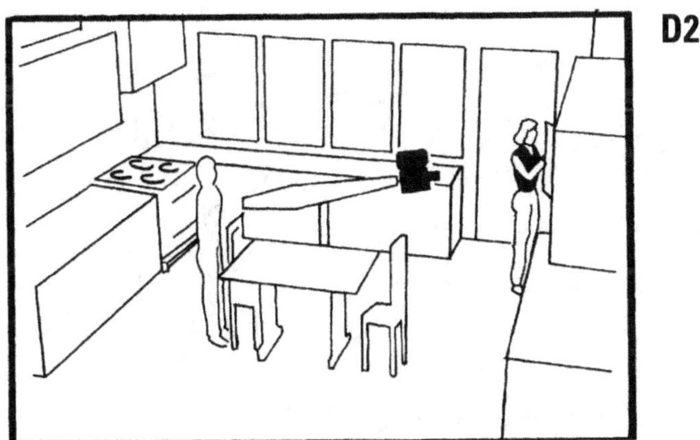

D2

C'est un plan fixe avec Anne en amorce devant le placard.

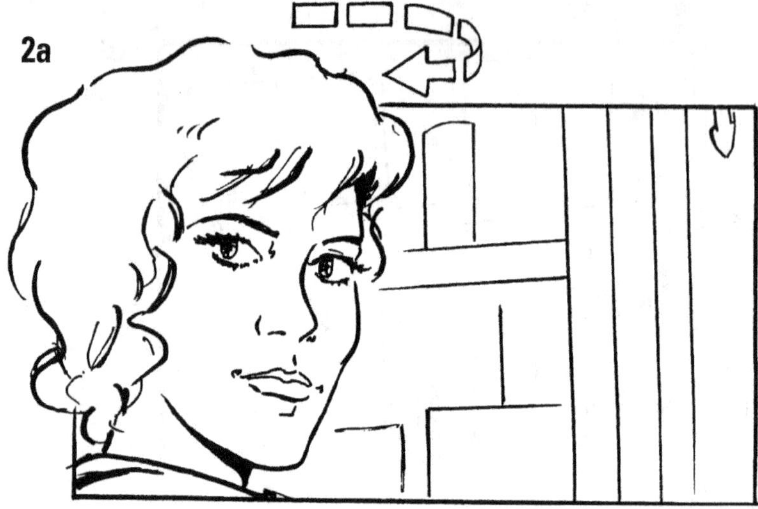

...Anne se retourne.

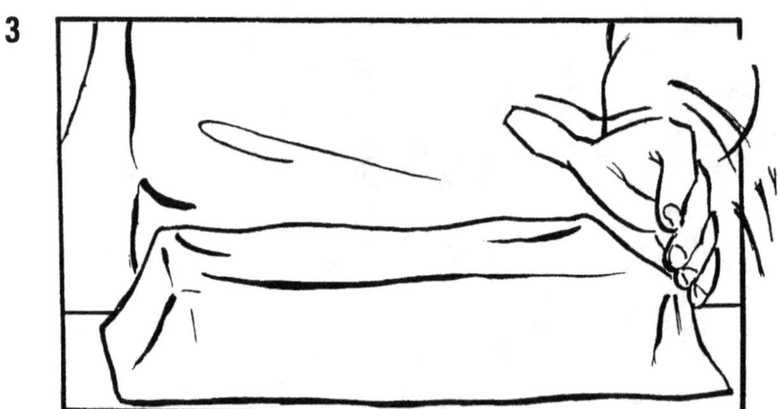

Cut vers : Tom qui laisse retomber le torchon avant d'avoir pu lire
l'inscription sur le gâteau...

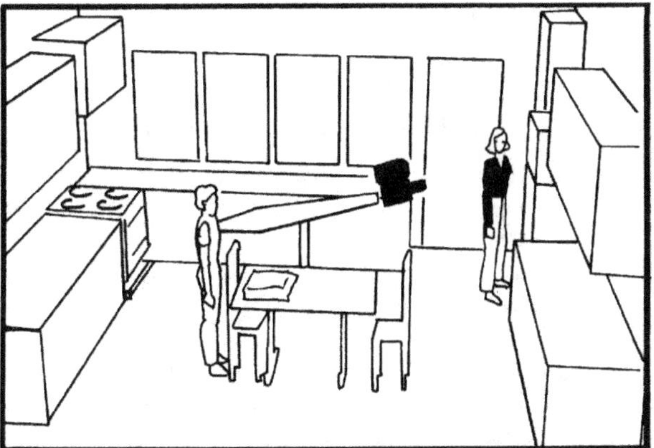

D2a

Le plan reste fixe.

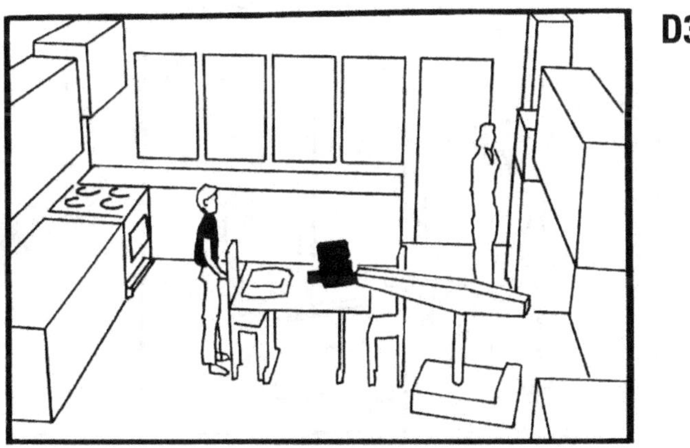

D3

Cut rapide sur Tom qui retire rapidement sa main du plat.

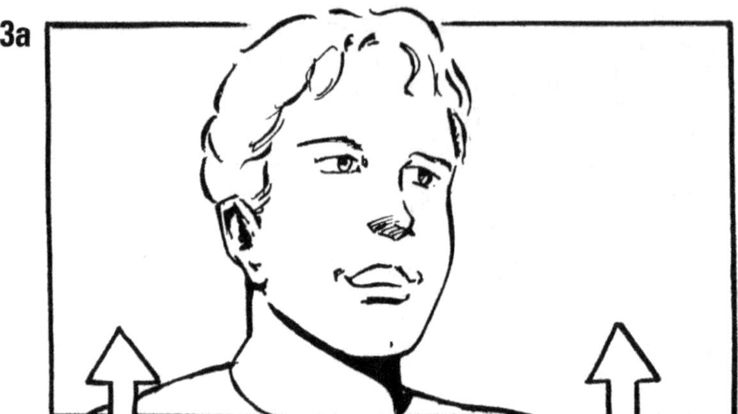

... la caméra panote rapidement vers le haut sur Tom qui essaye de paraître aussi innocent que possible

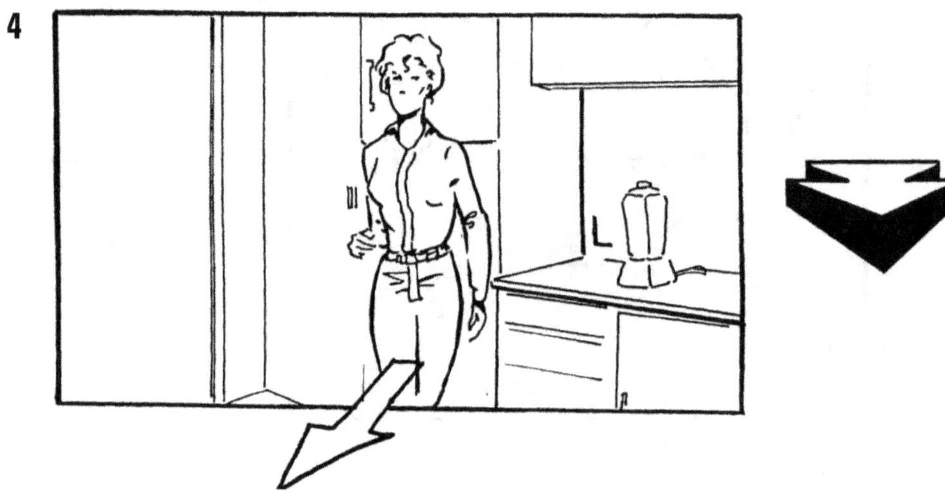

Cut vers : Anne qui s'avance vers la caméra...

Anne : J'espère que tu ne t'es pas coupé sur la vieille voiture rouillée du terrain vague.

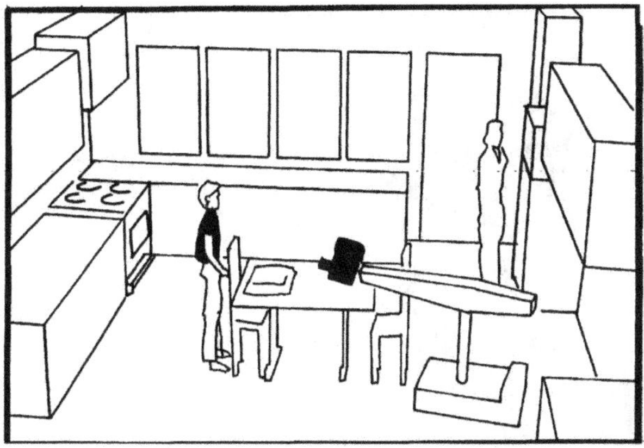

La caméra fait un panoramique très rapide vers le haut depuis la position sur le plat de la vignette 3. (Cela implique une contre-plongée sur Tom. *A priori*, le réalisateur fera plusieurs plans de couverture pour ce passage. Par exemple, une version qui commence sur le visage de Tom puis panote rapidement sur le plat. Et une dans une valeur plus large qui inclut Tom et le gâteau, sans faire de panoramique.)

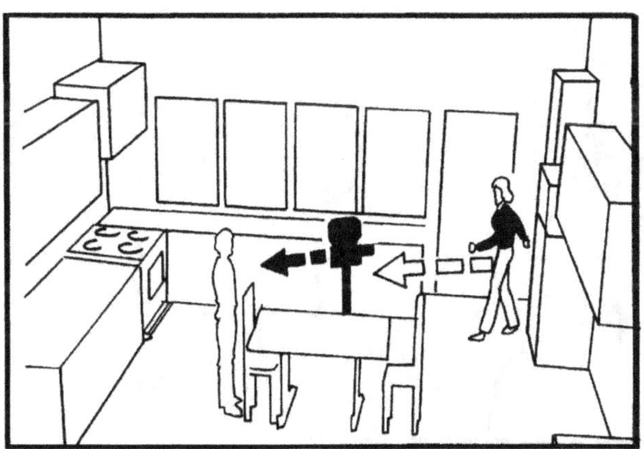

Anne se retourne vers la caméra et avance vers la table. La caméra commence à reculer lentement pendant qu'elle approche.

4a

...Anne vient directement vers la caméra qui commence à reculer.

Anne : Bon, donne-moi ta main.

5

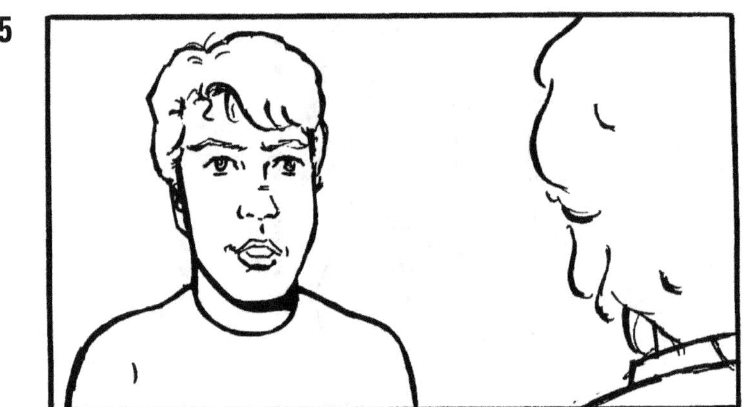

Cut vers : un plan rapproché épaules de Tom avec Anne en amorce.

Tom : J'espère que ça ne va pas me faire mal.

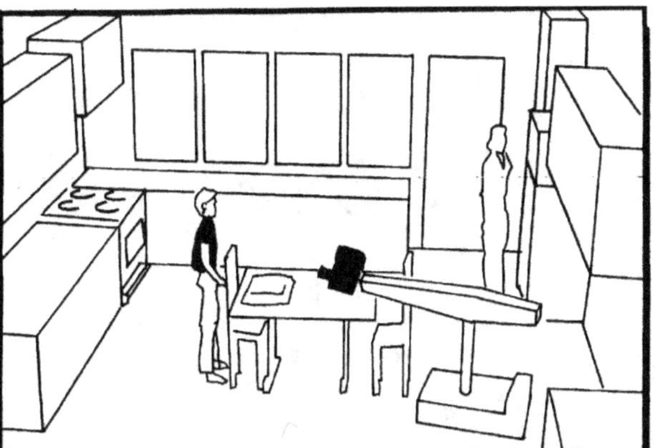

D4a

Anne s'avance et gagne sur la caméra jusqu'à arriver en gros plan (pour cela, la caméra doit reculer d'environ un mètre).

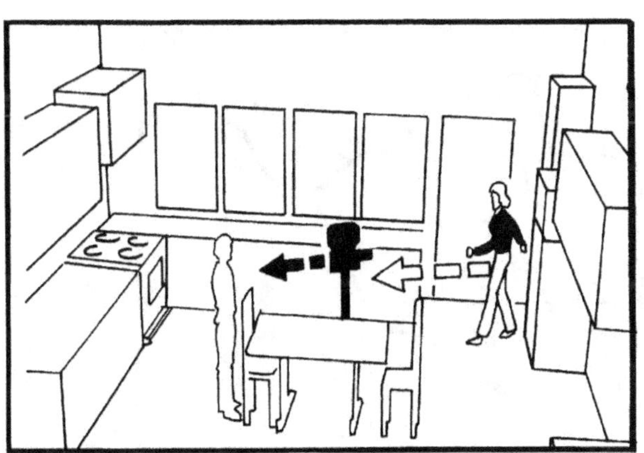

D5

Le plan avec amorce arrive juste après l'arrêt de la caméra dans la vignette 4a.

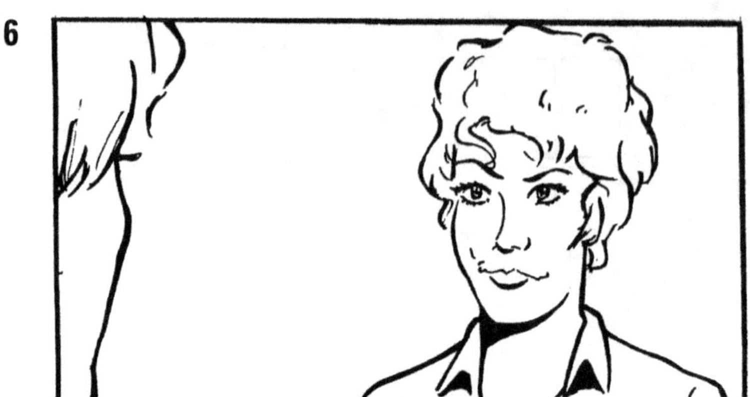

Cut vers : un gros plan de Anne avec Tom en amorce.

Anne : De quand date ton dernier rappel de tétanos ?

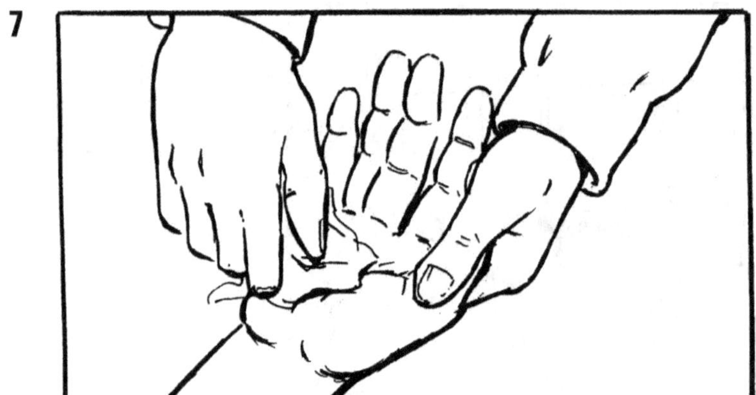

Cut vers : un gros plan de la main de Tom. Anne la désinfecte.

Tom : Aïe !

 **D6**

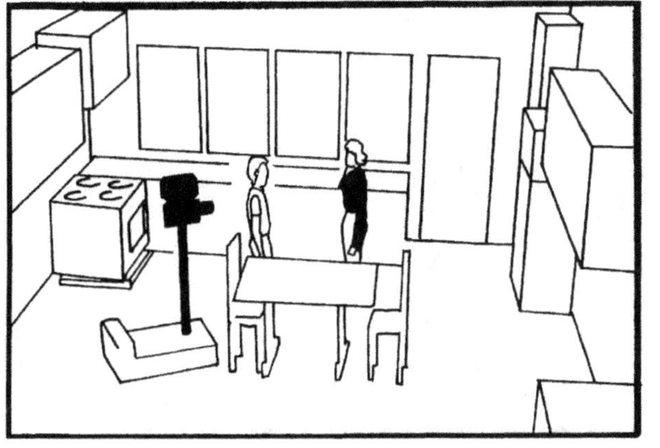

Les vignettes 6, 8 et 9 sont des plans avec amorce classiques.

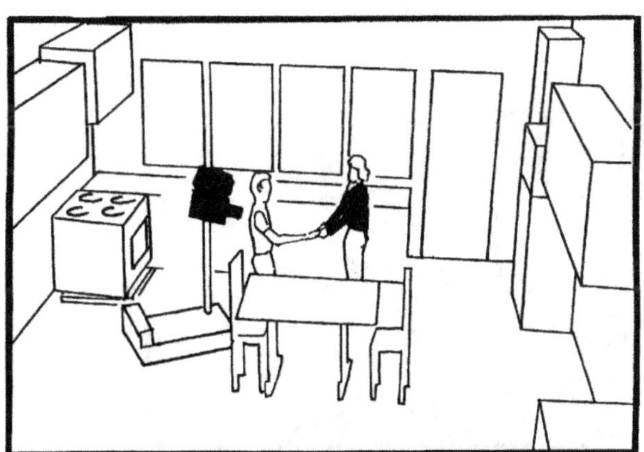

D7

Le réalisateur filmera sans doute ce plan sous différents angles.

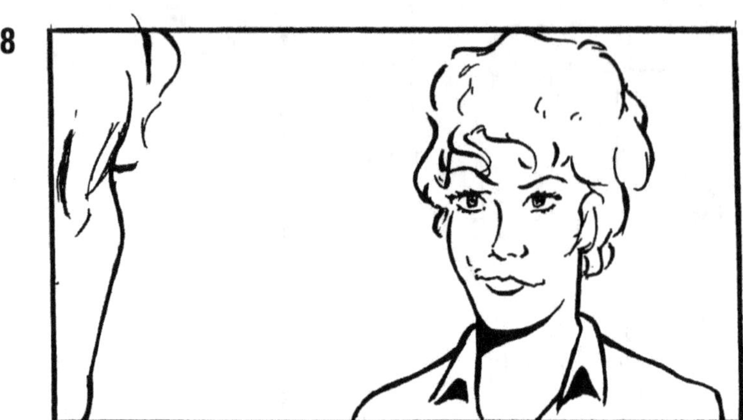

Cut vers : gros plan d'Anne avec Tom en amorce.

Anne : Quel comédien...

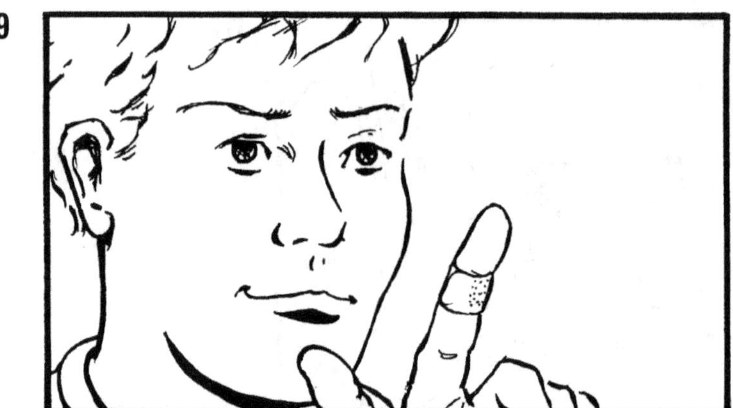

Cut vers : un très gros plan de Tom.

Tom : Maman, j'ai besoin de manger du gâteau pour reprendre des forces.

Effet sonore : un chien aboie.

 **D8**

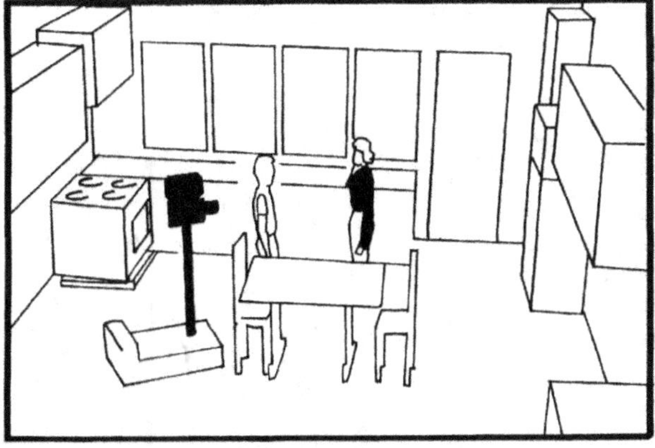

Même cadrage que la vignette 6.

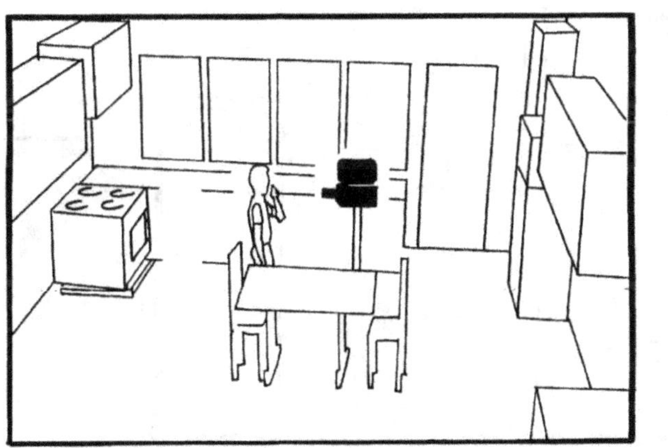 **D9**

Ce plan sera également filmé selon le cadrage de la vignette 5, en tant que plan de couverture.

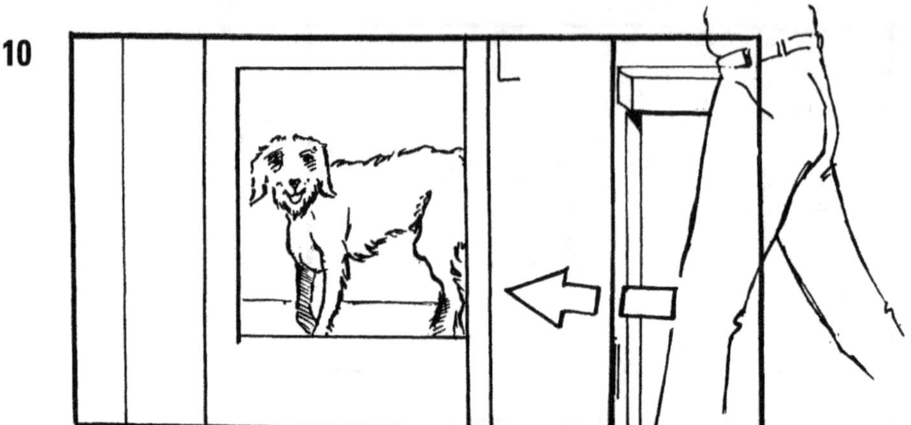

Cut vers : un plan sur la porte de l'extérieur, à hauteur du sol. Un chien
veut rentrer. Anne traverse le cadre en allant vers la porte...

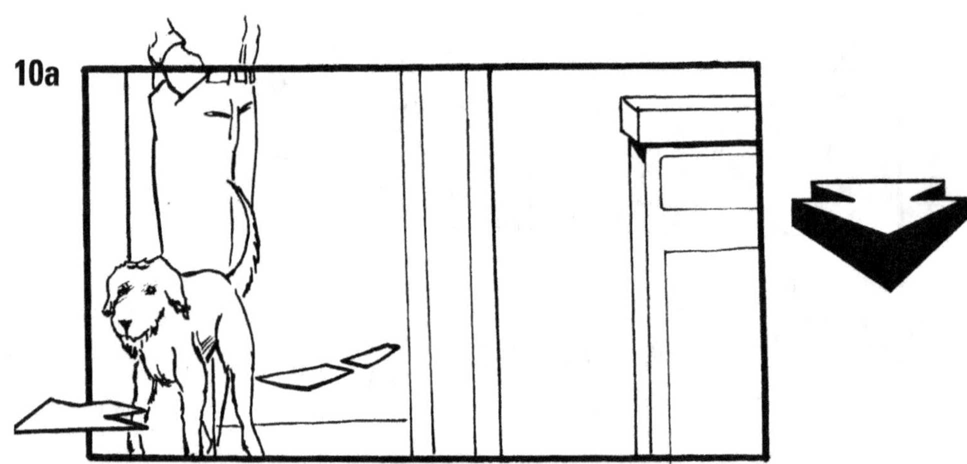

...Anne ouvre la porte et le chien entre dans la cuisine. La caméra
commence à reculer...

Anne : Allez, rentre.

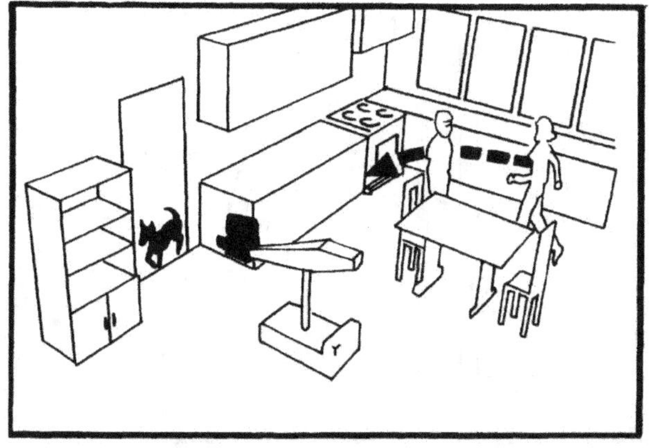

D10

Le plan commence sur le chien puis Anne traverse le cadre.
La porte s'ouvre, le chien entre et la dolly commence à reculer.

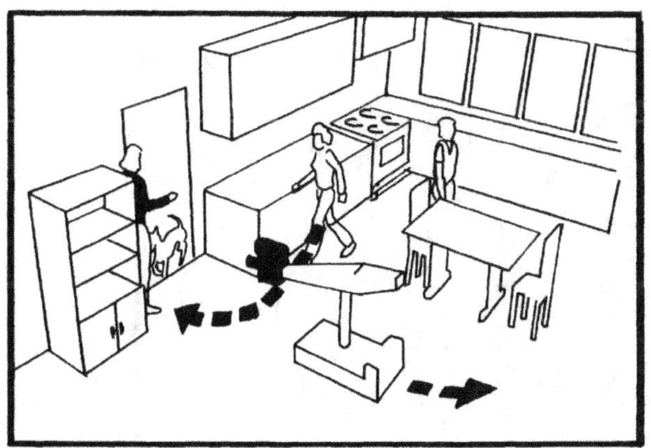

D10a

Le mouvement en arrière continue avec le chien. Il sort du
cadre, la caméra remonte pour un plan rapproché sur Anne
et continue à reculer.

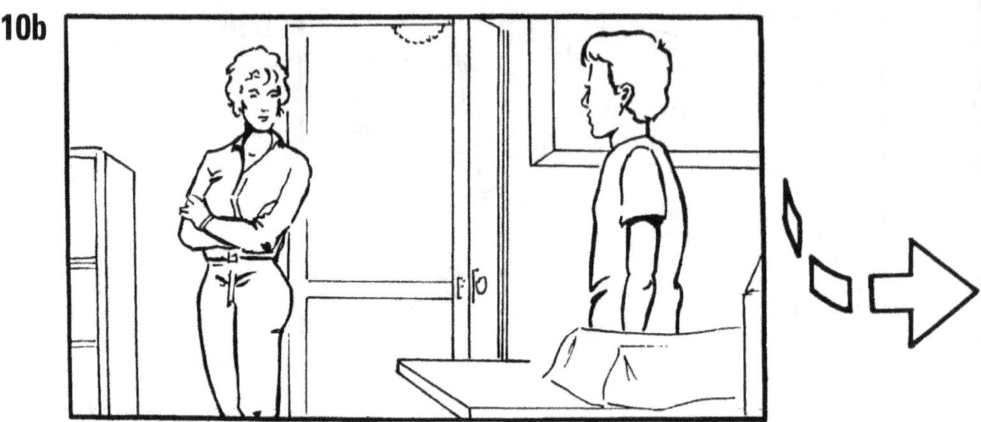

10b

...Anne se retourne vers Tom. La caméra s'arrête sur un plan à deux de Tom et d'Anne...

Tom : J'ai faim... de dessert.
Anne : On mange dans une demi-heure.

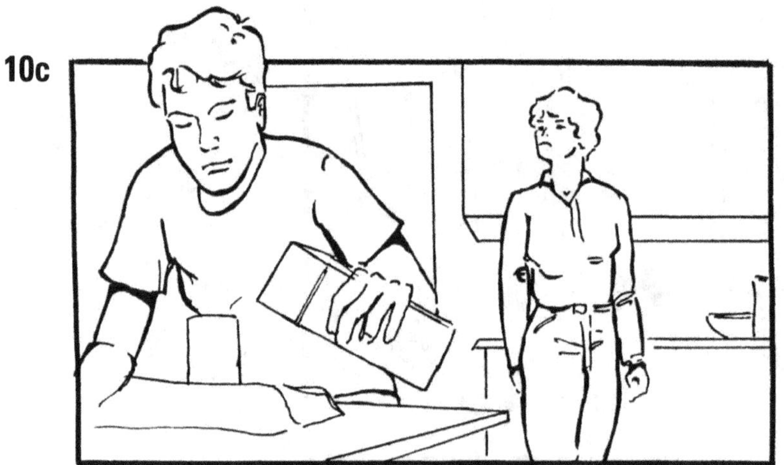

10c

...Tom se tourne vers la table pendant qu'Anne passe derrière lui, vers la droite. On suit Anne par un travelling. Tom se sert un verre de lait. La caméra reste fixe pendant quelques instants, puis entame un mouvement à contresens vers la droite alors qu'Anne s'avance...

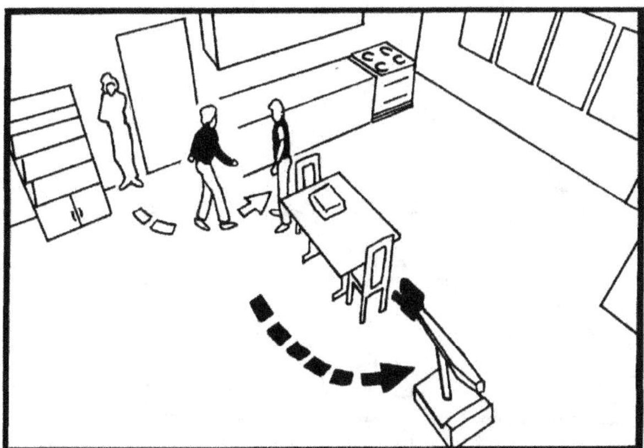

Le mouvement de recul cesse pour le plan à deux quand
Anne, proche de la porte, fait face à Tom. Jusqu'à maintenant,
le mouvement a duré de six à huit secondes. Après avoir
dit son texte, Anne marche vers la droite.

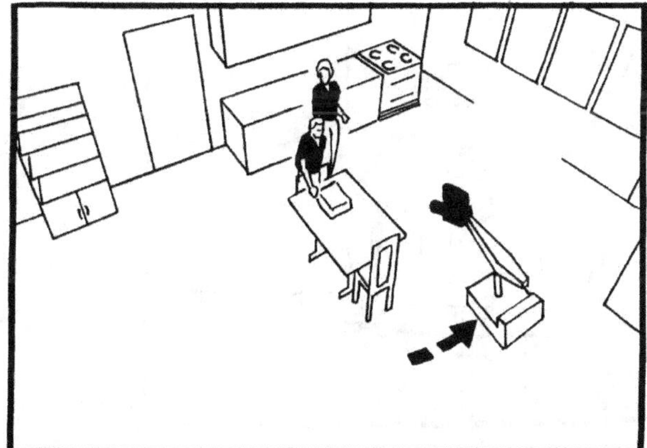

La caméra reprend son déplacement et franchit la ligne
d'action en suivant le mouvement d'Anne. La caméra s'arrête
pendant le dialogue.

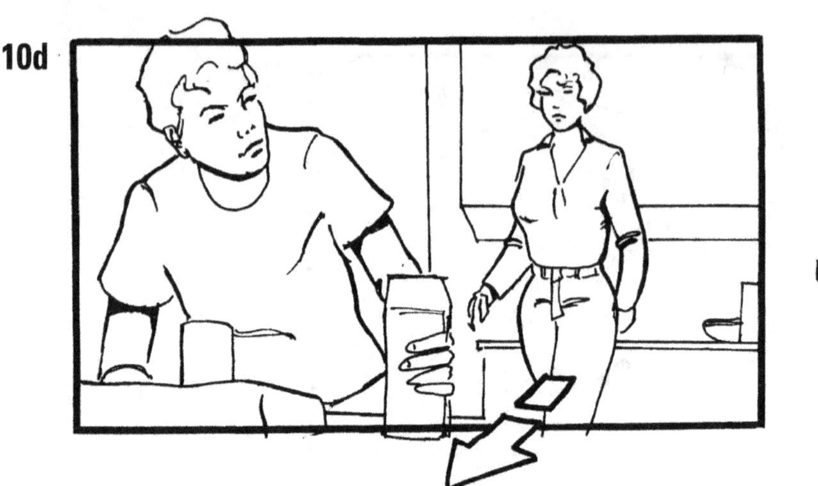

... après avoir parlé quelques instants avec Tom, Anne s'approche.
C'est le début d'un grand mouvement à contresens...

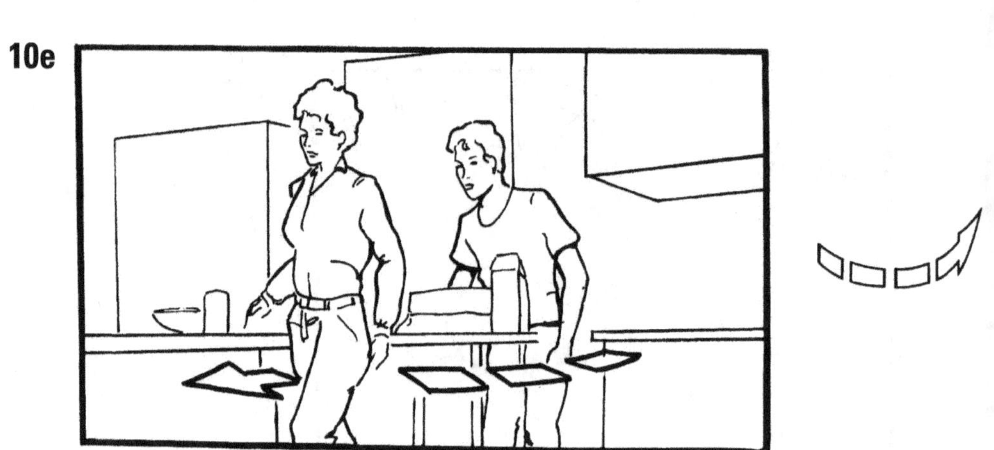

...Anne passe devant Tom...

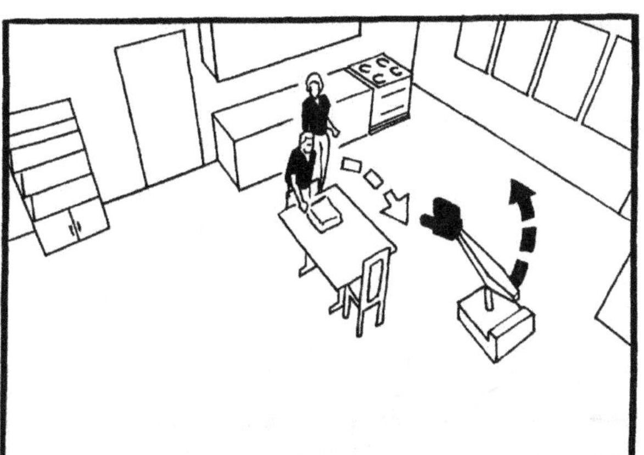

La caméra se remet en mouvement quand Anne s'approche.
La caméra part vers la droite pour effectuer un quart de
cercle à contresens.

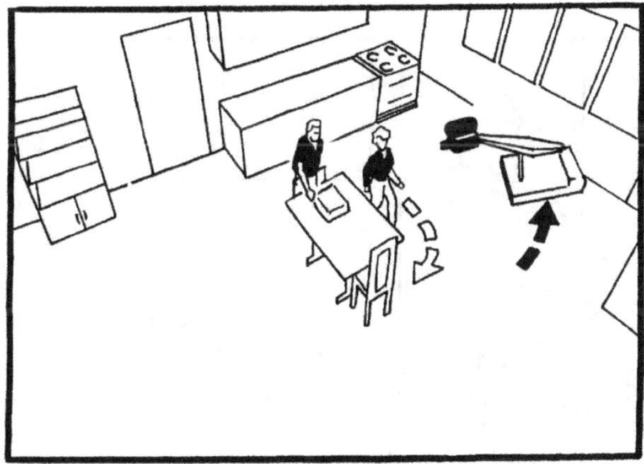

Anne passe tout près de la caméra pendant le mouvement.
Comme c'est Tom qui est valorisé dans ce mouvement à
contresens, le cadreur peut sans problème couper la tête
d'Anne quand elle est près de la caméra.

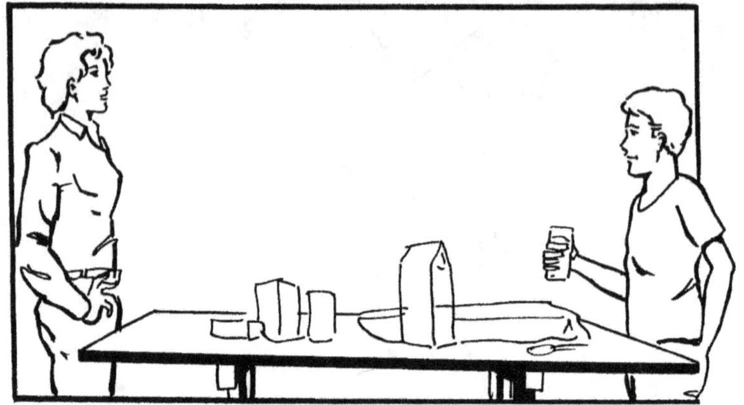

... le mouvement à contresens se termine quand Anne atteint la table du côté opposé à celui de Tom. Anne et Tom sont maintenant en plan à deux de profil.

Anne : Ne te remplis pas l'estomac avant de passer à table.

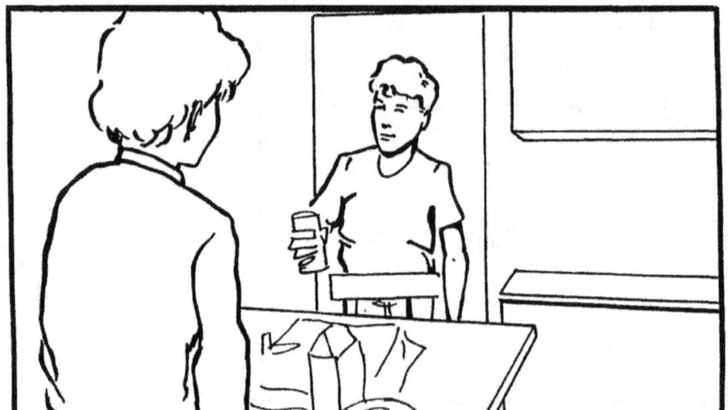

Cut vers : un plan de biais à deux...

Tom : Allez maman, dis-moi ! C'est pour qui le gâteau ?

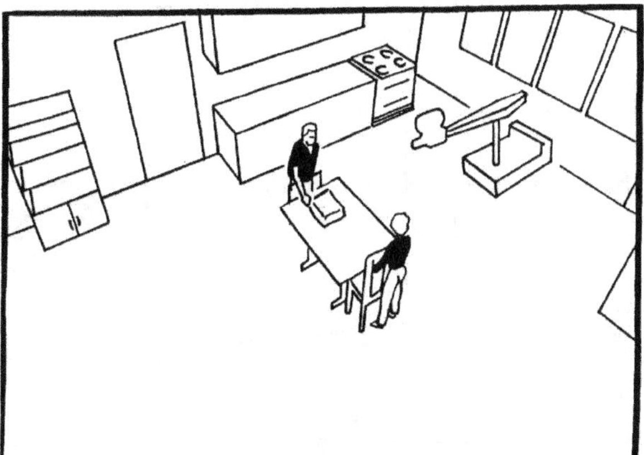

La totalité du mouvement à contresens, illustré par les vignettes 10d à 10f, prend environ 6 à 8 secondes.

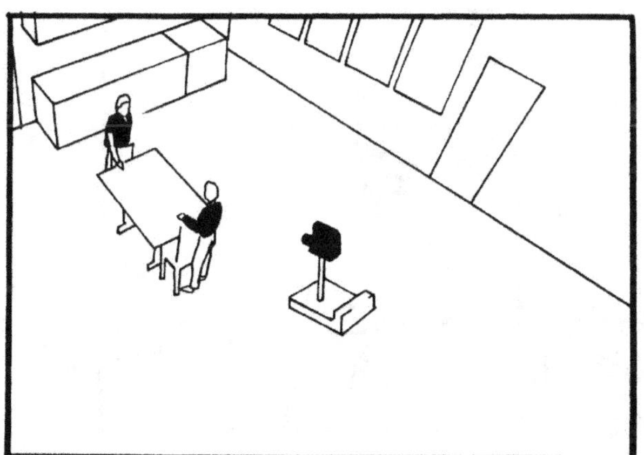

Ce cadrage se situe entre le plan à deux et le plan avec amorce.

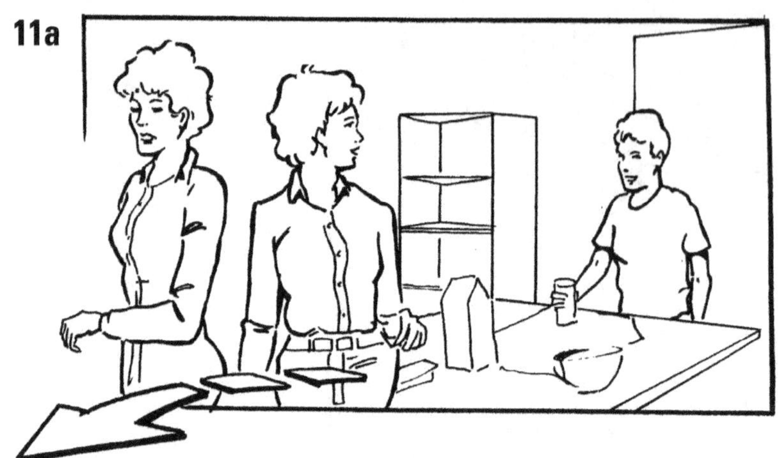

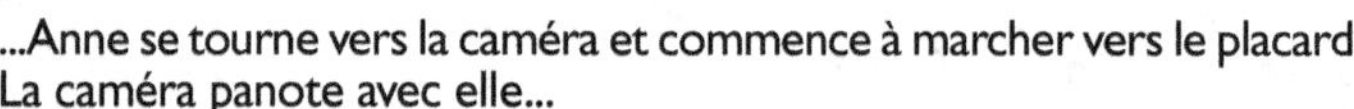

...Anne se tourne vers la caméra et commence à marcher vers le placard.
La caméra panote avec elle...

Tom : Tu me le dis ou pas ?
Anne : Il me paraît évident que tu ne comprends pas le concept de secret.

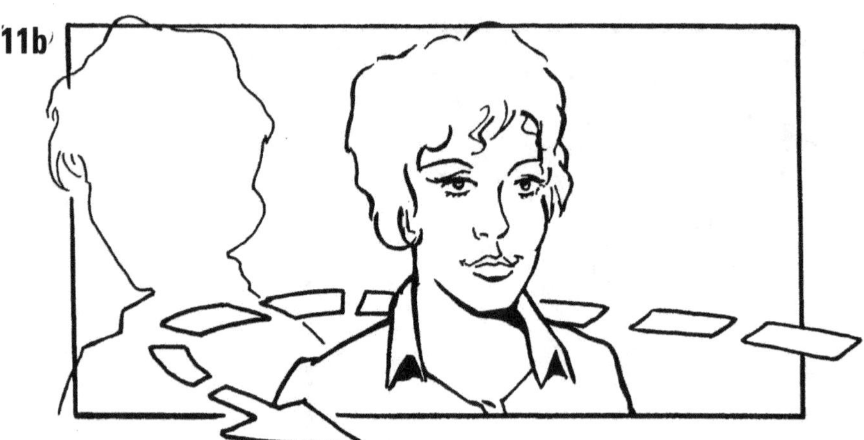

...Anne passe à côté de la caméra, se retourne, puis avance un peu pour
un plan plus serré.

Anne : Je peux te dire que ce n'est l'anniversaire de personne.

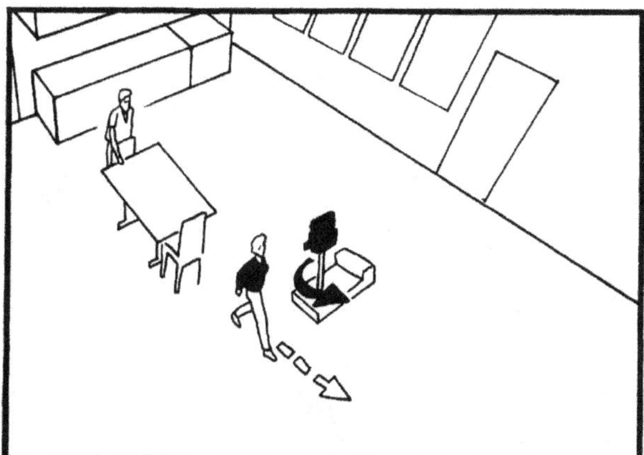

La caméra recule légèrement, mais Anne la dépasse.

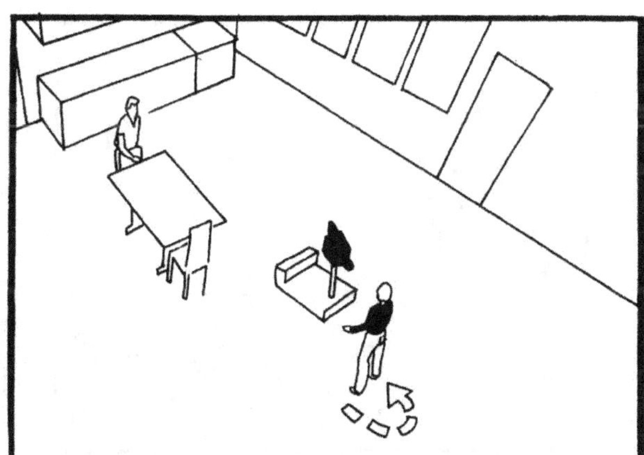

Quand Anne a dépassé la caméra, elle se retourne. À cet instant, la caméra a déjà cessé de reculer.

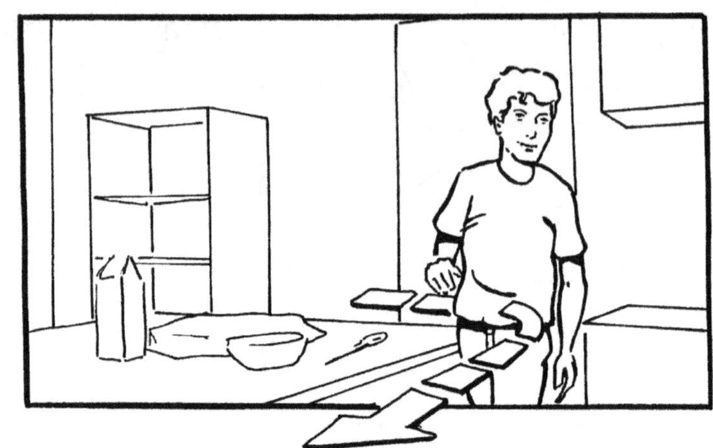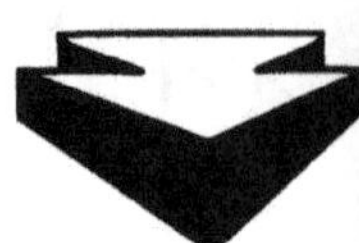

Cut vers : Tom qui se rapproche de la caméra...

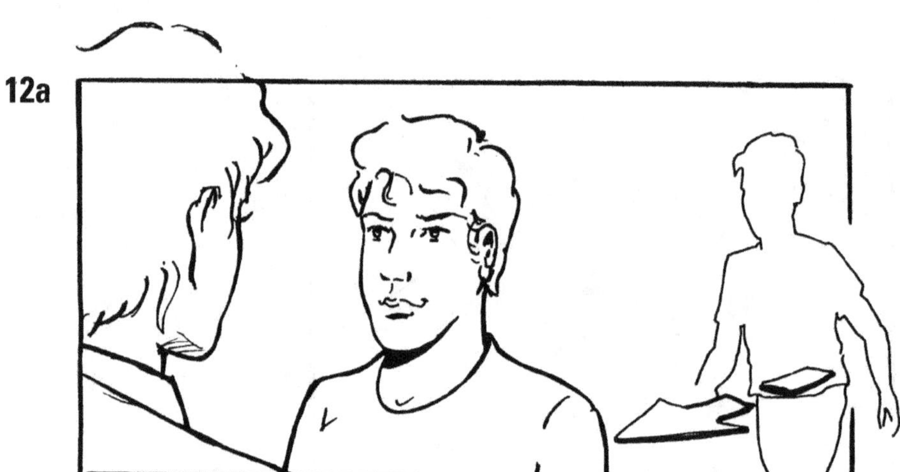

... la caméra recule d'un pas ou deux pour inclure Anne en amorce.

Tom : C'est une attitude très cruelle de ta part et un mauvais exemple à donner à un adolescent.

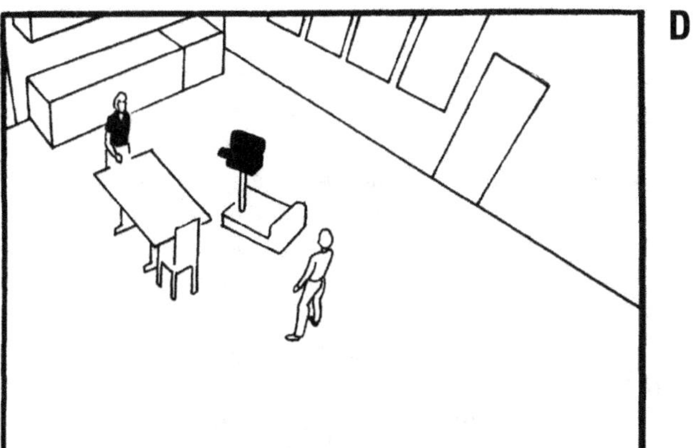

Tom se dirige vers Anne, dans la direction de la caméra.
La caméra se recule d'un pas ou deux.

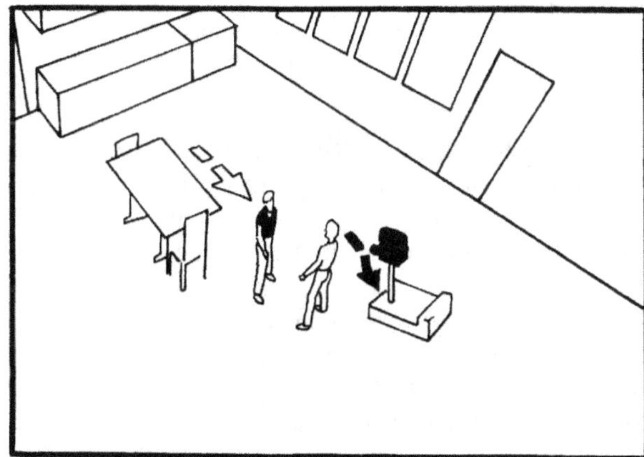

Le mouvement s'arrête dans un gros plan de Tom avec amorce
d'Anne.

Mouvement empathique

Dans le cas pratique 9, nous avons utilisé plusieurs mouvements d'un type que nous n'avions pas encore vu. La plupart des mouvements de caméra sont utilisés pour changer la valeur de plan, souligner une action spécifique ou emmener le spectateur vers un nouveau lieu. Mais il existe un autre type de mouvement, chorégraphié autour du mouvement des acteurs et destiné à maintenir une relation de proximité avec un personnage. On peut qualifier ce mouvement de mouvement empathique dans la mesure où il pousse le spectateur à s'identifier avec le personnage.

Dans la plupart des cas, ce type de mouvement de caméra couvre une petite distance. Comme il est synchronisé avec le mouvement de l'acteur, l'action de la caméra est quasiment imperceptible. Quand on utilise des mouvements de ce type dans une séquence, ils fluidifient le point de vue et aident à ressentir physiquement le déroulement de la séquence dans l'espace de jeu.

Dans le cas pratique 9, il y a plusieurs de ces mouvements dans lesquels un personnage se rapproche de la caméra alors que celle-ci recule. Le plus souvent, le personnage se déplace plus vite que la caméra et, au bout de deux à trois secondes, la caméra s'arrête et le personnage est cadré en gros plan ou en plan rapproché assez serré. Les vignettes 4-4a et 12-12a montrent des exemples de ce type de mouvement.

Quel avantage présentent ces mouvements par rapport à un plan fixe ? Regardons les vignettes 12-12a. Tout d'abord, il faut comprendre que le réalisateur souhaite que Tom démarre en plan américain et finisse en gros plan face à Anne. Il faut donc trouver l'emplacement de caméra pour obtenir ce résultat. Si le réalisateur place la caméra pour avoir le gros plan de Tom quand celui-ci s'arrête, le début du plan est un plan moyen, trop large. À l'inverse, si la caméra est positionnée pour obtenir le plan américain, Tom doit dépasser la caméra pour rejoindre Anne.

La seule solution consiste à effectuer un travelling pour recadrer pendant le plan. Cela permet au réalisateur d'obtenir les cadrages qu'il souhaite en début et en fin de plan, sans avoir à se soucier de la distance entre les deux acteurs.

Observations techniques

À tous les niveaux, la mise en scène du cas pratique 9 est complexe. On peut même la considérer comme une mise en scène « de studio » tellement il faut d'espace pour les mouvements de caméra. Ce n'est pas le genre de travail qui peut être effectué sans story-board et sans un réalisateur aguerri à ce type de mise en scène extrêmement précise.

C'est un style qui exige également une grande précision de la part des acteurs. Ils doivent respecter leurs marques et leur timing. De même, le cadreur et le machiniste qui actionne la dolly doivent être exacts dans leurs gestes. Cette façon de tourner était très utilisée pour les tournages en studio des années 1930 et 1940, quand les cadreurs faisaient ce type de mouvements tous les jours. Malheureusement, cette pratique a disparu depuis de nombreuses années.

Le cas pratique 9 contient énormément de mouvements qui suivent les acteurs en plans rapprochés et en gros plans. En général, on installe des plaques de roulement pour que la dolly puisse se déplacer de manière fluide, pour suivre l'action dans n'importe quelle direction.

Le plan du chien qui entre dans la maison est un problème potentiel. Non pas qu'il soit difficile en lui-même, mais il intervient au début d'un long mouvement qui combine plusieurs éléments du récit. Il serait utile de prévoir une version simplifiée de l'action et de la filmer en premier. Une fois cette version de secours tournée, on peut se consacrer à la version plus difficile.

Cet exemple regroupe autant de techniques que peut en compter une séquence dialoguée. Bien exécutée, une mise en scène de ce type est très efficace, et contrairement à une idée répandue, elle peut avoir un rendu bien moins artificiel que d'autres stratégies qui utilisent des configurations de caméra plus simples.

Planning et plans de couverture

Combien de temps faut-il prévoir pour tourner une telle séquence ? Une journée entière, voire plus. Si le tournage a lieu en décor naturel, il faut compter la moitié de temps en plus. Heureusement, c'est une scène légère, désinvolte. On peut donc supposer que les acteurs resteront réguliers dans leur interprétation tout au long de la journée. Si les besoins dramatiques étaient plus importants, le processus global pourrait s'enliser très rapidement.

Cela pose le problème des plans de couverture et de la cohérence stylistique. Dans les exemples que nous avions vus jusqu'ici, il y avait toujours une possibilité de remplacer les longs masters par des plans de couverture. Dans le cas pratique 9, il est beaucoup plus difficile d'intégrer des plans de couverture. En effet, les déplacements de la dolly sont nécessaires pour suivre les nombreux déplacements des acteurs. Si on coupe les mouvements de la dolly, il faut obligatoirement simplifier les mouvements des acteurs en conséquence.

Le réalisateur doit en conséquence être suffisamment sûr de lui pour filmer cette séquence du début à la fin.

Entretien avec Harold Michelson

Harold Michelson a été directeur artistique, chef décorateur et dessinateur artistique pendant plus de trente ans. Parmi le grand nombre de films auxquels il a participé, on compte *The Birds* (*Les Oiseaux*), *The Graduate* (*Le Lauréat*), *Catch 22*, *Terms of Endearment* (*Tendres Passions*), *History of the Wold Part One* (*La Folle Histoire du Monde*), *Dick Tracy* et *Hoffa*.

Pouvez-vous nous dire ce qui a changé dans les méthodes de visualisation et de mise en scène au cours des quarante dernières années ?

Les anciens départements décoration avaient l'habitude de reproduire les choses courantes. Ils construisaient ou peignaient des plafonds, des murs et tous les éléments d'un décor. Aujourd'hui, ce sont des sociétés d'effets spéciaux qui s'en chargent, et bon nombre de chefs décorateurs ont perdu une partie de leur savoir, comme concevoir une perspective forcée.

Ces nouvelles techniques sont largement utilisées pour les films de science-fiction.

Cela est-il dû au fait que de nombreux films sont tournés en décors naturels ?

Oui. Beaucoup de réalisateurs font leur mise en scène comme s'il s'agissait d'une pièce de théâtre. Ils veulent l'environnement complet, mais ils se rendent alors compte qu'ils ne peuvent pas filmer tous les plans qu'ils avaient prévus. Le décor naturel entraîne de nombreuses restrictions.

Sur Terms of Endearment (Tendres Passions), *j'étais chef décorateur. Tom Wright, le storyboardeur, avait dessiné des plans qui se déroulaient dans une vraie maison. Il montrait des acteurs qui se déplaçaient de droite à gauche dans une chambre et se dirigeaient vers un berceau pour voir un bébé. Le story-board prévoyait un plan moyen, mais la pièce était trop petite pour reculer suffisamment la caméra. Pour obtenir le plan, il a fallu construire une tour à l'extérieur pour filmer au travers de la fenêtre. Nous nous sommes écartés de la fenêtre de trois mètres et nous avons pu ainsi avoir assez de recul pour obtenir le plan moyen. C'est vraiment beaucoup de travail en plus pour un plan qu'il aurait été très simple de tourner en studio.*

Mais est-il vrai que, dans un studio, on ne construit pas toujours le décor complet, ce qui apporte également des restrictions ?
C'est vrai. Mais lorsque vous construisez un décor partiel, vous savez pourquoi vous le faites. Vous construisez ce qui a été jugé nécessaire par le plan de tournage.

Un plan de mise en scène, élaboré d'après le story-board ?
Un story-board basé sur le décor. Quand le tournage en studio était la norme, le story-board était montré au réalisateur pour qu'il voit de quelle manière il pouvait utiliser le décor.

Mais le réalisateur pouvait vous demander n'importe quoi et vous lui donniez ?
N'importe quoi qui tienne dans le budget. Les décors sont beaucoup moins onéreux si vous construisez uniquement ce que la caméra filme. C'est le point essentiel. La caméra englobe un champ très limité. Avec le montage, et en utilisant des éléments au premier plan pour masquer l'arrière-plan, la caméra peut en réalité ne filmer qu'une toute petite partie du décor.

Parce qu'un décor de cinéma est fondé sur l'imagination ?
Oui. Par exemple, que faut-il pour montrer une boîte de nuit dans un film ? Vous commencez sur une poignée de porte et la porte s'ouvre, mais elle

occupe les deux tiers de l'écran. Dans un coin, vous avez un petit décor en L. Il y a deux personnes dans un box et vous faites un cut sur eux. En même temps, il y a de la fumée à l'arrière-plan et un serveur passe dans le champ. Cela suffit à donner l'illusion d'une grande boîte de nuit. C'est de cette façon que les films ont été faits pendant longtemps. Aujourd'hui, vous allez en décor naturel et vous avez l'environnement complet. Mais au moment où vous en avez besoin, vous ne pouvez pas faire un plan large parce qu'il n'y a pas assez de recul pour la caméra.

Quand vous parlez de la poignée de porte, vous abordez le thème des codes du langage cinématographique ?
Exactement. Un grand nombre d'éléments intéressants, des images descriptives, permettent de compresser le temps et les besoins d'explication. Vous n'avez alors pas besoin de construire un décor en totalité. De petits éléments peuvent représenter des choses beaucoup plus importantes et, finalement, il s'avère que c'est souvent un moyen narratif plus efficace.

Même dans l'environnement maîtrisé d'un studio, vous ne pouvez pas réussir cela sans l'avoir planifié.
Absolument. Mais bien souvent de nos jours, le réalisateur fait construire tout le décor car il n'a pas pensé à l'avance à sa mise en scène. Il veut voir le décor pour pouvoir y réfléchir.

Il se pose alors le problème du budget et du temps. Combien de producteurs peuvent se permettre de faire construire un décor complet pour que le réalisateur puisse y concevoir sa mise en scène ?
Pas beaucoup. Le budget est un élément important et il faut investir l'argent dans ce qui compte vraiment. Vous essayez de comprendre ce dont va avoir besoin le réalisateur et ce qu'il s'attend à voir.

Vous savez à peu près ce que le budget vous permet ou ne vous permet pas. Vous montrez quelques esquisses du décor au réalisateur et lui demandez, « Est-ce que tu prévois des contre-plongées ? ». Si c'est le cas, vous savez que vous devez construire un plafond.

Certains réalisateurs ont le sentiment que les décors ne ressemblent pas à la réalité. Il y a même ceux qui n'aiment pas les cloisons amovibles.

Il n'y a pas de raison que ça ait l'air artificiel. Et bien sûr, vous pouvez mélanger décors construits et décors naturels. C'est ainsi que nous avons travaillé sur The Graduate (Le Lauréat). Les maisons que nous avions choisies étaient réelles mais tous les intérieurs étaient construits en studio. Nous avons copié des intérieurs existants. Pour les décors de fond, nous avons utilisé une vraie maison avec une piscine. Nous faisions le va-et-vient entre Beverly Hills et le studio. Le directeur artistique, Dick Sylbert, avait conçu les décors. J'ai essayé de faire correspondre l'action et les story-boards et finalement, tout s'est bien déroulé.

Dans *The Graduate* (*Le Lauréat*), avez-vous conçu des décors partiels pour économiser de l'argent, en créant l'illusion de l'espace ?

Nous n'en avions pas besoin car il s'agissait de petits intérieurs, pas d'un musée ou d'un palais.

Il en résulte un curieux paradoxe. Les limitations spatiales du décor naturel imposent des techniques de caméra et un montage qui ne préservent pas la continuité spatiale. À l'inverse, un décor en studio permet les mouvements de caméra et les longs masters qui sont associés à un rendu plus réaliste. Donc, un décor en studio peut paraître plus proche de la réalité.

Ce n'est pas parce que vous créez des parties d'un décor en studio que vous allez filmer le décor par morceaux. Si vous savez que vous allez faire un travelling dans un décor, vous pouvez créer des fonds qui vous permettent de filmer dans un mouvement continu.

Il y avait un long plan continu dans The Graduate (Le Lauréat). Benjamin descend les escaliers et on le suit dans la fête. Nous avons donc créé le décor qu'il fallait pour le plan, puis nous avons laissé la caméra parcourir le décor. Mais l'idée du plan est venue la première.

Aviez-vous fait un story-board pour ce plan ?

Oui. Tout avait été projeté.

Vous parlez de projection du décor ?

Oui. J'ai pris le plan du décor et j'ai créé un story-board qui montrait exactement ce que la caméra verrait avec une focale spécifique.

Donnez-vous au réalisateur plusieurs dessins pour comparer une même valeur de plan avec différentes focales ?

Bien sûr. On essaye plusieurs solutions. Chacun doit faire des concessions quand on élabore l'action.

Vous utilisez la projection du décor pour dessiner vos story-boards et vous précisez la focale. Comment les chefs opérateurs réagissent-ils à cela ?

Si j'en ai l'occasion pendant la préparation, je demande au cadreur quelles focales il aime utiliser. S'il a des préférences très affirmées, je fais les projections avec ces focales. Mais la raison essentielle pour laquelle je fais des projections, c'est que je veux savoir si un plan va fonctionner ou pas. Par exemple, si vous tournez dans une maison et que le réalisateur veut faire un plan de la porte d'entrée depuis le haut des escaliers, vous ne pouvez pas savoir si on verra l'acteur approcher dans l'allée sans faire une projection. C'est pourquoi je prends des mesures sur le décor et que je projette les plans difficiles.

Faites-vous plusieurs versions du story-board ?

Oui. J'ai beaucoup de déchets. Le réalisateur peut refuser une idée ou je peux décider que quelque chose ne fonctionne pas. Il arrive également que nous décidions d'un commun accord qu'il existe une meilleure solution.

En ce moment, je travaille sur un film dont une séquence se déroule dans un train et dans laquelle un homme est assassiné. J'ai dessiné la deuxième partie de la séquence, quand la femme tire sur l'homme, puis je suis revenu à l'ouverture du plan. On ne travaille pas obligatoirement dans la continuité. Une fois que je connais l'aspect final du plan, je peux repartir en arrière et imaginer ce qui précède.

Certains réalisateurs aiment travailler sur une séquence pendant qu'elle évolue sur le papier. Vous pouvez inventer tout ce que vous voulez quand vous dessinez. Pouvez-vous imaginer la même chose sur le décor, le jour du tournage, avec cinquante personnes qui attendent. Pour ma part, il me paraît inconscient de ne pas préparer précisément un tournage.

Quelle est votre première démarche lorsque vous commencez un nouveau film ?

Je rencontre le réalisateur pour qu'il me dise ce qu'il attend de chaque séquence. Il peut par exemple avoir envie que les personnages soient placés à différentes hauteurs pour que l'un regarde les autres d'en haut. Je commence alors à dessiner. Après tout, ce n'est que du papier. On peut faire des modifications. Mais il faut bien démarrer quelque part. J'ai le scénario sous les yeux. C'est le scénario qui compte.

Assistez-vous aux répétitions pendant la préparation ?

Pour The Graduate (Le Lauréat)*, j'ai assisté aux répétitions. Il y avait des marques au sol qui figuraient le décor qui serait construit, et je me suis promené dans ce décor de répétition. J'ai pris mon carnet et j'ai fait des croquis, pas pour les montrer mais pour moi, pour avoir une référence. Je l'ai ai utilisés ensuite pour concevoir mes dessins. Mais c'était une exception. Généralement, je n'assiste pas aux répétitions.*

Avez-vous des préférences en ce qui concerne les différents styles de mise en scène ?

Il y a des réalisateurs qui se fixent des règles, ont une griffe particulière. Quand vous travaillez avec un tel réalisateur, vous vous soumettez à ces règles. Je n'ai jamais réussi à m'en imposer moi-même, parce que ce n'est pas mon métier. Je ne sais jamais ce que je vais faire avant de voir le scénario. Je prends mes décisions en fonction de ce que je considère bon pour le récit.

Vos story-boards sont très poussés graphiquement, grâce à l'utilisation que vous faites du noir et des nuances de gris. Vous donnez l'impression de diviser le cadre en zones sombres et claires qui déterminent la mise en scène.

C'est curieux, certains réalisateurs ne veulent pas voir les ombres. Mais c'est comme ça que je travaille. Je ne dessine pas des diagrammes. Si un réalisateur a besoin de diagrammes, il n'a qu'à embaucher un entraîneur de football.

Les ombres m'aident à mettre l'action en forme. Si je remplis les deux tiers de l'écran avec du noir et qu'il y a une bande blanche sur le côté, c'est pour une raison précise. Ce n'est pas juste décoratif. C'est pour attirer le regard.

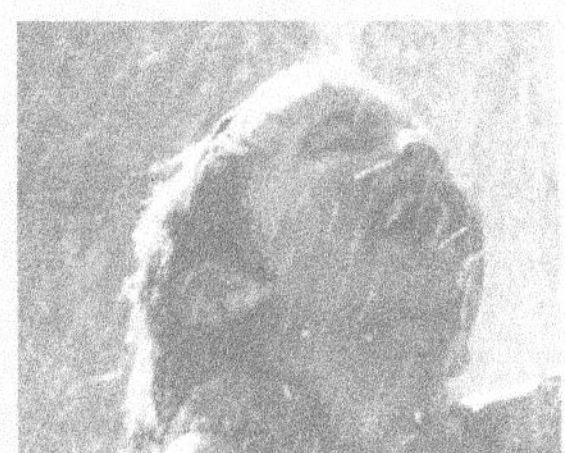

Mise en scène dans un décor étendu

La mise en scène dans des décors spacieux ne se limite pas à filmer en plan large ou à suivre un sujet sur une longue distance. Le choix d'un lieu de tournage est guidé par les besoins pratiques du récit – pour établir l'ambiance, l'atmosphère ou le contenu symbolique d'une séquence. Dans ce sens, la distance et l'espace sont surtout des moyens d'accentuer la distance émotionnelle entre des personnages ou entre un personnage et le public. Stanley Kubrick était un expert dans l'utilisation d'un espace ouvert pour établir les caractéristiques dramatiques d'une séquence. Il établissait souvent ses séquences dans un décor imposant pour montrer le peu de contrôle qu'avaient ses personnages sur les événements.

Les plans larges et les longs travellings sont des techniques efficaces pour exploiter un espace ; cependant, la mise en scène dans un grand décor est également un exercice sur les changements d'échelle. Pour que ces changements soient efficaces, les variations de valeurs de plan doivent être très contrastées. Par conséquent, la mise en scène dans un grand espace repose beaucoup sur le passage de plans serrés à des plans larges, ou le contraire. Il arrive que ces changements d'échelle se répètent dans une même séquence.

Pour élaborer la chorégraphie d'un plan dans un décor étendu, il peut être utile d'observer le plan au sol de ce décor. Cet examen sans caméra permet de découvrir de nouvelles manières de mettre en scène une séquence. Cela oblige également à identifier certains des problèmes posés par la lumière, les mouvements de caméra et le planning. En regardant cette vue aérienne du décor, on voit simultanément l'espace filmé par la caméra et l'espace nécessaire pour les rails de travelling, l'équipe et les lumières.

Les cas pratiques 10 et 11 sont conçus d'après le plan au sol présenté ci-après. On peut y voir deux pièces reliées par une ouverture très large. Il y a une porte à l'extrémité de chacune des pièces, ainsi que deux grandes baies vitrées sur les murs de droite.

La séquence implique trois personnages : un frère et une sœur d'âge moyen qui arrivent en premier dans le décor, et leur père qui les rejoint plus tard. Le frère et la sœur sont de retour dans la maison où ils ont grandi, aujourd'hui en vente. Il n'y a presque plus de meubles, les pièces sont vides. Le frère et la sœur discutent de leur échec à rester en contact au fil des années.

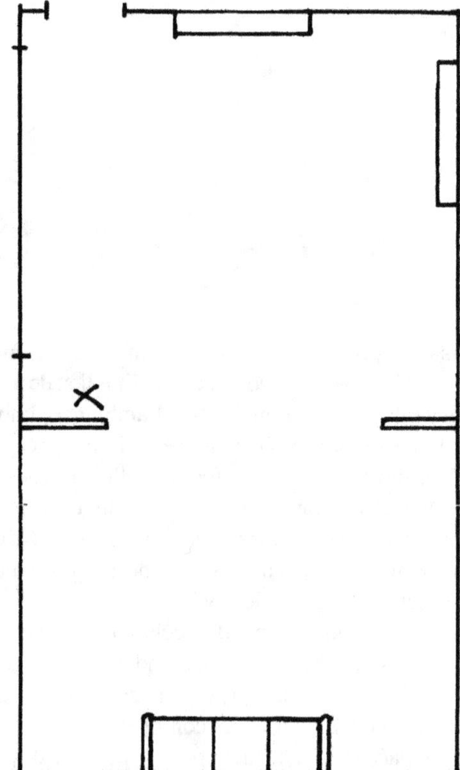

Plan au sol pour les cas pratiques 10 et 11.

Cas pratique 10 – Deux personnages dans une grande pièce vide

Cette mise en scène est relativement simple. L'espace de jeu est divisé en deux parties et on utilise un champ/contrechamp pour filmer l'action. Le sentiment d'un espace ouvert, vaste, est accentué par l'utilisation de plans moyens utilisés pour cadrer les personnages dans la plupart des plans. C'est un traitement quelque peu atypique du récit, dans la mesure où la séquence expose les souvenirs de l'enfance malheureuse de l'un des personnages. Normalement, on s'attend à l'utilisation de gros plans pour distinguer les sentiments du personnage et donner un caractère intime à la séquence.

Cette séquence évoque la difficulté des personnages à être proches les uns des autres. Ils restent sur les côtés de la pièce, ils ne vont jamais au milieu, gardant toujours le maximum de distance entre eux. Même la caméra ne s'approche pas trop près d'eux, excepté dans le plan d'ouverture, pour contraster avec les plans suivants.

Après le travelling du plan d'ouverture, les mouvements de caméra se limitent essentiellement à des panoramiques pour suivre les personnages. Le panoramique est malheureusement peu employé à l'heure actuelle, alors que c'est une technique efficace et simple à mettre en œuvre. Une autre tendance actuelle consiste à choisir la valeur de plan en fonction de la destination du film : cinéma ou télévision. On croit, à mon avis à tort, que les gros plans sont mieux adaptés à la télévision car les plans larges n'ont pas assez d'impact sur un petit écran. Ce jugement ne prend pas en compte le fait qu'il est aussi utile au développement du récit de masquer certaines informations que de tout dévoiler.

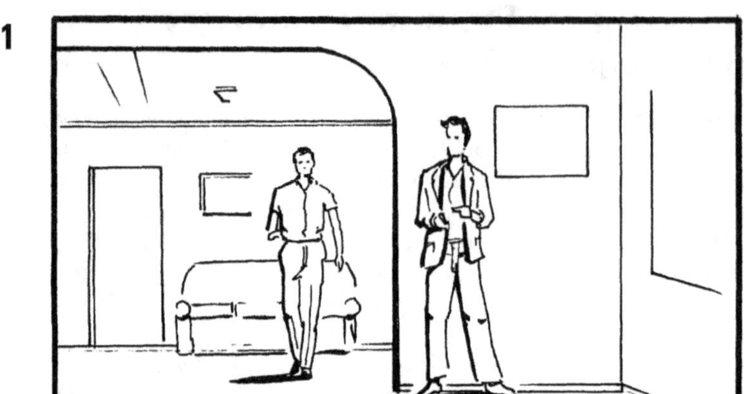

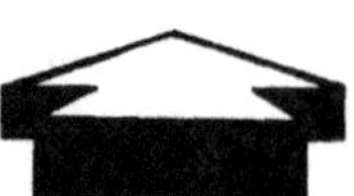

La séquence s'ouvre sur Éric et Linda, un frère et sa sœur. Éric approche depuis le bout de la pièce. La caméra fait un travelling vers les deux personnages...

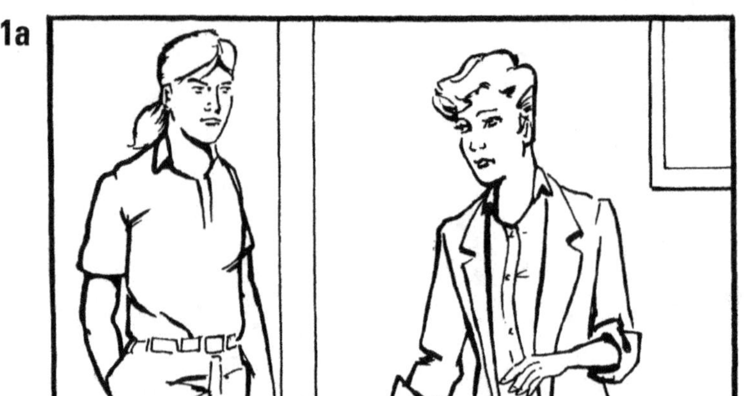

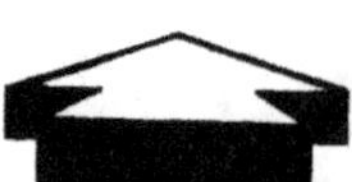

... la caméra avance jusqu'à un plan rapproché à deux et s'immobilise. Éric s'arrête près de Linda pour lui parler. Ensuite, il passe devant elle et sort par la droite du cadre...

Éric : Cet endroit a l'air désert.

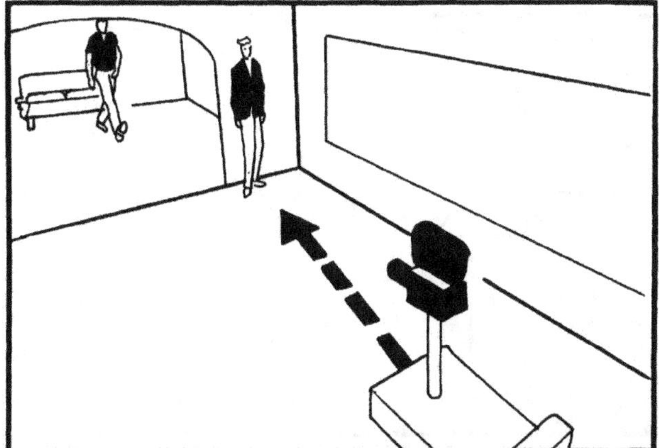

D1

*Remarque : quand un des person-
nages porte un vêtement noir, cela
signifie qu'il est dans le cadre. Quand
ce vêtement devient blanc, le personnage est hors champ.*

Le mouvement de la caméra est calculé pour s'arrêter quand
Éric atteint Linda.

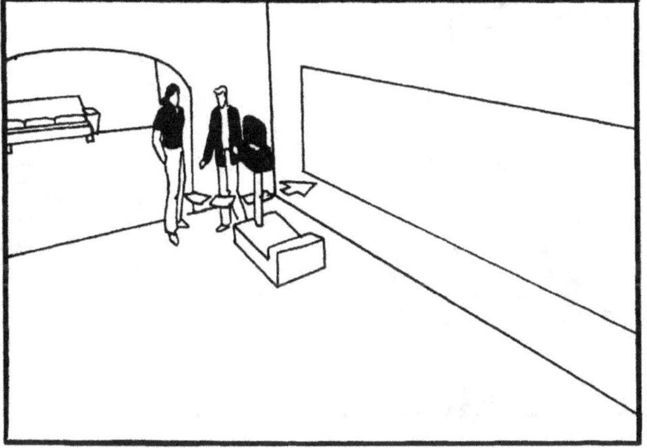

D1a

La caméra donne la préférence à Linda. Quand Éric passe devant
elle, il y a un léger recadrage pour qu'elle reste centrée.

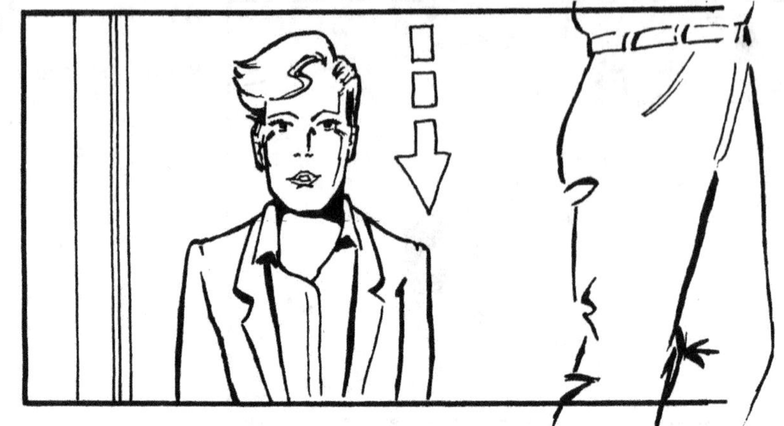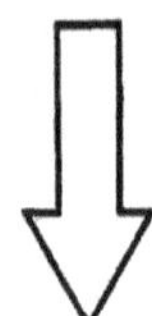

Linda se laisse glisser le long du mur, le regard fixe. Elle ne prête aucune attention à Éric. Après être restée dans cette position pendant quelques instants, elle jette un léger regard à Éric, ce qui induit le cut.

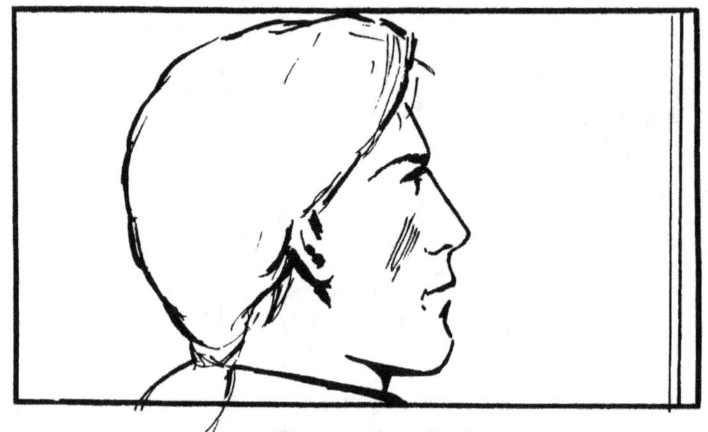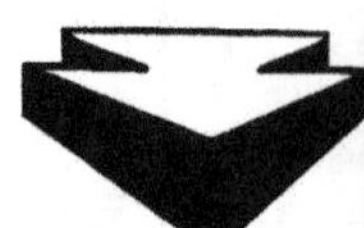

Cut vers : Éric qui regarde au travers de la fenêtre. La caméra reste sur lui pendant plusieurs secondes avant qu'il ne se mette à parler...

Éric : J'avais l'habitude d'imaginer que j'étais sur le pont d'un bateau.

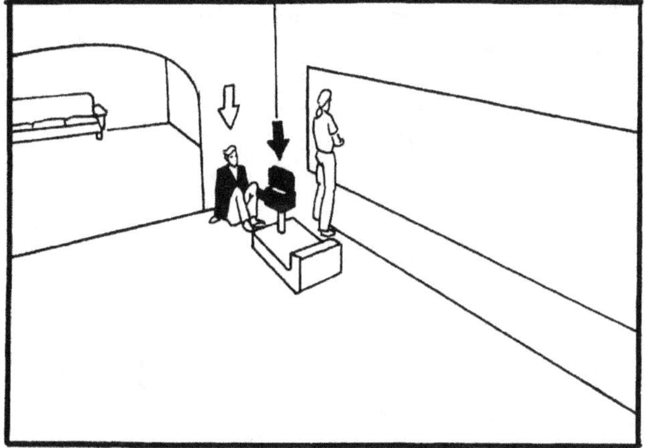

Linda s'assoit et la caméra la suit en descendant et en se rapprochant un peu.

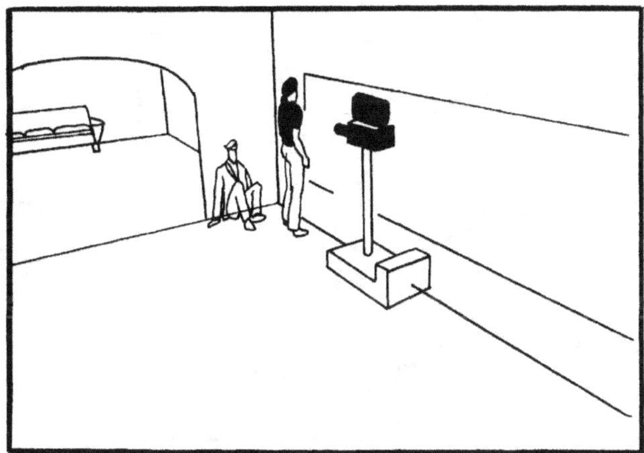

On amorce un long travelling arrière.

2a 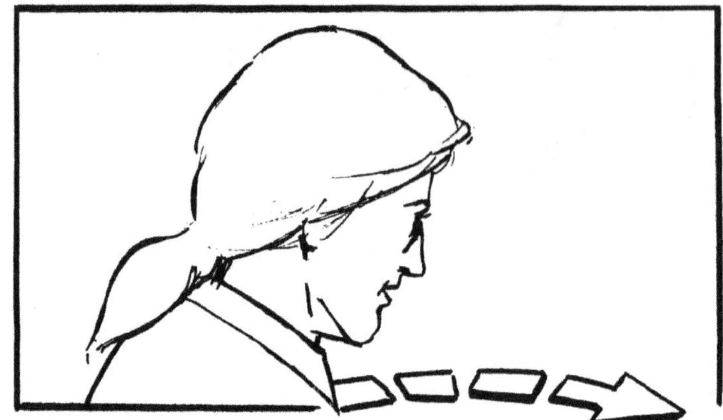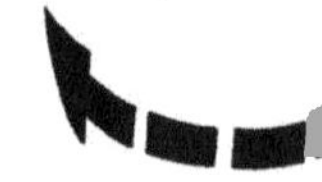

Éric se tourne et marche lentement le long de la fenêtre tout en parlant...

Éric : La pelouse ne ressemble pas vraiment à l'océan, alors j'imaginais que le bateau était échoué.

2b 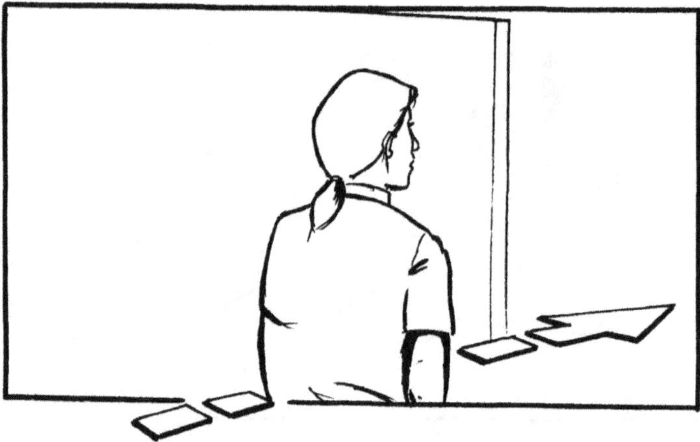

... Éric continue à avancer très doucement en parlant du passé...

Éric : Je crois que j'étais plutôt prosaïque même quand j'imaginais des choses.

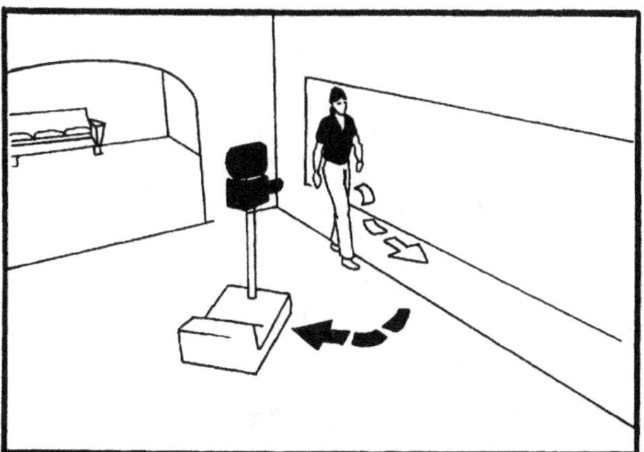

En général, la caméra commence ce type de mouvement circulaire un peu avant que l'acteur ne commence à se déplacer.

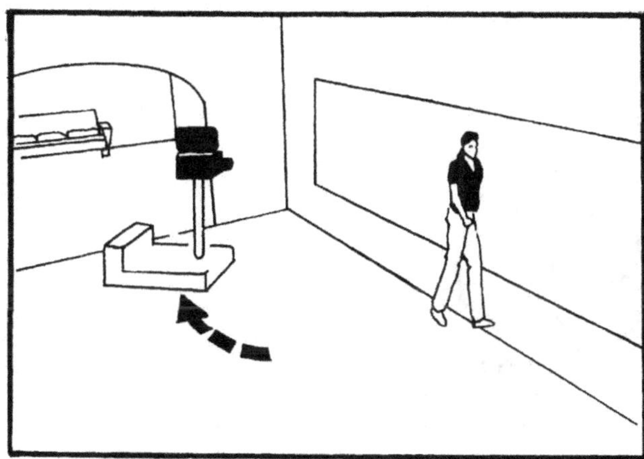

La caméra continue à s'éloigner d'Éric et le maintient dans le cadre grâce à un panoramique.

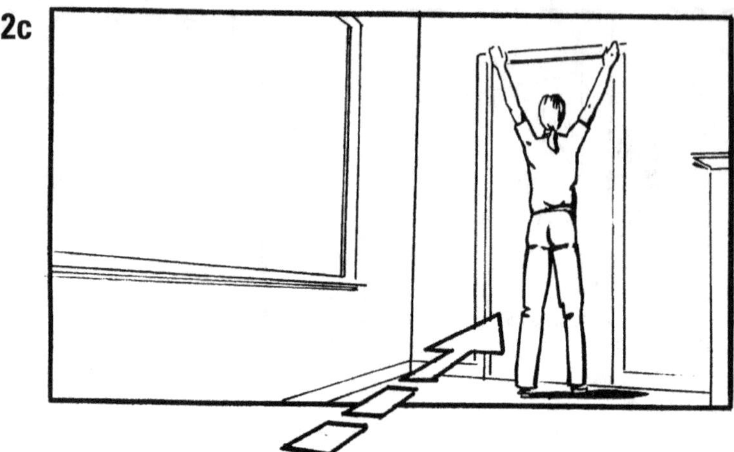

2c

... Éric marche jusqu'au bout de la pièce et s'étire en attrapant le haut de la porte.

Éric : Est-ce que papa a dit qu'il venait ?

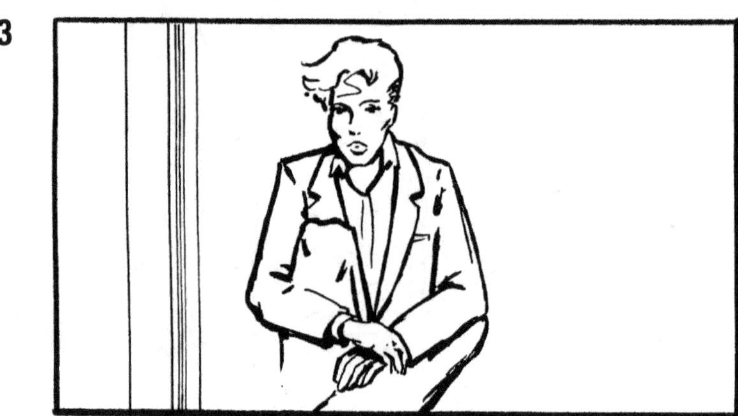

3

Cut vers : un plan fixe de Linda.

Linda : Il ne me parle plus, tu te souviens ?

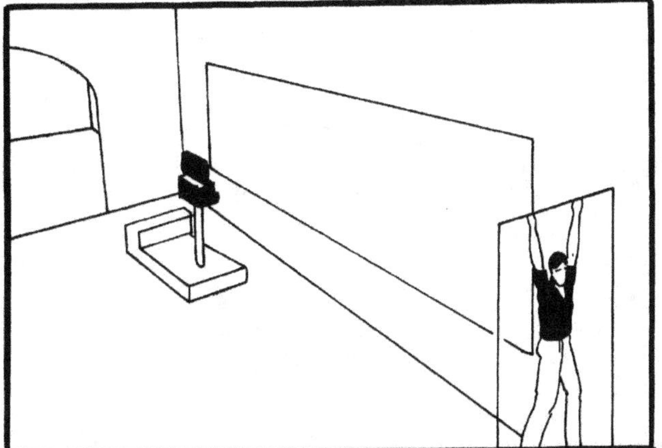

D2c

Le mouvement de la dolly s'arrête juste avant qu'Éric n'arrive
à la porte, car un cut fonctionne mieux sur un cadre fixe.

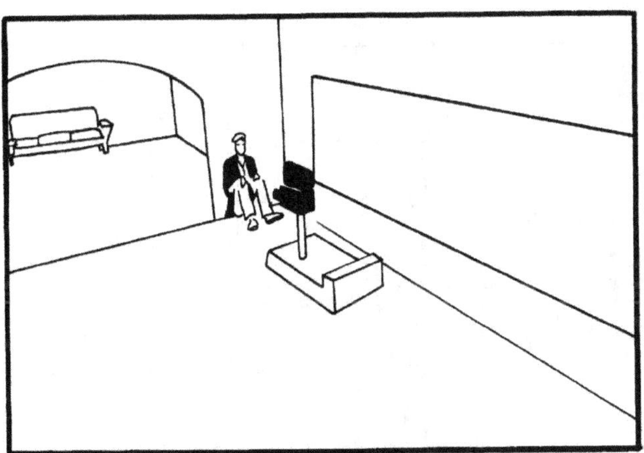

D3

Ce plan serait sans doute tourné depuis la position utilisée
pour la vignette 1b. Cela permet de renforcer le sentiment
de prostration de Linda.

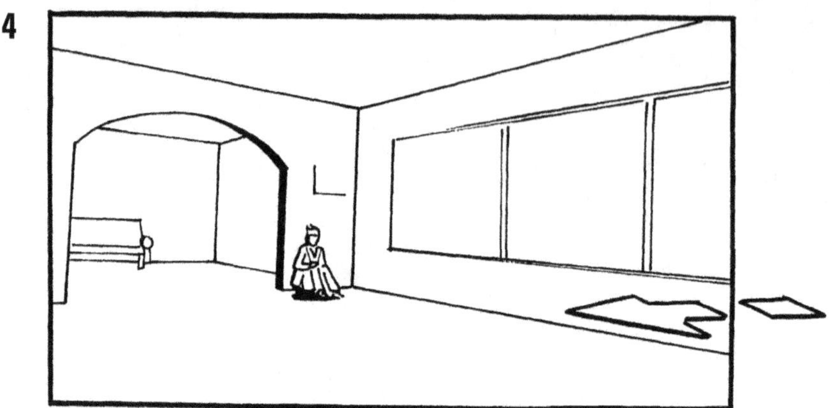

Cut vers : un plan très large. Linda apparaît très petite dans le cadre...

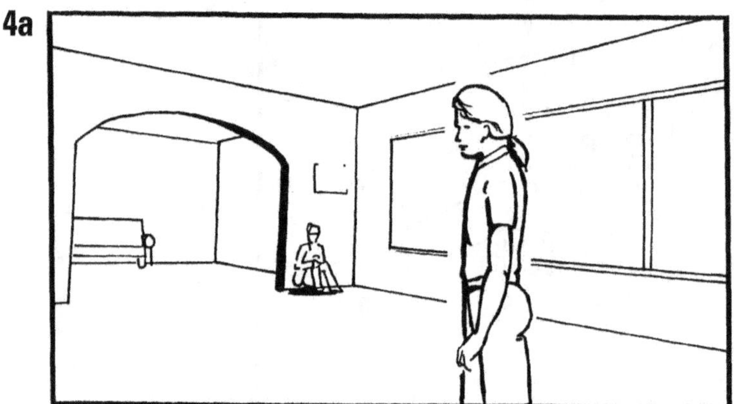

... Éric entre dans le champ...

Éric : Il ne me parle pas beaucoup non plus – c'est peut-être aussi bien comme ça. Nos discussions n'étaient jamais très agréables.

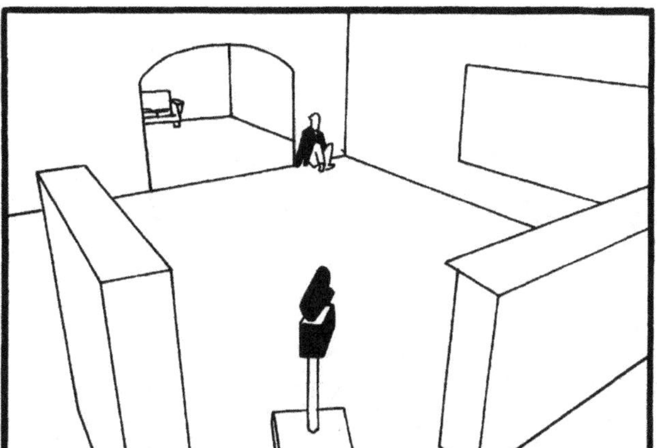

D4

Ce bond en arrière provoque un cut peut-être trop radical par rapport à la nature du récit. L'alternative consiste à supprimer le plan 3.

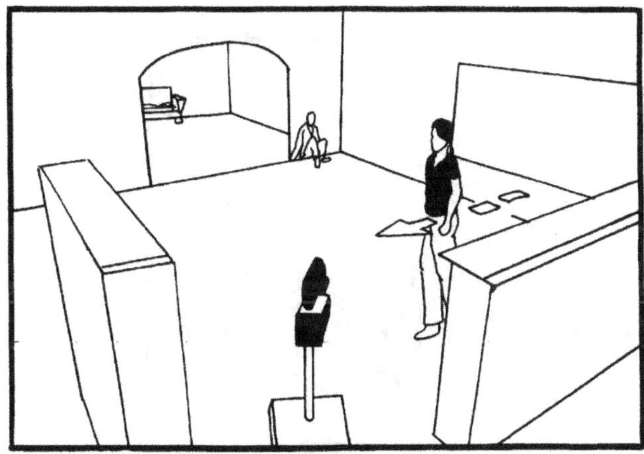

D4a

L'arrivée d'Éric dans le champ peut être menée de différentes façons. Il peut entrer à proximité de la caméra ou, comme dans le story-board, en plan américain.

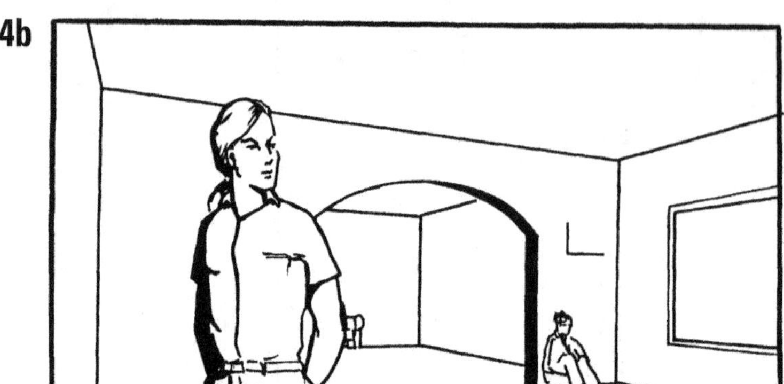

... la caméra panote légèrement sur Éric. On entend une porte qui s'ouvre et se ferme, puis des pas dans l'escalier. Le père des deux personnages entre dans la pièce...

Éric : En étant ici et en l'entendant arriver, j'ai l'impression d'avoir fait une bêtise. Tu sais, comme si j'allais être puni.

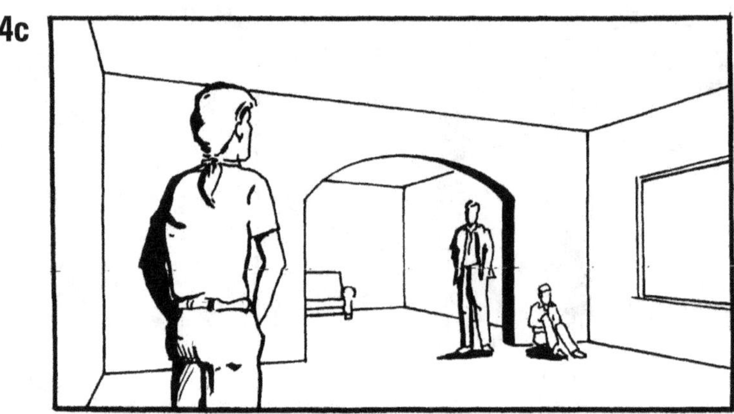

Éric se retourne et voit son père.

Éric : Salut papa.

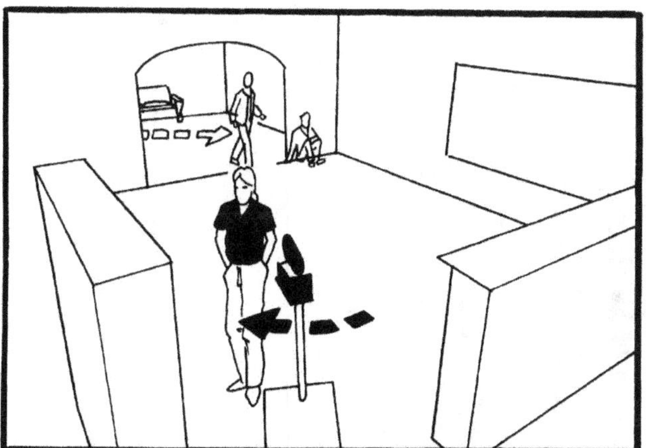

D4b

... Éric se rapproche de la caméra. Là encore, le cadrage est laissé à l'appréciation du réalisateur. Cela permet simplement de mieux voir les expressions d'Éric.

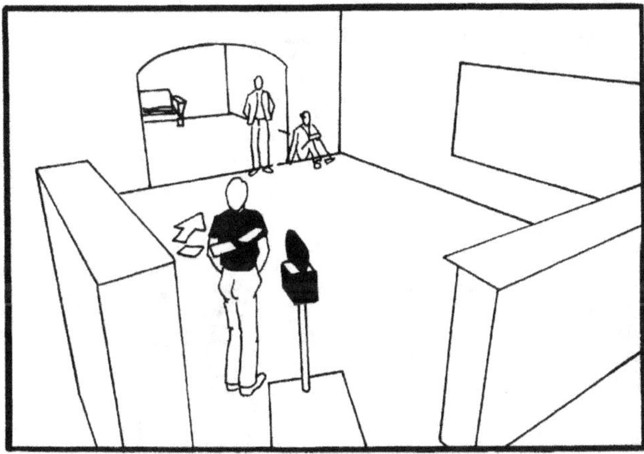

D4c

Le père arrive avant qu'Éric ne se retourne. Le spectateur le voit donc avant Éric.

5

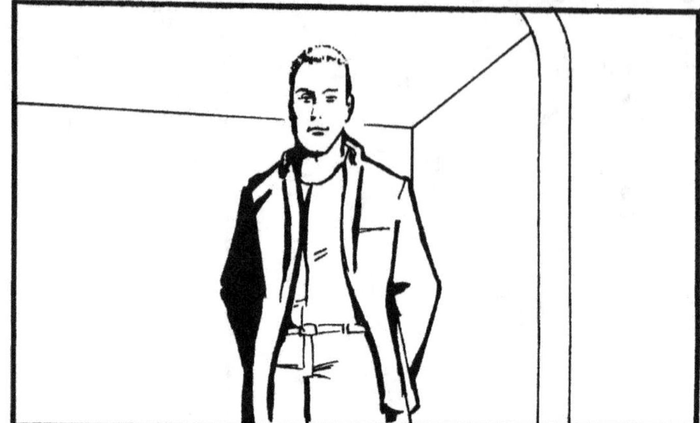

Cut vers : le père d'Éric et Linda en plan américain en légère contre-plongée. Après avoir parlé à Éric, il s'avance...

Père : Éric. Tu as oublié de fermer la porte en entrant.

5a

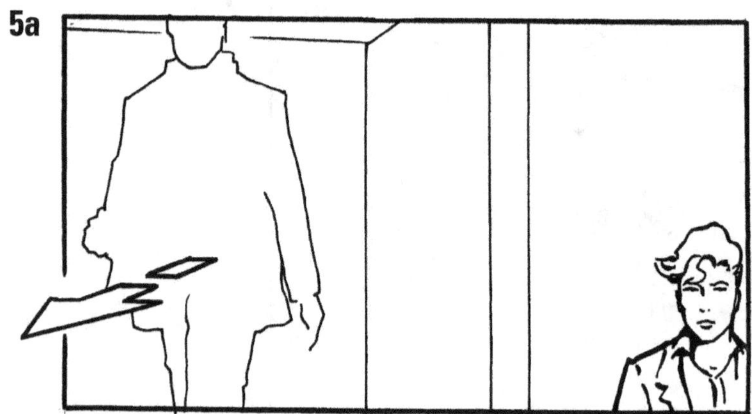

... pendant que le père s'avance, la caméra panote vers le bas et la droite alors que la dolly pivote sur la gauche...

D5

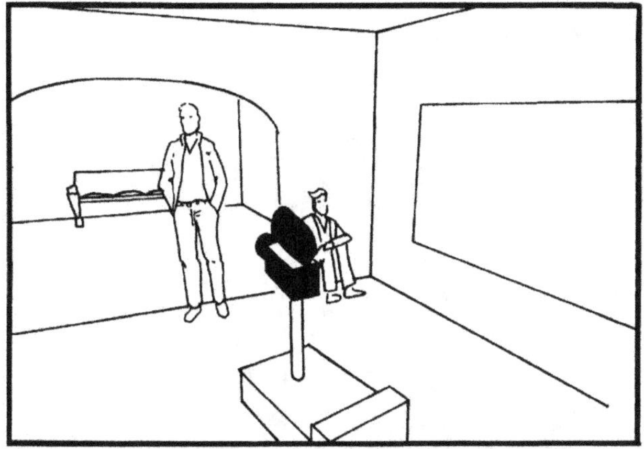

La contre-plongée est légère. Ce changement d'angle permet d'adoucir le cut précédent et de préparer le mouvement de caméra suivant.

D5a

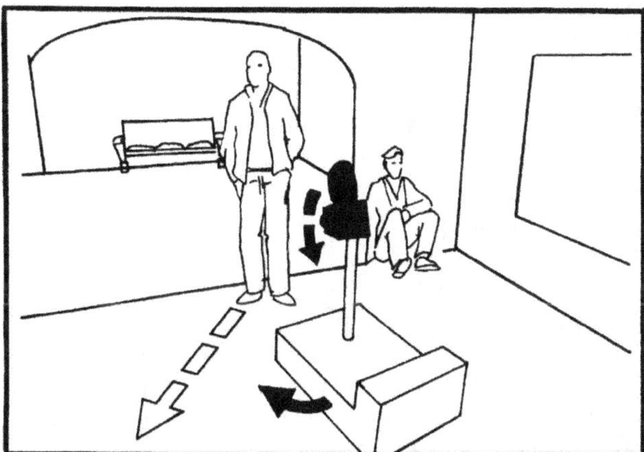

Il y a plusieurs façons de chorégraphier cette action. Le choix dépend de l'ordre dans lequel se déroulent les événements. Le père sort-il du cadre avant le début du panoramique sur Linda ou après ?

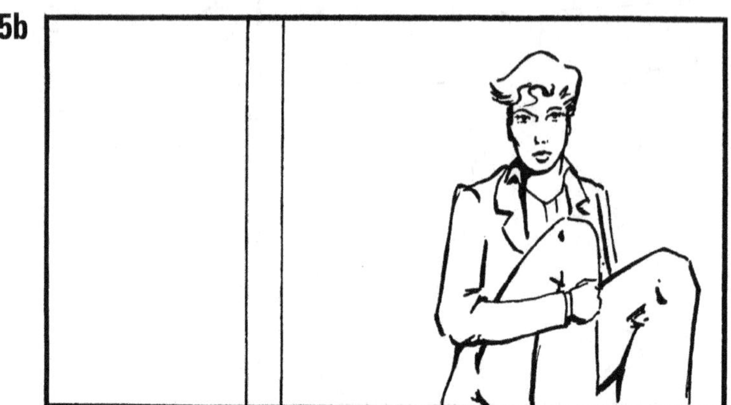

... plan rapproché de Linda. Elle regarde son père et son frère se dire bonjour.

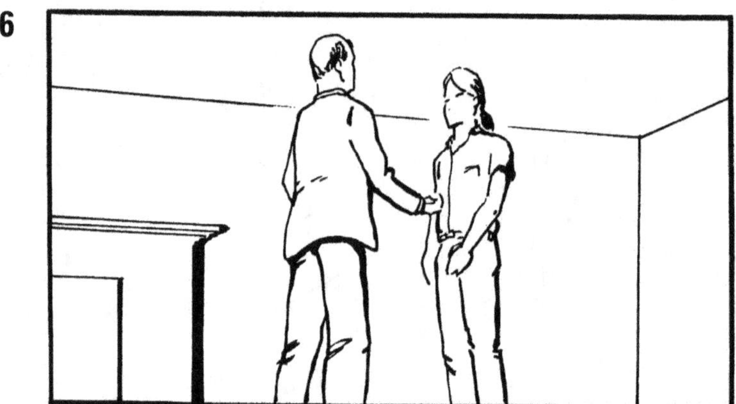

Cut vers : contrechamp sur Éric et son père en contre-plongée.

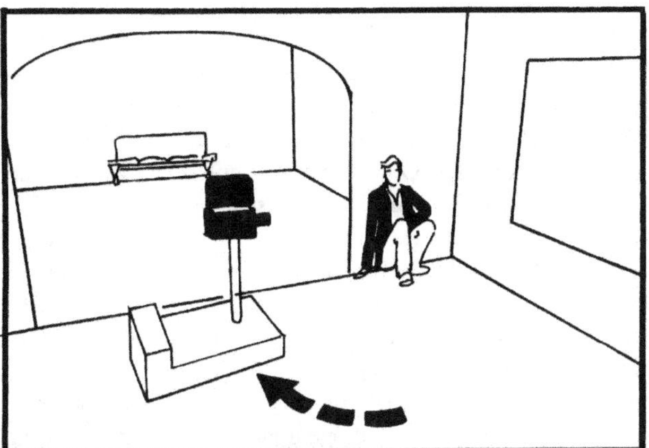

A *priori*, Linda regarde son père et son frère après l'arrêt du mouvement de la caméra. On peut ainsi faire le cut sur le mouvement de sa tête.

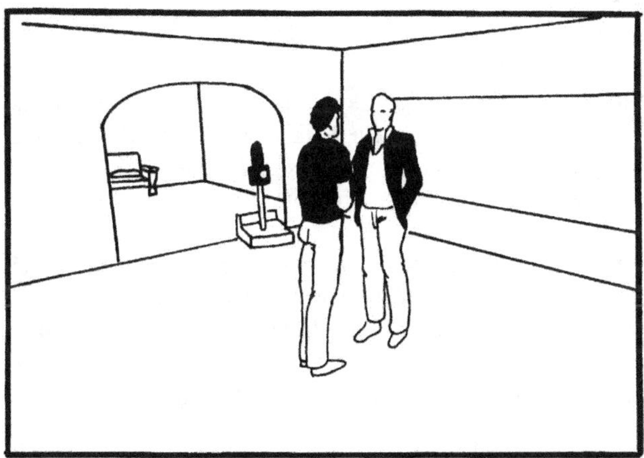

On pourrait filmer ce plan de diverses manières pour en faire un plan de couverture. Dans cette version, il traduit le point de vue de Linda.

Style

Le cas pratique 10 est conçu dans un style plus moderne que la plupart de ceux que nous avons vus jusqu'ici. Bien qu'elle s'inscrive dans le cadre du découpage classique, cette mise en scène dans un espace large et ouvert offre des possibilités de cadrage et de montage plus sophistiquées. On peut par exemple faire des cuts sur des passages sans action, à l'inverse des techniques classiques de montage. Le schéma de montage des vignettes 2c, 3 et 4 est un bon exemple d'un montage insolite. La succession des cadrages 3 et 4 accentue la distance et l'espace, c'est une coupure intense. De surcroît, l'entrée dans le champ d'Éric n'offre pas une transition douce, imperceptible entre les deux plans. Tous ces choix de cadrage et de montage perturbent le lien émotionnel entre le spectateur et les personnages.

Enfin, il faut examiner le choix de la focale et le cadrage. Dans le plan 4, Éric a beaucoup d'espace au-dessus de la tête. Ce type de cadrage donne plus d'importance au lieu qu'au personnage, ce qui évite à ce dernier de dominer totalement le plan. La plupart des autres cadrages de cette séquence sont relativement traditionnels ; avec seulement quelques changements (par exemple centrer le sujet dans le cadre en laissant de l'espace au-dessus de sa tête), on peut facilement amoindrir l'identification du public aux personnages.

L'essentiel des plans a été tourné avec des courtes focales, du 24 mm au 30 mm. La pièce faisant 8 × 7 m, on peut faire des plans larges sans que la déformation des lignes verticales ne soit trop présente, d'autant plus qu'il n'y a pas d'éléments au premier plan utilisés comme dispositifs de cadrage.

Étude de cas

Imaginons la séquence n° 10 le jour du tournage. Le matin, le réalisateur et les acteurs répètent la séquence. Le réalisateur et le directeur de la photographie décident que la fenêtre sera la source principale d'éclairage. Cela signifie que le directeur de la photo va devoir travailler avec une grande diversité d'intensités lumineuses dans le même plan.

Supposons que le réalisateur décide de faire des changements de mise en scène. Voici la conversation qui pourrait se tenir entre le réalisateur et le chef opérateur.

Réal. : Je n'aime pas le cut sur Éric quand il est à la fenêtre. En fait, j'aimerais faire un plan séquence.

Chef op. : Alors, comment passe-t-on de Linda à Éric ? Ou bien est-ce qu'on oublie Linda ?

Réal. : On reste sur elle quand elle s'assoit, puis on se recule et on panote sur Éric.

Chef op. : Mais on vient juste de faire descendre la caméra pour la cadrer. Si on panote sur Éric, on va être en contre-plongée extrême.

Réal. : Je n'aime pas ça.

Chef op. : Et si on panotait sur ses pieds ?

Réal. : Oui, il parle près de la fenêtre. Il peut jouer avec son ombre et on filme l'ombre.

Chef op. : On a les moyens techniques pour le faire.

Réal. : Ensuite on tourne avec lui et on le suit jusqu'au bout de la pièce… Pourquoi tu secoues la tête ?

Chef op. : Ça fait beaucoup de mouvements de caméra pour un monologue.

Réal. : Il faut qu'on aille de l'autre côté de la pièce pour pouvoir se retourner vers Linda.

Chef op. : Et si on restait du même côté de la pièce, là où Éric se retourne, et qu'on le laissait aller au bout de la pièce sans le suivre. Et on oublie le contrechamp.

Réal. : Ça résout un certain nombre de problèmes.
Chef op. : Beaucoup de problèmes. Et tu peux toujours faire un cut sur Linda.
Réal. : De là, on peut reculer pour cadrer le père.
Chef op. : Tu veux dire à la fin du plan ? C'est possible. En fait, ça peut même très bien fonctionner.
Réal. : Tu sais, ça sera sûrement plus fort sans Linda.
Chef op. : Continue de penser comme ça.
Réal. : Faisons une répétition.

Cas pratique 11 – Arrivée discrète du troisième personnage

Ce nouvel exemple pousse un peu plus loin l'éloignement des personnages du cas pratique 10. Cette fois, on conserve la frontalité et on élimine les contrechamps. Comme il n'y a pas de cut sur un contrechamp, on peut filmer Éric dans un long plan continu.

C'est le seul changement majeur, la mise en scène des personnages restant essentiellement la même.

Comparez cette approche avec la mise en scène précédente, où on passait en contrechamp dans la seconde moitié de la séquence. Une troisième approche de l'espace de jeu a été étudiée dans le cas pratique 9. La caméra tournait autour de l'action centrée sur la table de cuisine.

Les mises en scène des cas pratiques 9, 10 et 11 constituent les trois approches fondamentales de l'espace de jeu pour n'importe quelle séquence :

1. La caméra est en dehors de l'action et la filme depuis une seule direction.

2. La caméra est dans l'action et filme vers l'extérieur.

3. La caméra est hors de l'action et la filme depuis des directions opposées.

Ces trois stratégies sont numérotées dans un ordre croissant de difficulté. Dans ce cas, la difficulté se réfère à l'importance de l'espace à éclairer et à décorer, ainsi qu'au nombre de mouvements de caméra à effectuer.

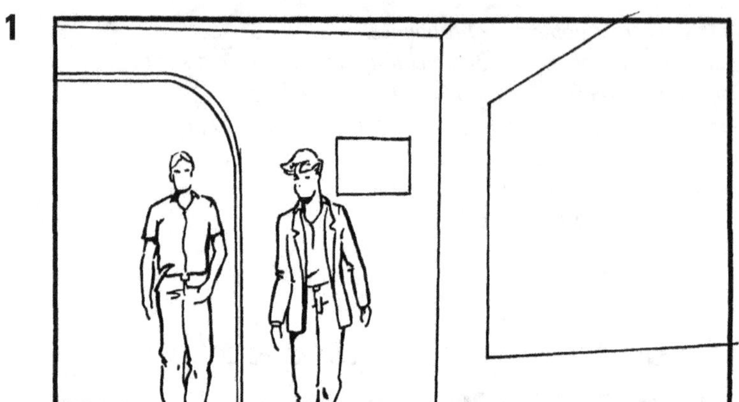

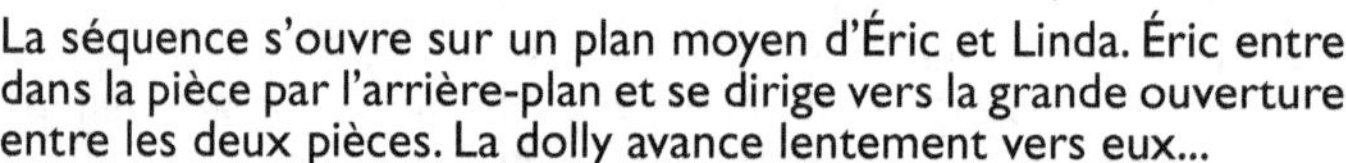

La séquence s'ouvre sur un plan moyen d'Éric et Linda. Éric entre dans la pièce par l'arrière-plan et se dirige vers la grande ouverture entre les deux pièces. La dolly avance lentement vers eux...

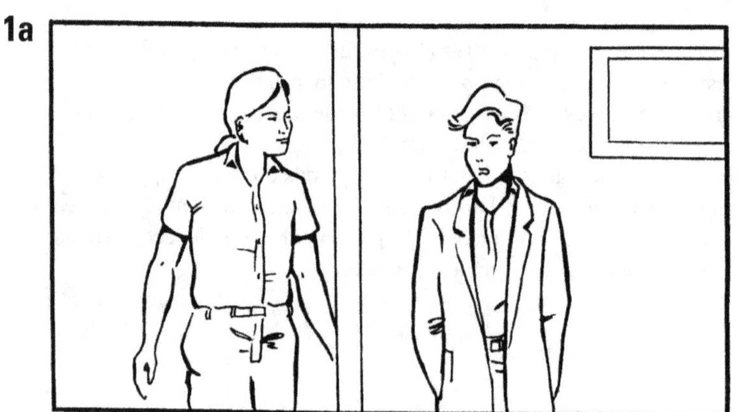

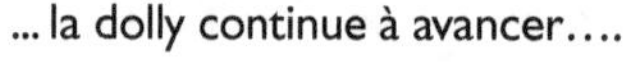

... la dolly continue à avancer....

Éric : Cet endroit a l'air désert.

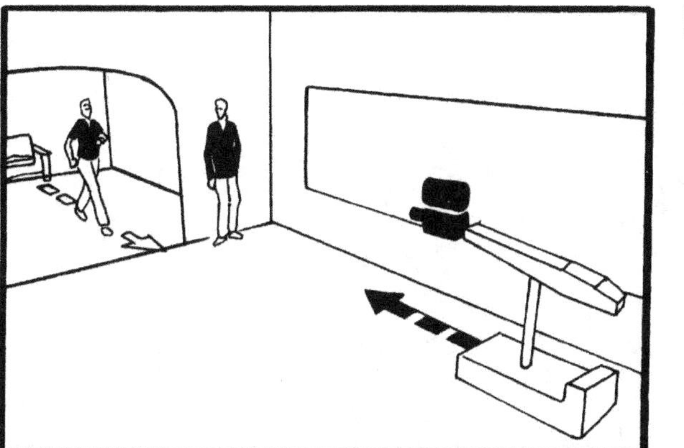

D1

Pour ce plan, Linda est déjà dans le champ et Éric y entre par l'arrière-plan.

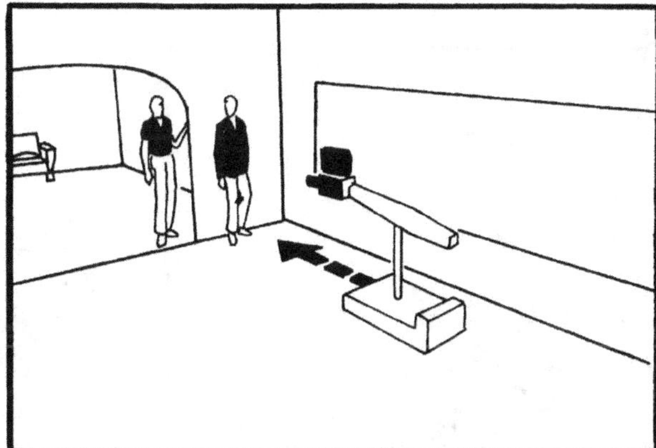

D1a

Le mouvement de caméra doit être minuté pour s'arrêter sur le plan rapproché à deux de la vignette 1b.

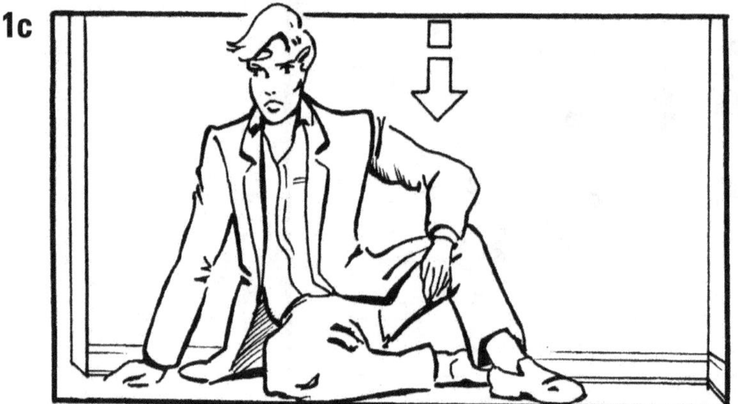
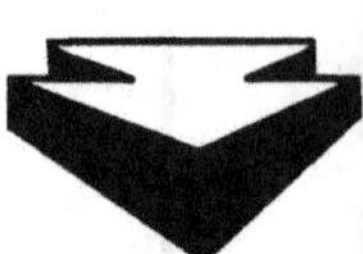

... la caméra avance sur Linda alors qu'Éric sort par la droite du cadre...

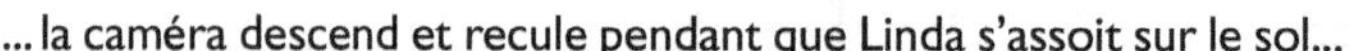

...la caméra descend et recule pendant que Linda s'assoit sur le sol...

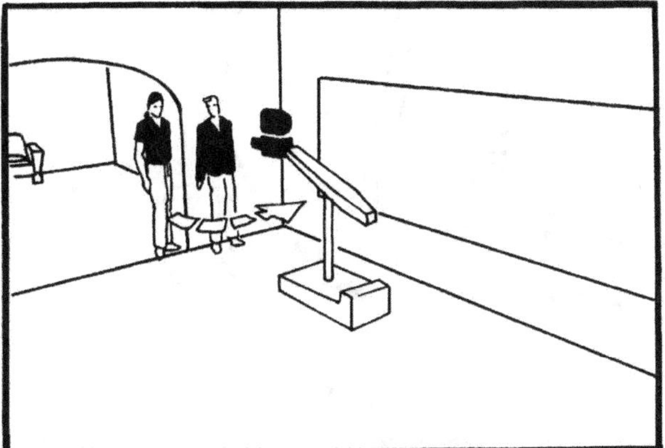

On maintient cette position pendant qu'ils discutent.

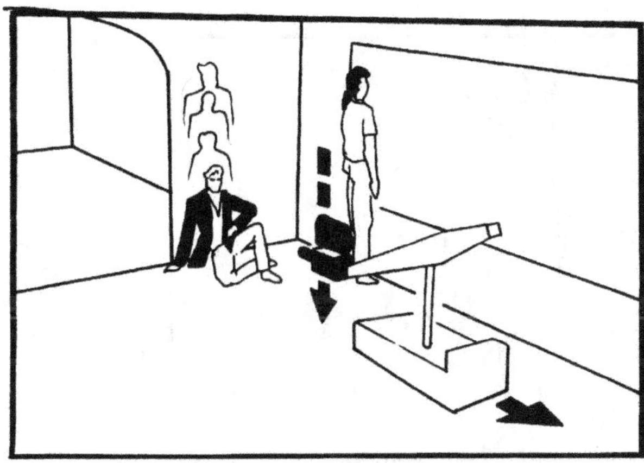

Éric fait un volet en passant devant la caméra, ce qui permet de masquer le début de la descente et du recul de la caméra. La caméra s'arrête en plan moyen et en légère contre-plongée sur Linda.

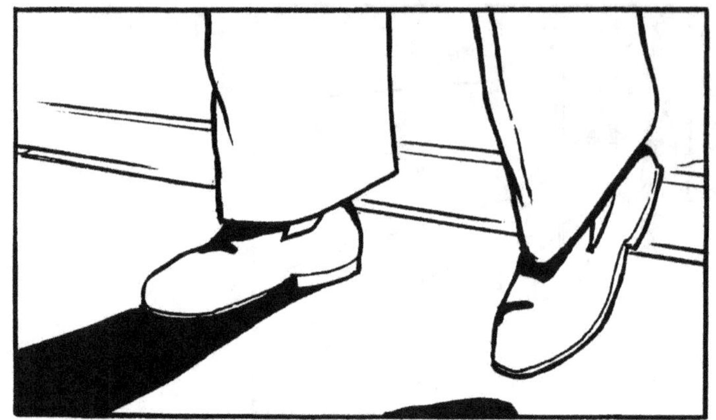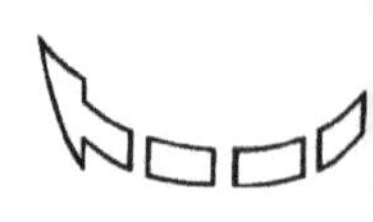

1d

... on panote sur les chaussures d'Éric. Il joue avec son ombre en entrant et sortant de la lumière donnée par la fenêtre...

Éric : Tu te souviens quand on faisait ça, Linda ? Le soleil, c'est ce qu'il y avait de mieux dans cette pièce.

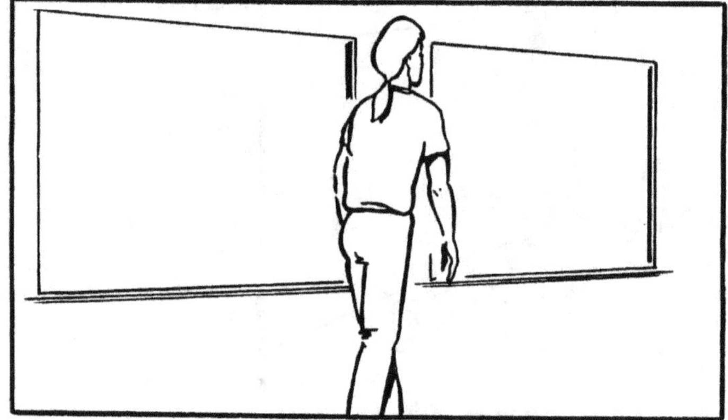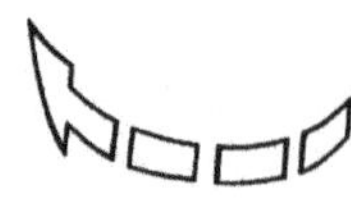

1e

... la dolly tourne sur elle-même pour suivre Éric qui s'éloigne de Linda...

Éric : C'est là qu'il y avait la tapisserie ?
Linda : Ouais, la fausse tapisserie orientale.

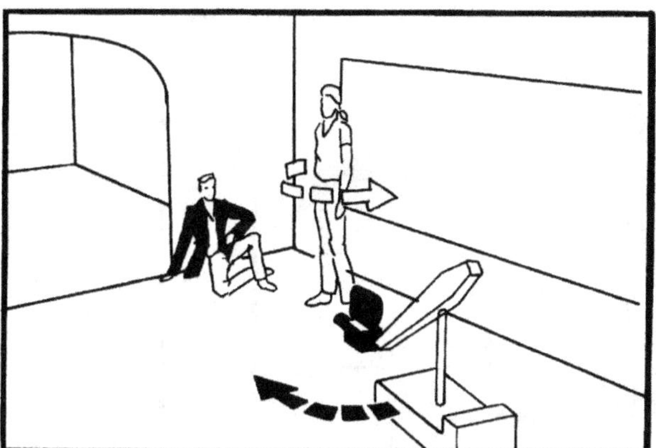

D1d

Il sera peut-être nécessaire de faire reculer la dolly pendant qu'on panote sur les pieds d'Éric.
La caméra entame un quart de tour à gauche. C'est le début du changement d'orientation de la caméra. Elle va maintenant filmer la partie opposée du décor.

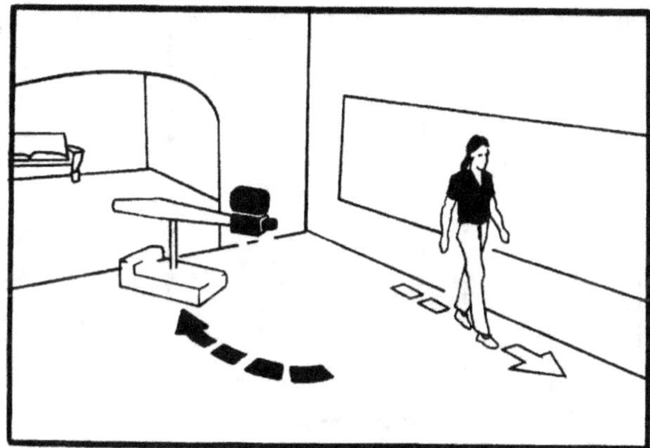

D1e

La dolly continue le déplacement en arc de cercle en suivant Éric.

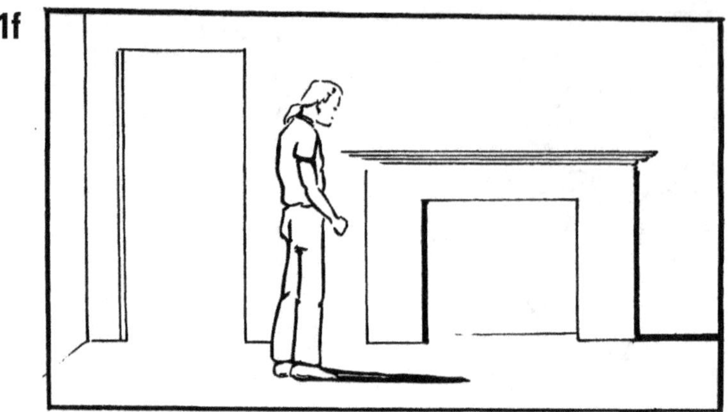

. ... la caméra continue à suivre Éric en panoramique. Il s'arrête fréquemment pour regarder la pièce et faire remonter de vieux souvenirs...

Éric : C'est la première fois en trois ans que je revois papa.

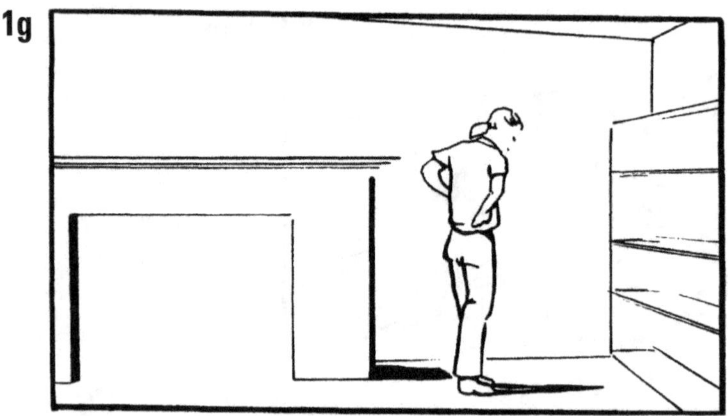

... la dolly fait un travelling sur la droite pour suivre Éric. Le mouvement s'arrête quand il fait une pause dans le coin de la pièce...

Père (hors champ) : Éric, tu n'as pas verrouillé la porte derrière toi. Ce n'est pas très malin.

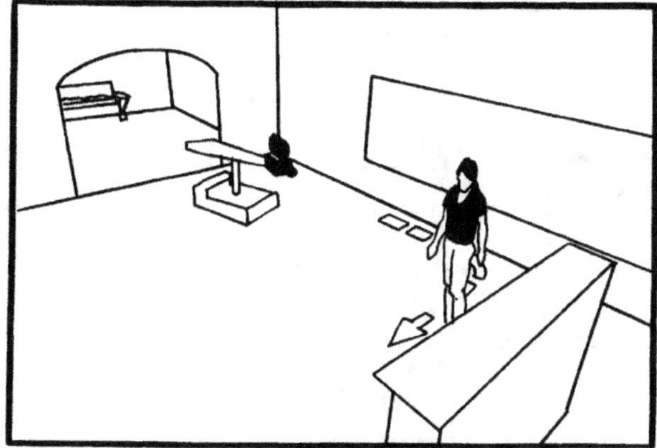

La caméra continue à panoter sur Éric pendant qu'il se promène dans la pièce. On a le choix d'arrêter ou non le mouvement quand Éric fait une pause. Certains réalisateurs estiment que si le mouvement de caméra continue alors que le personnage s'arrête, l'attention du spectateur se porte sur le mouvement et plus sur l'action.

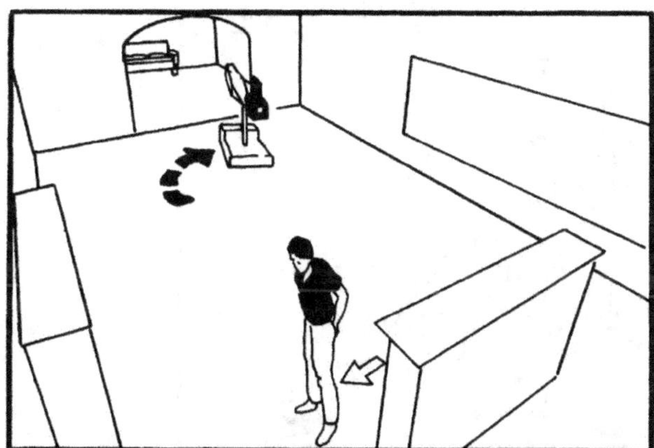

La dolly effectue un travelling, mais comme elle se déplace moins vite qu'Éric, elle n'est qu'au milieu de la pièce quand il arrive dans le coin.

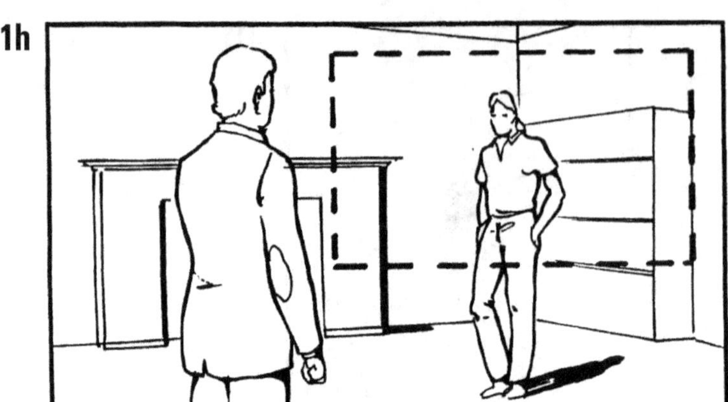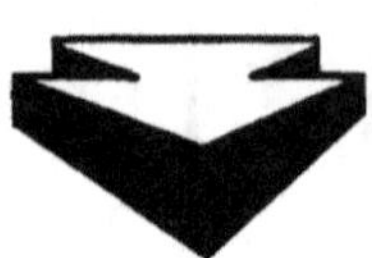

... la caméra recule (depuis le cadrage indiqué par les pointillés) pour faire apparaître le père d'Éric. Éric se retourne pour lui faire face.

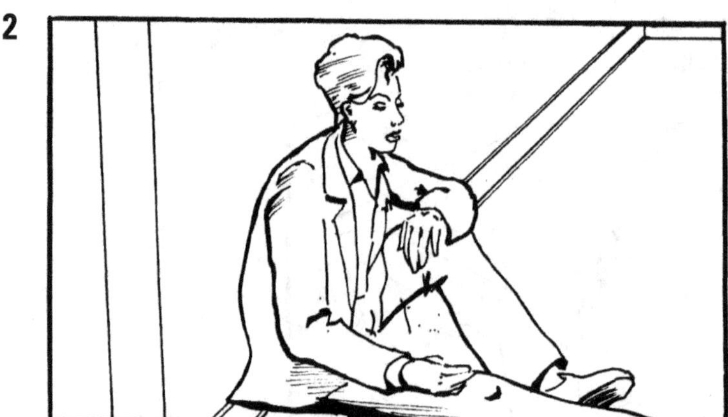

Cut vers : Linda. Elle ne regarde pas dans la direction de son père.

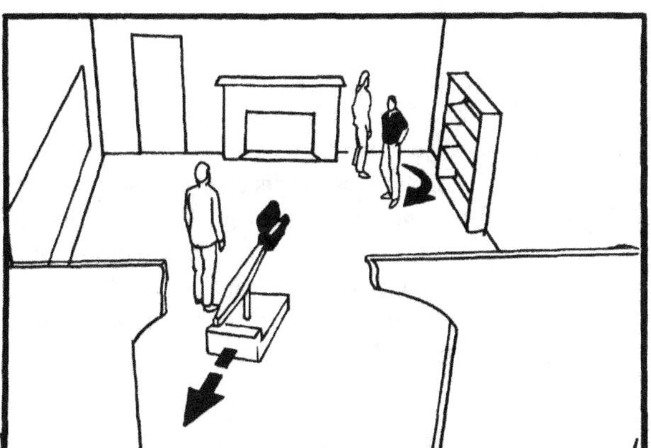

Ce travelling arrière est calé sur la réplique du père d'Éric.
Comparez cette manière de faire apparaître le père à celle
utilisée dans le cas pratique 10.

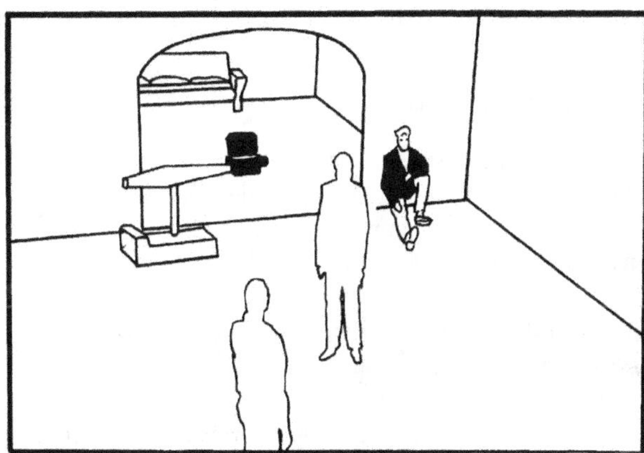

C'est le premier cut de toute la séquence. On peut désormais
penser que la séquence se poursuit par une discussion plus
que par un monologue. Des plans plus courts et un montage
plus rapide conviendraient sans doute mieux.

Ce type de mise en scène nécessite des répétitions rigoureuses. Le mouvement est délicat, particulièrement le passage du gros plan de Linda aux pieds d'Éric.

On peut exécuter le mouvement décrit par le story-board avec un Steadicam, un système Panaglide ou une dolly. Dans la mesure où l'espace de jeu est vaste, on peut facilement poser des plaques de roulement. Une bonne équipe de machinistes peut exécuter ce travail rapidement, et contrairement à ce que pensent certains réalisateurs, on ne gagnerait pas beaucoup de temps en utilisant un Steadicam. Se pose également la question de l'aspect de l'image. Comme Éric marche lentement, le balancement du Steadicam serait plus perceptible.

Plans de couverture

Le réalisateur peut prendre plus de risques avec cette séquence, car il peut filmer une à deux pages du scénario avec seulement quelques configurations. De plus, le décor est vaste et quasiment vide, ce qui simplifie les problèmes liés aux lumières, à la machinerie et aux accessoires.

Pour un film destiné au cinéma, le réalisateur disposerait d'une journée entière pour filmer l'ensemble de la séquence et quelques plans de couverture simples. Il filmerait sûrement des plans de Linda réagissant aux propos de son frère. Il serait également utile de tourner une version simplifiée du plan dans lequel la caméra suit Linda qui s'assoit, puis panote sur les pieds d'Éric. Pour cela, il suffit de tourner un plan large qui élimine le mouvement de dolly.

Entretien avec Van Ling

Van Ling a été le directeur de création et le superviseur des effets spéciaux pour *The Abyss (Abyss)* et *Terminator 2* de James Cameron. Il a également été le directeur du département création chez Lightstorm Entertainment et membre du conseil consultatif de l'American Film Institute/Apple Computer Center for Film and Vidéomakers.

Pouvez-vous nous expliquer la différence de mise en scène entre une séquence d'action et une séquence d'effets spéciaux ?

Les séquences d'effets spéciaux et les séquences d'action ont en commun leur coût très élevé et l'impossibilité de refaire les cascades, les explosions, etc. La différence réside dans le fait que les séquences d'effets spéciaux sont souvent réalisées en marge de l'action principale, avec des maquettes ou un fond bleu, alors que les séquences d'action ont réellement lieu sur le décor.

Dans une séquence d'action, le montage est généralement rapide et dynamique. Il faut donc accentuer l'intelligibilité de la mise en scène et la couverture des différents éléments. Quand vous montez des morceaux de plans qui ne font parfois que trois images, il est essentiel d'établir clairement la géographie de l'action pour que le spectateur ne soit pas désorienté. Vous établissez une direction d'écran, vous vous y tenez et vous tournez un grand nombre de plans de couverture.

Pour une séquence qui comporte des effets spéciaux, il faut impérativement planifier la mise en scène, car souvent on ne peut utiliser qu'un angle de prise de vues ou qu'un seul mouvement. À cause du coût élevé des effets spéciaux, notamment pour les composites, vous ne pouvez pas simplement filmer votre plan puis demander à la société d'effets spéciaux de rajouter l'effet par-dessus.

Avec les nouvelles technologies numériques et le motion control, *on peut donner un peu plus de liberté à la caméra. Mais le coût des effets reste très élevé. Il faut donc bien choisir le moment dans la séquence où l'effet sera utilisé, ce qui implique qu'il faut planifier la séquence très minutieusement pour que le rendu de cet effet soit optimal. Les séquences d'effets spéciaux assemblent souvent des plans tournés à des kilomètres et des semaines d'écart, il est donc crucial de les préparer avec précision.*

Comment décririez-vous le processus de visualisation entre le concept initial et l'exécution ?

En écrivant le scénario, on a tendance à visualiser certaines choses de manière très spécifique. Il nous arrive de faire des repérages de décor pendant que nous écrivons. Par exemple, pour la poursuite dans le canal dans Terminator 2, *Jim et Bill Wisher, les co-scénaristes, ont parcouru les canaux du système de contrôle des inondations pour s'imprégner de l'aspect des lieux quand ils écrivaient la séquence. Ensuite, après avoir avancé dans la préparation, Jim est retourné sur place et a fait une cassette vidéo. Au même moment, les décorateurs se sont également rendus sur le décor et ont pris une grande quantité de mesures.*

Pendant ce temps, les storyboardeurs travaillaient avec Jim pour dessiner la séquence. Les informations contenues par le story-board décrivent l'action de manière très précise. On commence à avoir une idée du type de matériel qu'il faudra pour tourner la séquence : accroches, voiture travelling, projecteurs, etc. On sait quelle partie du décor sera utilisée pour mettre en place le matériel et quels éléments il faut enlever ou construire dans l'arrière-plan.

Réunissez-vous l'ensemble de l'équipe de production pour examiner les story-boards ?

Oui, nous organisons quelques grosses réunions avec l'équipe de création au cours de la préparation.

Qui assiste à ces réunions ?

Jim Cameron, les producteurs, le story-boardeur et les techniciens des effets spéciaux ou les cascadeurs selon la séquence que nous examinons. Nous nous réunissons autour d'une maquette avec les story-boards et nous mettons au point les détails de la séquence. Il nous arrive d'utiliser une caméra miniature dans la maquette et de jouer l'action. Tout le monde a le regard rivé sur le moniteur. Avec ce genre de visualisation, on peut voir les plans tels qu'ils sont discutés en réunion. Les maquettes sont une aide précieuse car même le meilleur des story-boards peut donner lieu à plusieurs interprétations.

Quand vous commencez à tourner, dans quelle mesure suivez-vous les indications du story-board ?

En général, nos story-boards ne sont que l'illustration de ce que nous avons décidé de filmer. Jim se rend systématiquement sur le décor avec son viseur de champ, nous emmenons une caméra vidéo et nous prenons toutes sortes de mesures. Dans Terminator 2, *la séquence de poursuite dans le canal a été filmée dans plusieurs décors, chaque site ayant été choisi en fonction d'un élément visuel précis. Mais il fallait qu'une fois montée, la séquence donne l'impression de se dérouler dans un lieu unique. Il nous a fallu raccorder des endroits où les murs étaient rapprochés et d'autres où ils étaient plus éloignés, des endroits où ils étaient inclinés et d'autres où ils étaient droits. Les story-boards nous donnaient les bases de l'action. Nous savions donc exactement ce qu'il devait se passer et cela nous empêchait de perdre le fil de l'action alors que nous nous débattions avec les problèmes de continuité liés au décor.*

Ce que j'ai remarqué avec les scènes d'action, c'est que même avec des story-boards nous devions faire des plans de couverture des deux côtés de la ligne d'action, quand ils étaient simples à tourner. Le montage n'est jamais exactement celui que l'on prévoit. Si on n'a pas de plans qui se chevauchent, de solutions de secours, on se retrouve face à une difficulté insurmontable.

Il faut distinguer les séquences d'effets spéciaux et les séquences qui contiennent des effets spéciaux. Pour les séquences d'effets spéciaux, nous suivons strictement le story-board car souvent, tout est créé en vue de cette séquence. Quand on construit une maquette, c'est d'après le story-board ; elle est prévue pour être filmée selon un angle précis. Les câbles et les pylônes qui la maintiennent sont placés aux endroits qui n'apparaissent pas dans le cadre. Chaque petit changement dans la mise en scène peut alors se révéler très onéreux et long à effectuer.

Vous numérisez certains de vos story-boards. Pourquoi ?

En partie parce que la numérisation, en comparaison de la photocopie, permet un meilleur rendu des demi-teintes et des couleurs. Mais le plus gros avantage de la numérisation, c'est qu'on peut ensuite retravailler les images dans des logiciels comme Photoshop.

De quel type de modifications parlez-vous ?

Par exemple, Jim peut regarder une image et décider que le plan fonctionnerait mieux si elle était inversée. Au lieu de faire appel au dessinateur, il suffit d'une commande sur l'ordinateur. On peut également faire disparaître un personnage du premier plan ou de l'arrière-plan. Ou faire un recadrage. Cela nous permet de gagner beaucoup de temps.

Utilisez-vous d'autres nouvelles technologies ?

Nous avons utilisé la Toshiba IK-M30A. C'est une caméra miniature grosse comme le pouce. On peut faire le point de 5 mm à l'infini. Avec cette caméra, nous filmons les plans dans les maquettes pendant la préparation. C'est ainsi que nous avons visualisé la séquence de l'aciérie à la

fin de T2 (Terminator 2). Les décorateurs sont allés dans une aciérie désaffectée et l'ont mesurée sous toutes les coutures. Ensuite, ils ont construit une maquette à l'échelle sur une table de 1,5 m × 1,5 m. Nous avons alors utilisé la caméra miniature dans cette maquette pour définir les angles de prise de vues. Jim a ainsi pu déterminer les besoins en matériel spéciaux pour cette séquence. De la même manière, les décorateurs ont pu insérer dans la maquette de l'aciérie les maquettes d'éléments qu'ils installeraient plus tard dans le décor.

Des éléments comme les escaliers, qui n'existaient pas dans le site originel ?

Tout à fait. Par exemple, les décorateurs ont conçu un tapis roulant pour la scène de l'aciérie. Ils en ont fait un modèle réduit qu'on a mis en place dans la maquette de l'aciérie. Jim pouvait déplacer ce modèle réduit et visualiser les plans avec la caméra Toshiba.

Sur le décor lui-même, de nombreux éléments étaient mobiles pour pouvoir les disposer à notre guise et obtenir la meilleure composition possible au cadre.

Cela signifie-t-il que vous aviez des machines, des poutres, des tuyaux et des murs que vous pouviez déplacer pour obtenir une meilleure composition ?

Oui. C'est un procédé standard de tricher avec le décor, mais pas tant pour obtenir une meilleure composition que pour en trouver une qui soit simplement correcte. Si vous tournez dans un couloir étroit qui sépare des murs de machines, il est quasiment impossible de filmer de biais, à moins d'utiliser un très grand-angle aux déformations exagérées ou de pouvoir pousser un peu les murs. Nous avons considéré l'aciérie plus comme un décor de plateau, plutôt que comme un décor naturel, dans la mesure où la plupart des éléments qui figuraient dans le décor avaient été construits. On peut tricher sur la disposition du décor pour obtenir des cadrages qui aident à raconter l'histoire, toutefois, il faut le faire dans des limites qui permettent de conserver un certain degré de continuité dans la géographie du lieu.

Mais tout ceci avait été visualisé en utilisant la caméra miniature dans la maquette avec des petits soldats. Nous avons également utilisé une imprimante qui permet de sortir des images depuis un film vidéo. Nous avons ainsi pu créer des story-boards, ou du moins des ébauches, qui ont ensuite servi aux dessinateurs pour exécuter les story-boards définitifs.

Avez-vous déjà essayé de monter une séquence à partir des enregistrements vidéo ?

Nous avons fait des vidéomatics (montage cut de vignettes de story-boards ou d'autres types de documents) pour Abyss. Nous avons beaucoup utilisé les maquettes du sous-marin. Nous les déplacions à la main, comme un marionnettiste, et nous nous servions de boîtes en carton pour simuler un bâtiment. Cela peut paraître étrange mais c'est une méthode efficace pour se représenter rapidement la dynamique d'un plan.

Dans certains cas, quand nous montions les séquences d'effets spéciaux avec les vrais plans, nous filmions le moniteur vidéo en déplaçant le sous-marin devant. Ensuite, nous intégrions cet enregistrement dans la séquence d'effets spéciaux en cours de montage. Malgré la mauvaise qualité de l'enregistrement, on obtient toujours une meilleure représentation de la dynamique du plan qu'avec une vignette de story-board ou un plan noir.

Utilisez-vous la vidéo pour visualiser la mise en scène à l'échelle réelle ?

Oui, mais en général seulement pour les séquences d'action ou d'effets spéciaux. Nous utilisons une caméra vidéo pour préparer les plans des personnages qui seront combinés avec les effets. Si c'est nécessaire, on filme quelqu'un dans les locaux de la production.

Parlons de la mise en scène sur le plateau. Utilisez-vous souvent plusieurs caméras ?

En dehors des séquences d'action, où nous pouvons avoir jusqu'à onze caméras qui tournent, il nous arrive d'utiliser deux ou trois caméras pour les séquences plus calmes. On obtient ainsi un gros plan et un plan américain simultanément. On peut également utiliser la caméra A pour tourner un plan de profil en travelling d'un couple qui marche. La caméra B est placée en face du couple et le filme alors qu'il se rapproche. En général, le surcoût occasionné par le cadreur et la caméra supplémentaires est largement compensé par le temps gagné en tournant à plusieurs caméras. L'utilisation de plusieurs caméras est également utile pour filmer les séquences où il y a de nombreux personnages. Une caméra filme le master pendant que les autres filment des gros plans. On dispose ainsi plus rapidement des plans de couverture.

Utilisez-vous souvent de longs masters ?

Vous en avez un bon exemple dans le plan au laboratoire Cyberdyne, au début de T2, quand on rencontre Dyson pour la première fois. Le laboratoire était construit en studio et était constitué de grandes pièces toutes connectées entre elles. C'est tout à fait logique de faire un mouvement continu dans un tel décor. En explorant le lieu en totalité, sa réalité augmente.

Il y avait beaucoup d'activité dans cette séquence, des gens qui travaillaient et beaucoup d'équipements, comme les écrans d'ordinateurs, qui devaient fonctionner. Ça nous a pris beaucoup de temps pour tout mettre au point. Par conséquent, si cela nous prenait trois heures pour tourner le master, il était logique de l'utiliser pour la totalité de la séquence. Si nous n'avions pas fait cela, il nous aurait tout de même fallu trois heures pour tourner la séquence, plus deux heures pour tourner les plans de couverture. Pour tout filmer en continu, il nous a juste fallu répéter un peu plus précisément.

Nous avons décidé d'employer un Steadicam pour tourner cette séquence. Jim voulait que le plan ait un aspect nerveux, comme un documentaire. Avec un opérateur comme Jimmy Muro, qui a fait tous les plans au Steadicam de T2, nous avons obtenu ce qu'on peut qualifier de performance. Je crois qu'il nous a suffi de sept prises pour filmer la séquence.

Comment avez-vous élaboré la mise en scène de cette séquence ?

La séquence précédente se termine sur un écran de télévision dans l'hôpital psychiatrique. Nous avons décidé de débuter la séquence suivante sur un écran d'ordinateur du laboratoire Cyberdyne. On y voyait le schéma du prototype de puce électronique conçu d'après les restes du Terminator du premier film. On effectue un panoramique depuis l'écran jusqu'à la vraie puce sur une table. On panote ensuite jusqu'à Dyson et un informaticien à l'arrière-plan qui regarde un autre écran d'ordinateur.

Jim savait que c'était les éléments du récit qu'il souhaitait montrer. Mais la position de la caméra et la chorégraphie ont été décidées et ajustées pendant les répétitions. Nous avons réglé la position des accessoires, des meubles et des acteurs pour obtenir le cadrage voulu à chaque instant du plan. Et évidemment, il y a des figurants qui se déplacent dans le cadre, en l'occurrence des employés de Cyberdyne. Jim corrigeait les entrées et les sorties de champ en regardant la séquence sur le retour vidéo.

Combien de temps durent les répétitions avec les acteurs avant le début du tournage ?

Jim passe généralement une semaine ou deux à faire des lectures du scénario avec les acteurs avant le début du tournage. Mais il s'agit plus de mettre au point le jeu et le caractère des personnages que de créer la mise en scène. Jim ne fait jamais ce type de répétitions sur le décor. Ensuite, le jour du tournage, les acteurs

sont dans la peau des personnages et ceux-ci réagissent en fonction de la réalité du décor. Jim détermine la mise en scène à ce moment, en laissant les acteurs se déplacer dans le décor. Quand l'ensemble commence à prendre forme, il peut dire à un acteur « Ok, si tu t'arrêtes ici, je peux mettre ma caméra là et tu seras en gros plan ».

Combien de temps prenez-vous pour faire la mise en scène d'une séquence relativement complexe ?

Chaque séquence est unique, mais on peut compter une moyenne d'une heure et demie à deux heures. On passe ensuite environ une heure pour mettre en place la lumière, en utilisant des doublures pendant que les acteurs sont à l'habillage et au maquillage. Quand les acteurs reviennent sur le plateau, on fait les derniers ajustements de lumière et de mise en scène. Cela prend environ trente minutes. Ensuite, on peut tourner.

Que pensez-vous des plans en mouvement ?

Les plans en mouvement sont les plus dynamiques, mais il faut les utiliser parce qu'ils apportent un plus au récit, et non pas uniquement parce qu'ils sont dynamiques, sinon le public s'en rend compte immédiatement. Ils doivent avoir un objectif, idéalement un début et une fin, comme une petite histoire indépendante. Un des problèmes avec les plans en mouvement, c'est que si on ne fait pas suffisamment attention en les tournant, il peut être difficile de les faire raccorder avec d'autres plans, en début comme en fin. J'ai remarqué que Jim conçoit ses plans longs pour qu'ils puissent être utilisés de diverses manières. Il peut soit les utiliser en plan continu, soit en plusieurs plans indépendants. Il arrive à cela en incluant différents cadrages dans le plan, comme des gros plans ou un changement d'angle de prise de vues. Et ces différents cadrages sont clairement séparés et filmés comme s'il s'agissait de plans fixes.

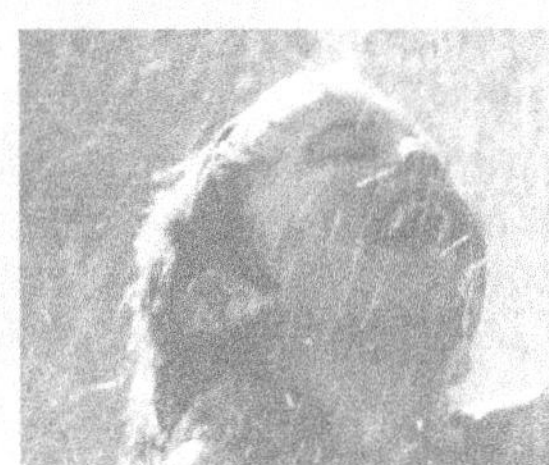

Mise en scène de plusieurs personnages

Quand il y a au moins quatre personnages qui ont un rôle important dans une séquence, le nombre de plans de couverture devient vite important. À moins que la séquence ne soit constituée de plans longs, on peut avoir besoin de dizaines de plans pour obtenir des gros plans et des plans rapprochés de chaque personnage. Plus le nombre de personnages importants augmente, plus il est nécessaire d'avoir un schéma de tournage précis. La façon la plus évidente de tourner une séquence avec plusieurs personnages consiste à les filmer en groupes. Les groupes de personnages assis sont assez simples à filmer, puisque les positions des acteurs sont fixées. Le spectateur comprend sans problème l'orientation du lieu. Mais quand plusieurs personnages sont debout et se déplacent dans l'espace de jeu, le réalisateur doit trouver le moyen de présenter une séquence qui soit visuellement cohérente.

Le réalisateur peut commencer sa mise en scène par une approche individuelle de chaque personnage en réglant le mouvement de chaque acteur. Cependant, cette façon de travailler a tendance à lisser la structure générale de la séquence. En effet, le réalisateur n'a pas une vue d'ensemble de la séquence avant d'avoir passé beaucoup de temps à mettre au point les détails. Quand il commence à avoir une idée des mouvements et de l'allure, la mise en scène est déjà très avancée. Avec cette approche, les décisions relatives à la caméra sont prises très tard dans le processus de mise en scène.

Une alternative à cette approche individuelle des personnages consiste à diviser l'action en zones de jeu. Chaque zone peut comprendre un master secondaire qui établit le nouvel espace et les plans de couverture qui y correspondent. C'est une approche logique car dans la plupart des séquences à personnages multiples, ces derniers sont répartis par petits groupes, même si ces groupes changent pendant la séquence. La question n'est donc pas de savoir si les personnages vont être groupés mais où ils vont l'être. Le réalisateur décide de la partie de décor qui sera utilisée pour chaque groupe, et de l'angle de prise de vues selon lequel chacun sera filmé. Ensuite, au moment de la répétition, il demandera aux acteurs de se déplacer dans la zone qu'il souhaite filmer pour chaque partie de la séquence. Naturellement, il faut prendre en compte les propositions des acteurs, mais l'organisation générale de la séquence est établie très tôt dans la répétition. Cette préparation est essentielle, car au contraire du mouvement individuel d'un acteur, il est très difficile d'imaginer l'allure générale d'une séquence dans laquelle plusieurs personnages évoluent.

La répartition de l'espace de jeu en zones aide à structurer les mouvements confus qu'on peut trouver dans une séquence de fête ou d'une rue animée. Cela permet également de classer les mouvements nécessaires au tournage selon un plan que le chef opérateur et l'assistant réalisateur comprendront aisément. Néanmoins, ce travail n'est qu'un point de départ pour organiser rapidement des dizaines de plans potentiels.

Il peut y avoir deux ou trois zones dans une séquence où plusieurs personnages peuvent se regrouper pour interpréter un long dialogue. On connecte ces zones par des mouvements de caméra, comme des travellings ou des panoramiques, qui suivent généralement un personnage. Ou alors, on connecte deux zones par un contrechamp de telle façon que le personnage qui est au premier plan dans une zone se retrouve à l'arrière-plan dans le plan suivant.

Cette organisation ne doit pas nuire au style, au rythme et à l'interprétation. Aussi, face à un nombre d'acteurs important, un schéma directeur permet au réalisateur de garder le contrôle sur ses options de couverture, potentiellement considérables.

Les zones de jeu

Le schéma de mise en scène présenté dans la figure 7-1 montre un diagramme en plan du décor utilisé pour le cas pratique 12. Les pavés grisés représentent les zones de jeu dans lesquelles les acteurs forment des groupes pendant le déroulement de la séquence. Bien que les limites de ces zones ne soient pas rigoureuses et qu'il arrive qu'un acteur se trouve entre deux zones, l'essentiel des plans montre une action qui se déroule dans ces zones grisées.

Vous remarquerez que toutes ces zones sont filmées de face ou de biais, ce qui signifie que seulement deux tiers de l'arrière-plan est filmé. C'est pourquoi un des murs du décor n'a pas été construit, aucun angle de prise de vues ne l'inclut dans le cadre. Tous les champs/contrechamps sont organisés dans la largeur du décor (entre la gauche et la droite du diagramme) pour réduire l'espace de jeu et pour que les arrière-plans soient contigus.

Figure 7-1

Les pavés gris représentent les zones de jeu utilisées dans le cas pratique 12.

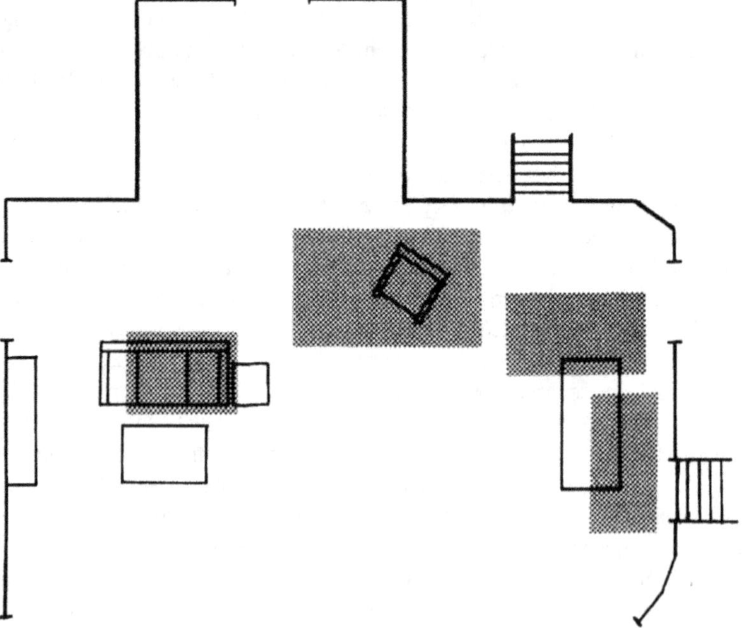

La figure 7-2 présente les positions de caméra utilisées dans le cas pratique 12. Quand on considère que chacune de ces positions représente un plan pour lequel il a fallu répéter et régler les lumières, on peut se faire une idée du temps nécessaire à la réalisation de cette séquence. De plus, le diagramme ne montre aucune des positions de caméra employées pour filmer les plans de couverture. Il faudrait pour cela doubler ou tripler le nombre de positions.

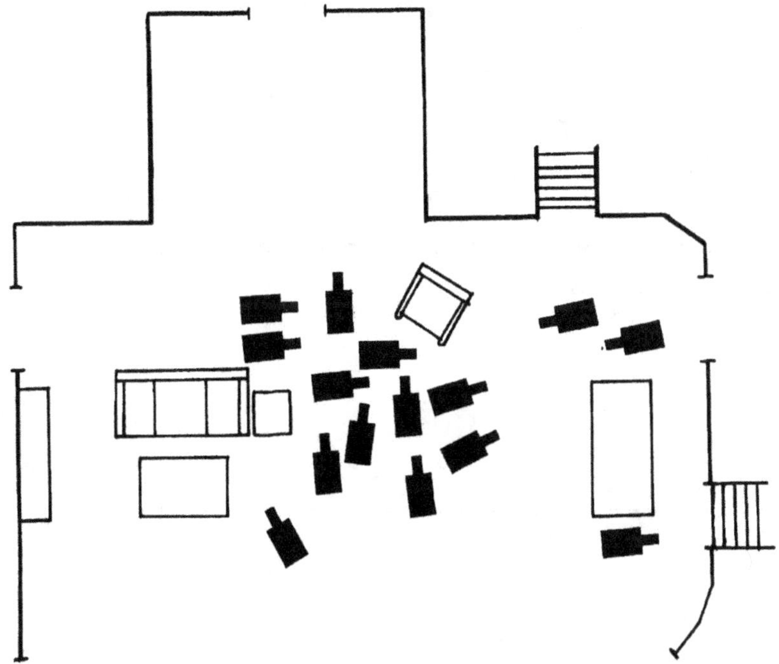

Cas pratique 12 – Six personnes discutent dans une pièce

Dans ce nouvel exemple, nous allons travailler avec six personnages dans une séquence assez riche en dialogue. C'est une séquence dans laquelle les personnages vont et viennent, forment fréquemment de petits groupes pour un court instant, puis se repositionnent dans un nouveau groupe. Cette mise en scène est particulièrement ambitieuse et éprouvante pour le réalisateur et d'un genre qu'on ne voit pas à la télévision car trop long à réaliser.

Plusieurs mouvements de caméra sont utilisés pour diriger l'attention du spectateur, mais à l'inverse des exemples que nous avons vus jusqu'alors, il n'y a pas de long master qui serve de colonne vertébrale à la séquence. Au lieu de cela, cet exemple s'appuie sur le montage pour effectuer la connexion entre les différents angles de prise de vues et pour se déplacer d'une zone à l'autre dans le décor. Le but des mouvements de caméra consiste ici à mettre en valeur ou à isoler un personnage dans un espace déjà établi.

Commencez par vous familiariser avec le plan au sol du décor dans lequel plusieurs zones de jeu ont été identifiées. Le cas pratique 12 utilise énormément le montage et les contrechamps ainsi que les angles de prise de vues de face et de biais. On trouve ainsi fréquemment la juxtaposition de cadrages à angle droit et à 45°.

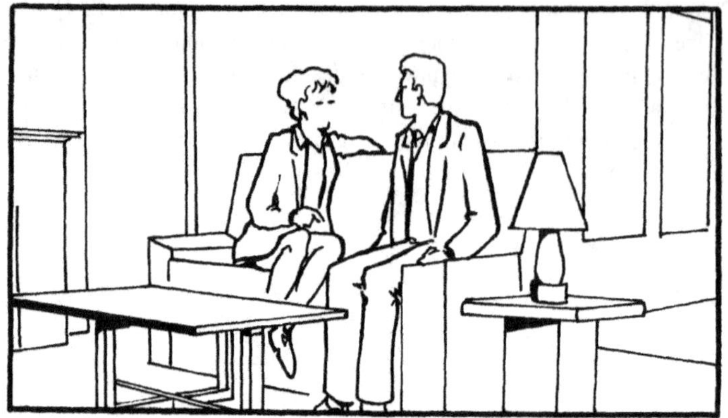

La séquence s'ouvre sur un couple, Jack et Grace, assis sur un canapé...

Jack : Est-ce que tu vas revenir?
Grace : Pas tout de suite.

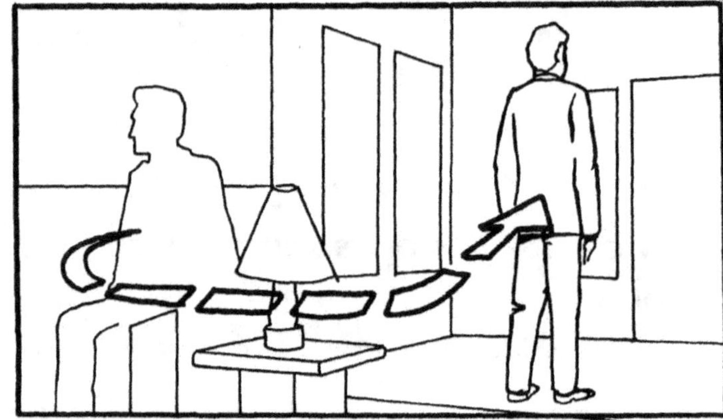

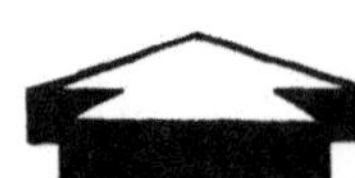

... Jack se lève et se tourne vers le fond de la pièce. La caméra fait un panoramique puis la dolly le suit...

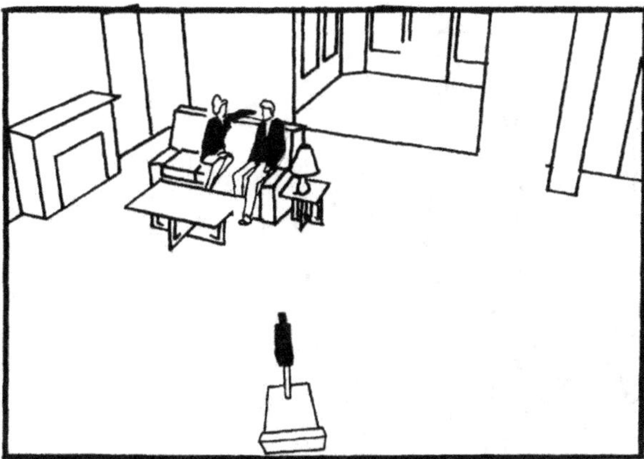

D1

Remarque : Lisez d'abord plusieurs fois le story-board avant de passer du temps sur les diagrammes explicatifs. Ensuite, revenez sur ces diagrammes et étudiez la position de la caméra. Avec un story-board complexe, cela peut prendre plusieurs lectures pour appréhender le flux visuel.

Ce cadrage et le mouvement qu'il implique sont plus simples à réaliser dans un décor construit en studio.

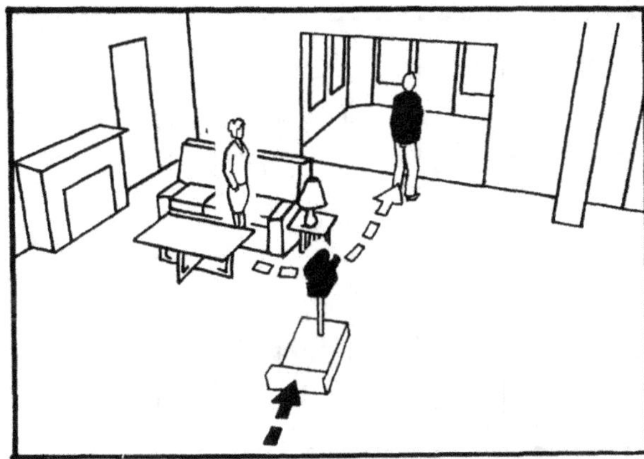

D1a

Pour ce mouvement, le cadreur laisserait Jack se lever et contourner la petite table avant de commencer l'avancée de la dolly.

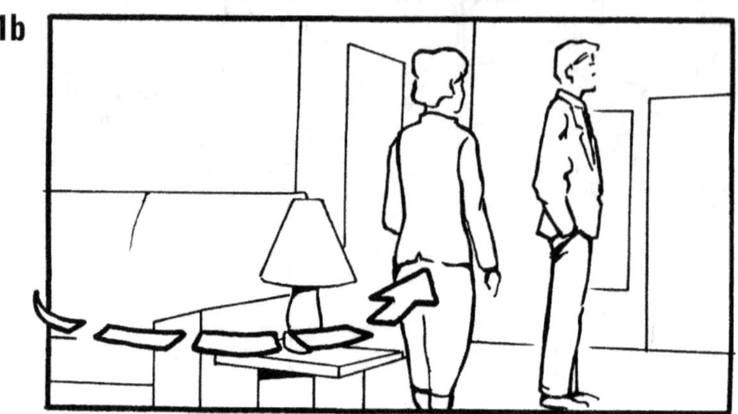

... Grace passe derrière Jack pendant le mouvement de la dolly...

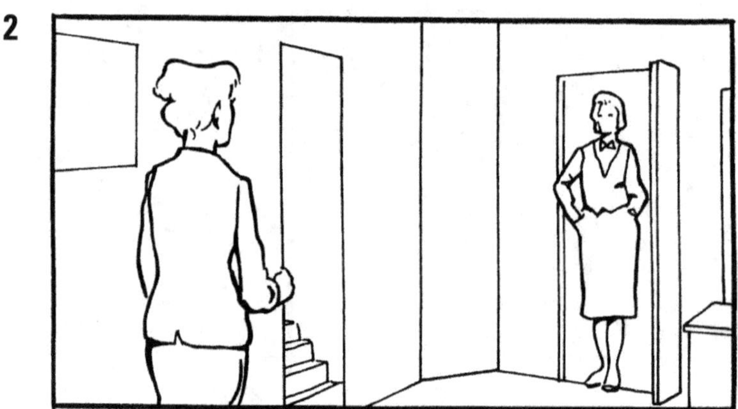

Cut vers : un nouvel angle de prise de vues sur la porte au moment où une femme, Jane, fait son entrée. Grace apparaît au premier plan.

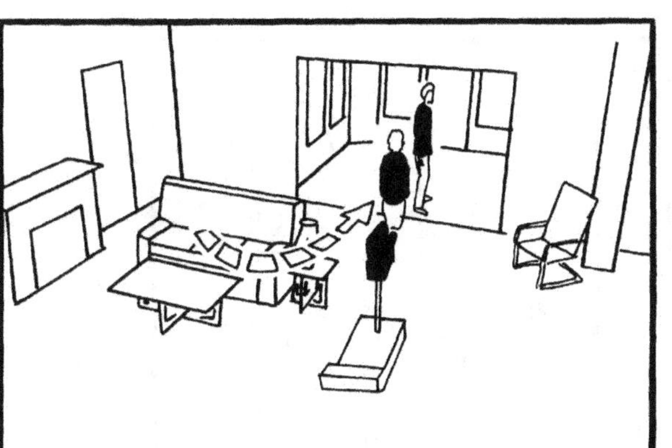

D1b

Une variante du mouvement consisterait à laisser partir
Jack vers l'arrière-plan et à n'entamer le travelling qu'au
moment où Grace entre dans le champ.

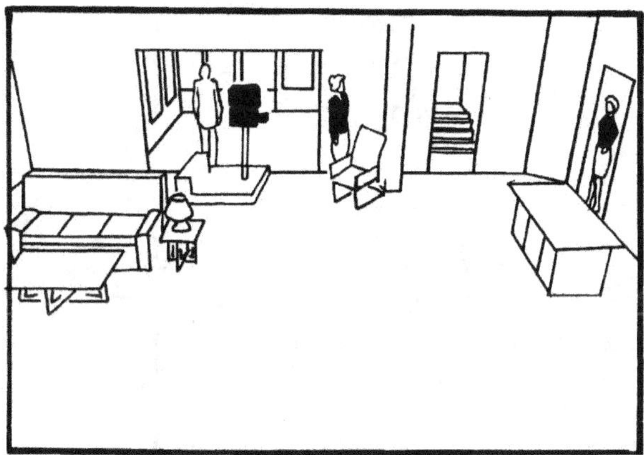

D2

Pour un cut à angle droit comme celui-ci, on peut tricher
sur la position de Grace dans le cadre afin d'obtenir la
composition souhaitée.

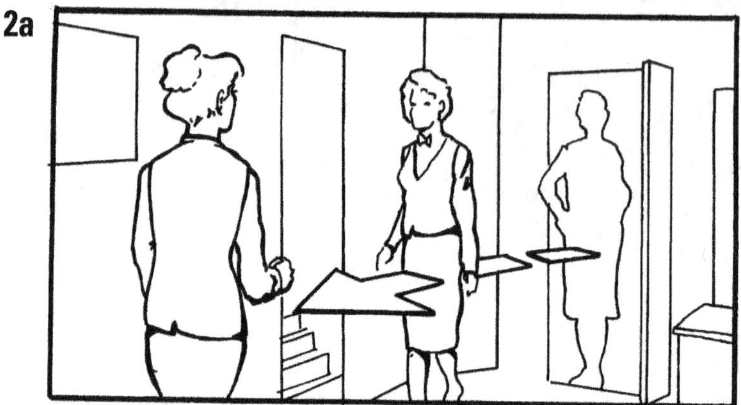

... la caméra panote à droite tandis que Jane va saluer Jack. On coupe juste après le début du panoramique.

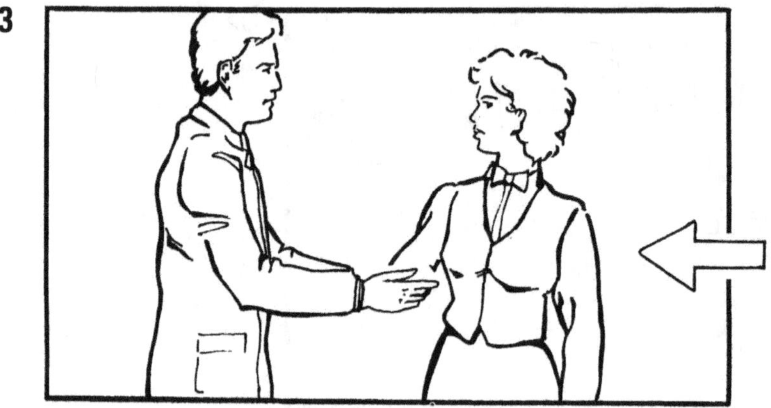

Cut vers : un plan rapproché à deux au moment où Jane entre dans le cadre et salue Jack.

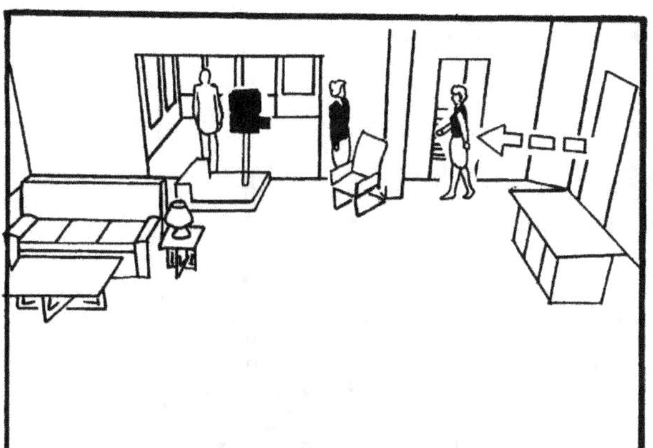

D2a

Pour les plans de couverture, on peut réaliser un plan fixe
et un plan où la caméra panote à gauche pour suivre Jane.

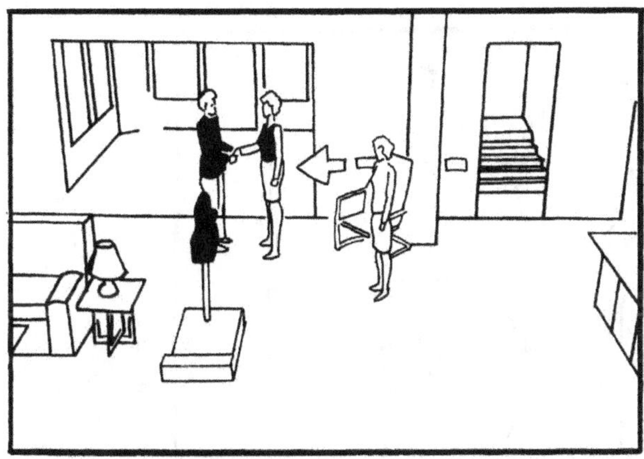

D3

Ce plan est tourné sur pied, mais on peut envisager une
variante avec un léger travelling avant.

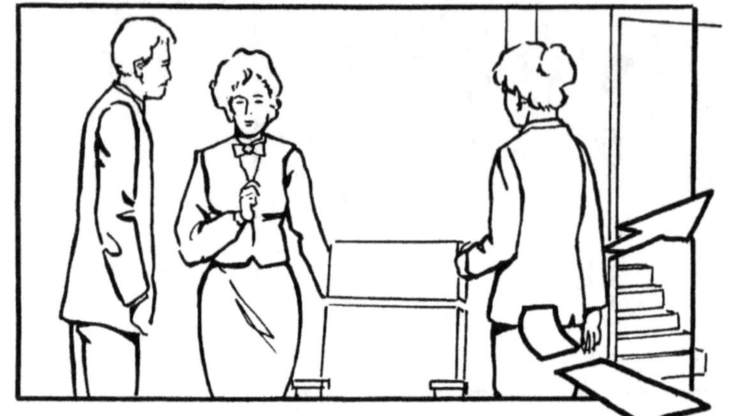

Cut vers : un plan américain à trois. Jane commence à s'asseoir.
Grace sort du cadre...

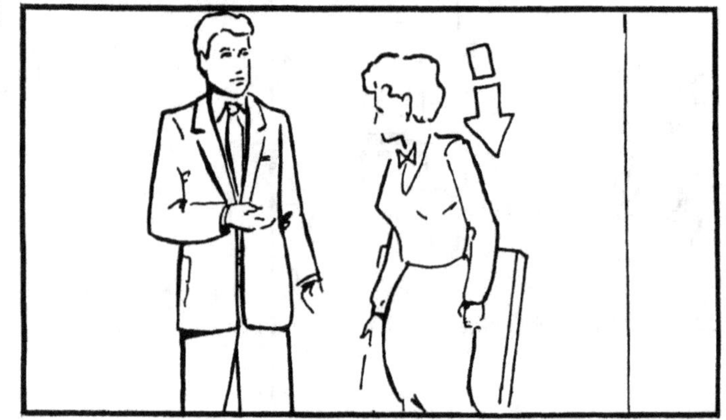

... Jane s'assoit.

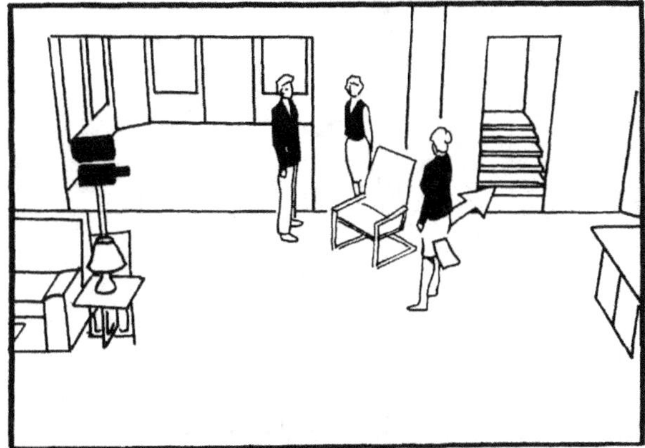

Ce changement d'angle est déclenché par Jane qui se déplace pour s'asseoir. C'est quasiment un cut dans l'action.

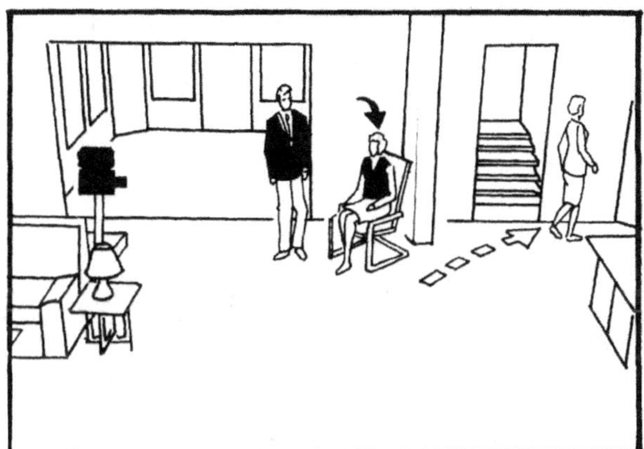

Le cut sur un nouvel angle vers le prochain plan doit être occasionné par une action de Jane. Elle peut porter son regard sur le nouvel arrivant ou tourner la tête dans sa direction. Ce plan peut ne durer que cinq secondes, utilisé comme un pont entre le plan 3 et le plan 5 pour adoucir le changement d'angle radical entre ces deux plans.

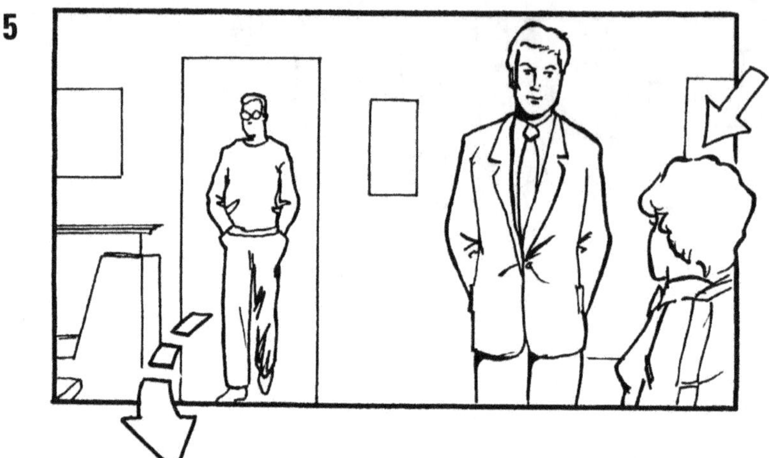

Cut vers : contrechamp à 45°. Jane vient à peine de s'asseoir. Walter entre à l'arrière-plan et avance vers la caméra...

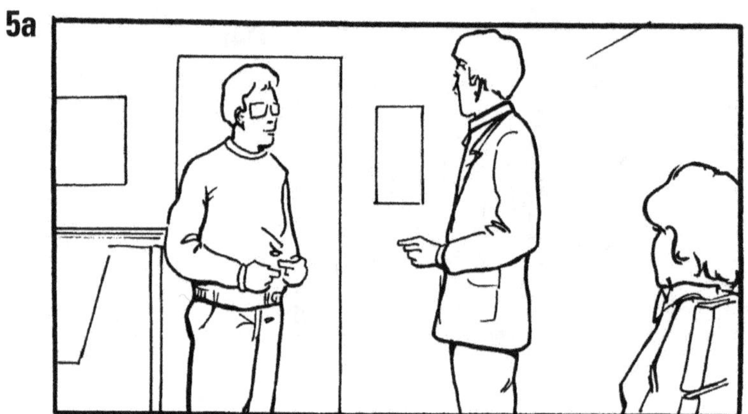

... Walter salue Jack et Jane.

Walter : J'ai entendu que vous étiez là.

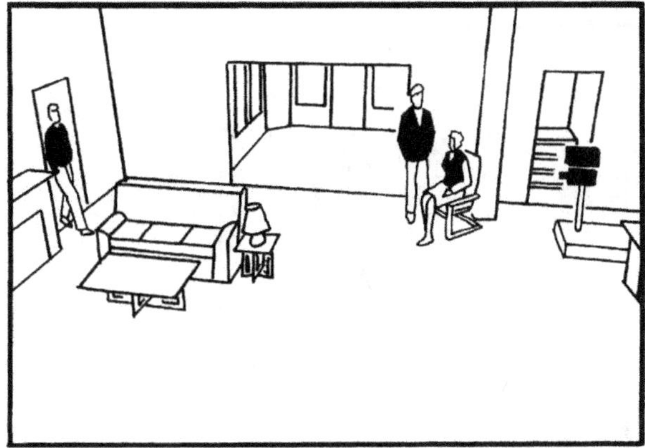

D5

Le nouveau personnage, Walter, entre quand Jane s'assoit.

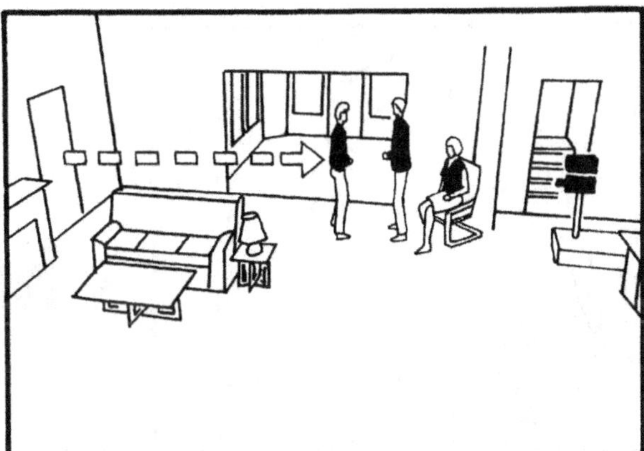

D5a

Quand Walter arrive à la hauteur de Jack, on coupe vers un nouvel angle. Ce plan dure cinq à six secondes.

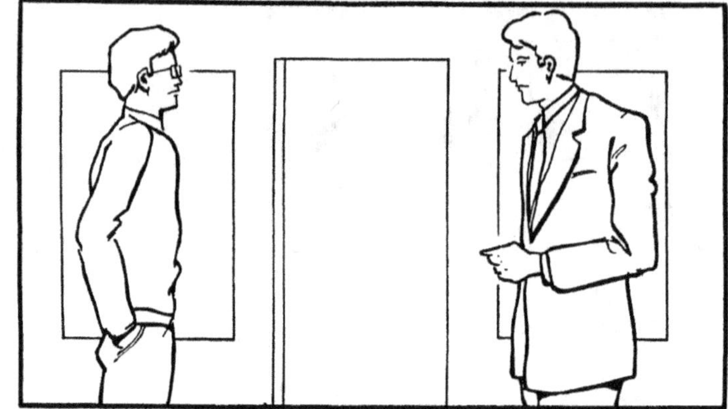

Cut vers : un plan américain à deux de Jack et Walter. Ils finissent de se dire bonjour...

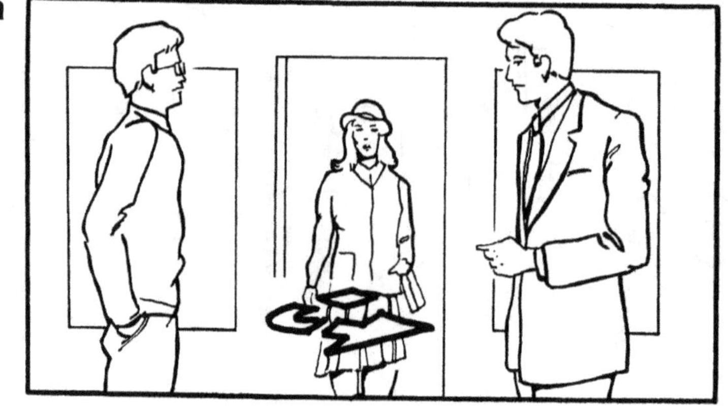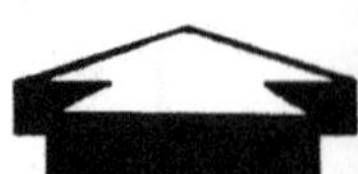

... Melissa entre à l'arrière-plan et vient vers Jack...

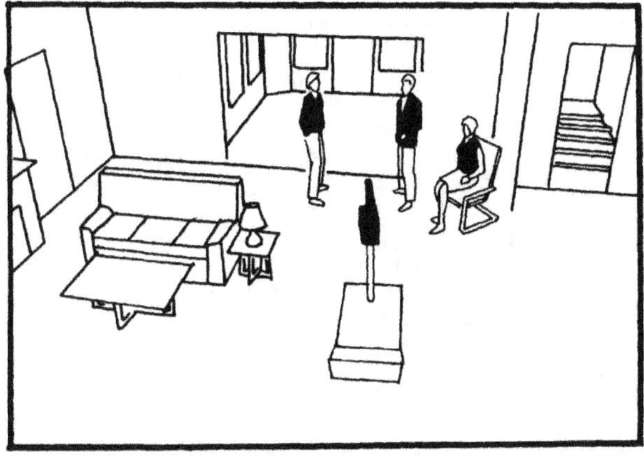

D6

Jack ne parle que quelques secondes avant que Melissa n'entre.

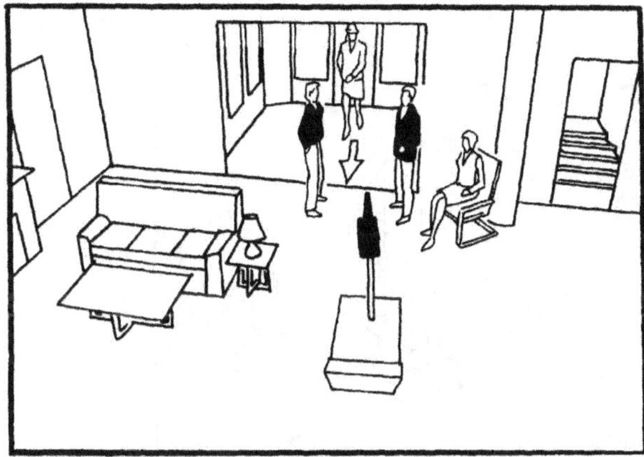

D6a

Vous remarquerez que les plans qui introduisent un nouveau personnage sont courts et orientés sur le côté. Au fur et à mesure que le groupe se constitue, on revient à une vision frontale.

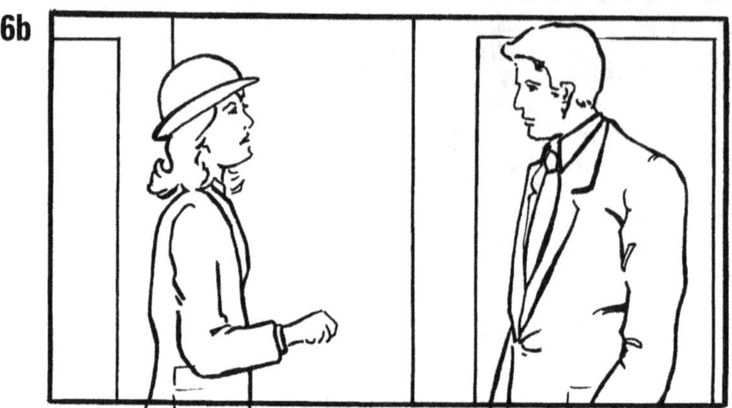

... la dolly effectue un travelling avant pour obtenir un plan rapproché de Jack et Melissa.

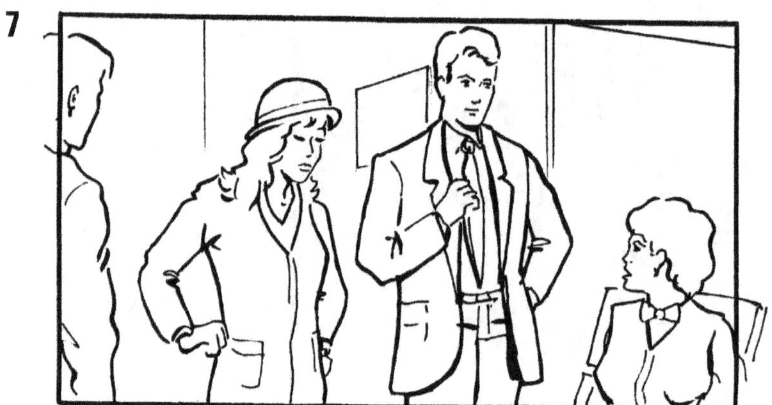

Cut vers : un plan plus large des quatre personnages présents dans la pièce...

Jack : Je n'arrive pas à croire que vous soyez tous en ville aujourd'hui.

Effet son : sonnette de la porte d'entrée.

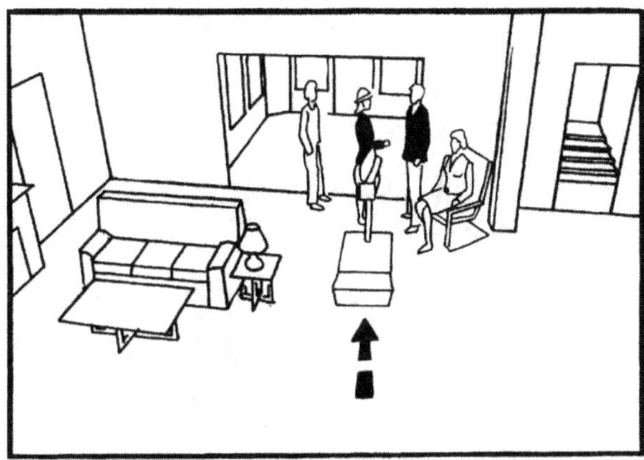

D6b

La caméra avance d'environ un mètre pour passer du plan américain au plan rapproché. Quand la dolly s'arrête, on coupe vers le prochain plan. Le plan 6-6b dure sept secondes.

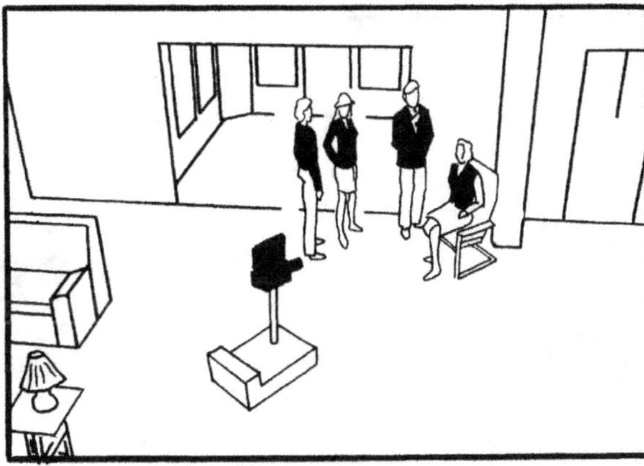

D7

Ce plan de biais du groupe est court, car la sonnette de la porte retentit juste après son début.

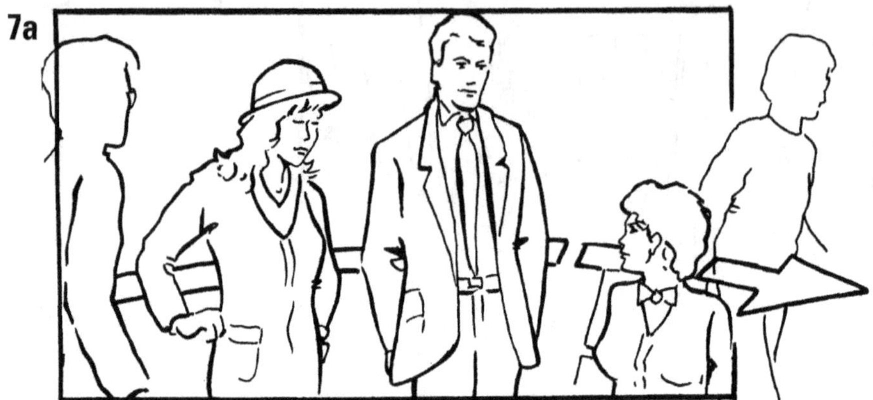

... Walter passe derrière le groupe pour aller ouvrir la porte...

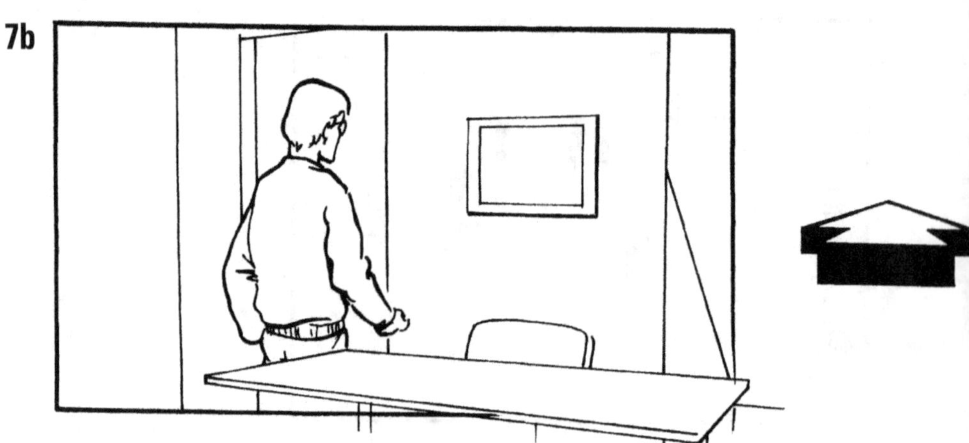

... la caméra panote sur Walter puis s'avance vers lui jusqu'en haut des escaliers...

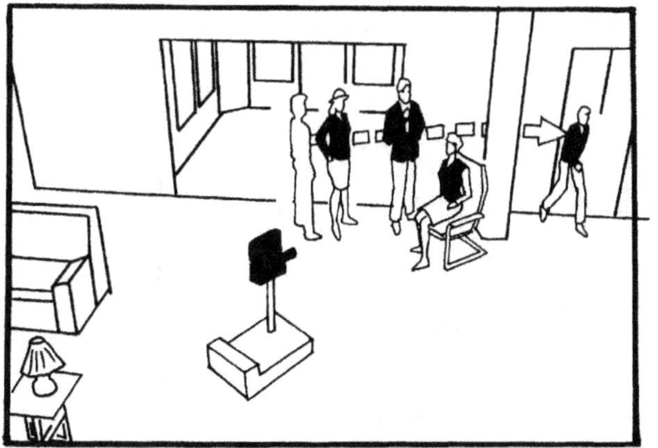

D7a

On panote jusqu'à l'extrême droite du décor. Des panoramiques de ce type ne sont pas typiques des stratégies de montage actuelles.

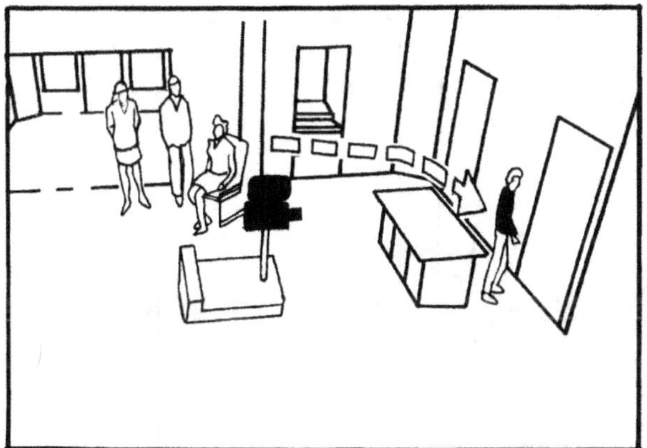

D7b

Quand le panoramique est terminé, la dolly commence le travelling avant vers Walter qui se dirige vers les escaliers.

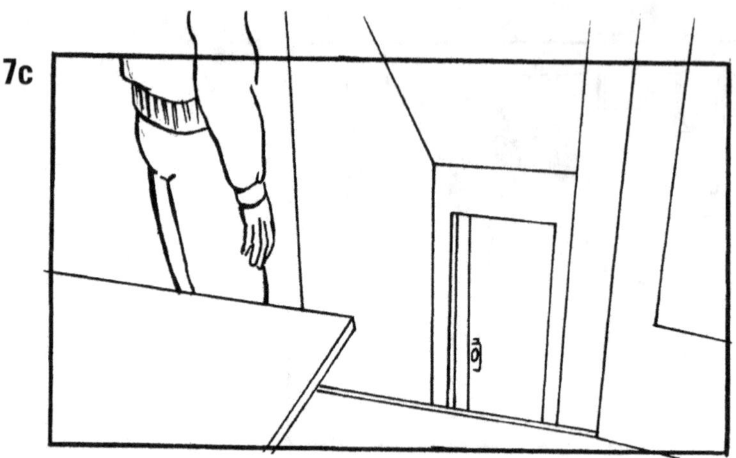

... la caméra continue à avancer jusqu'au bord de l'escalier et panote vers le bas pour cadrer la porte en bas de l'escalier.

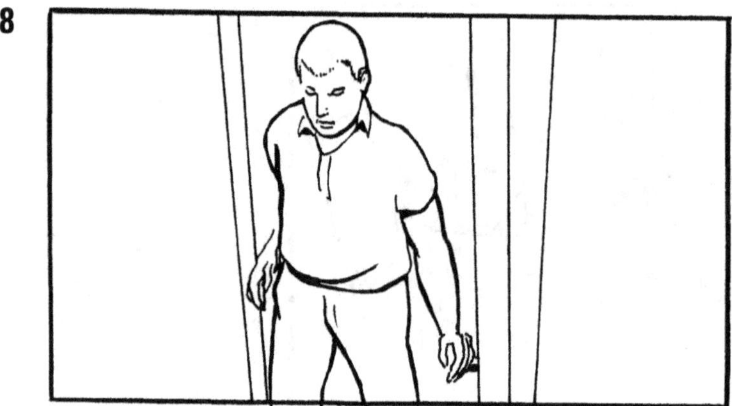

Cut vers : un plan du bas des escaliers alors que Roy passe la porte.

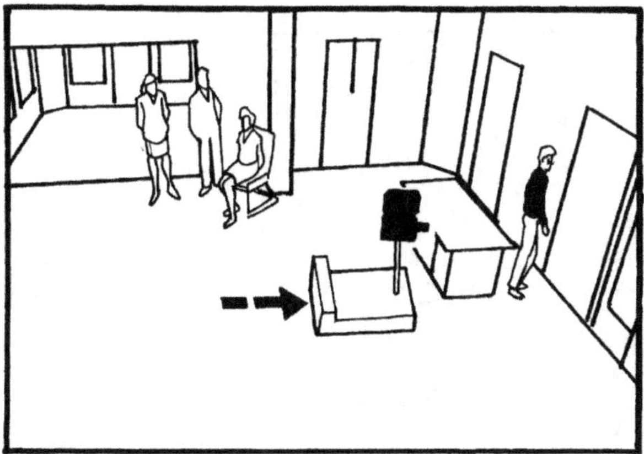

D7c

La caméra avance au niveau des hanches de Walter quand la porte s'ouvre. On coupe vers le plan suivant.

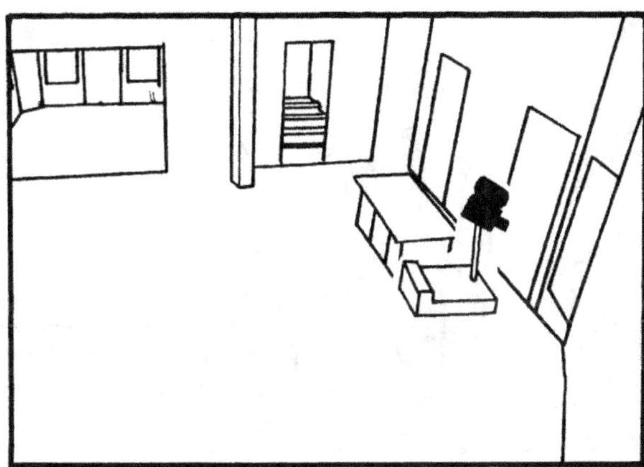

D8

Remarque : les acteurs qui n'apparaissent pas au cadre pendant un plan peuvent ne pas figurer sur le diagramme. De plus, les personnages sont en noir quand ils sont dans le cadre et en contour quand ils sont hors champ.

Ce plan de deux secondes et demie introduit le nouveau personnage.

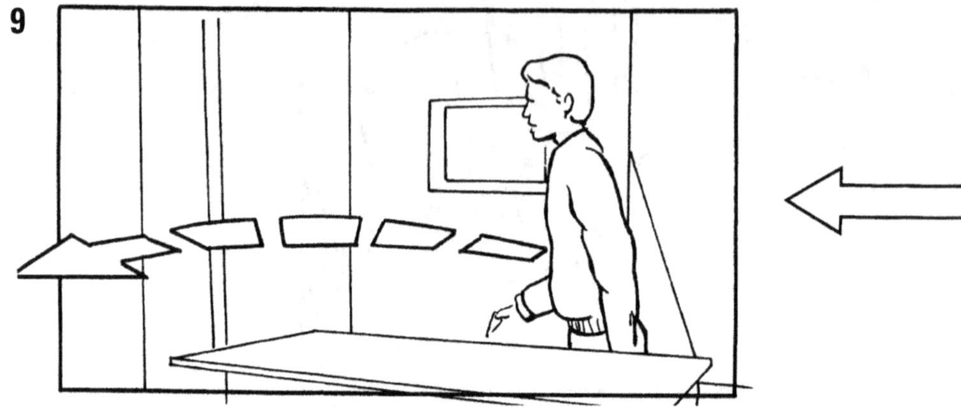

Cut vers : Walter en haut des escaliers. C'est un retour à la position de la vignette 7b. Walter sort par la gauche du cadre.

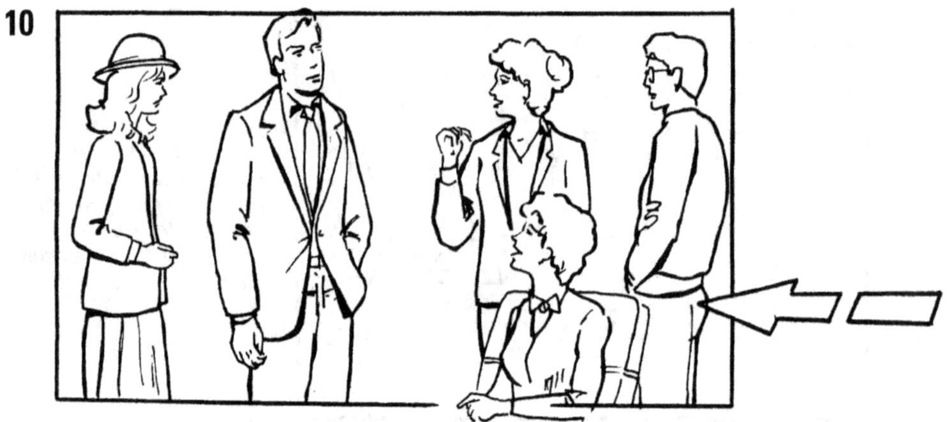

Cut vers : le plan de groupe de la vignette 7, avec Grace qui est de retour. Walter entre dans le cadre...

Walter : C'est Roy.
Jack : Ne lui dis pas que je suis là. Je veux lui faire la surprise.

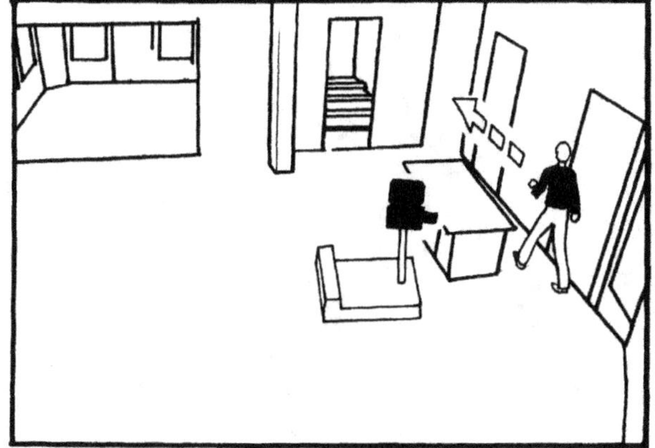

D9

Répétition du cadrage de la vignette 7b. On panote avec Walter pour retourner sur le groupe. Mais cette fois, on laisse Walter sortir du champ puis y réapparaître dans le plan suivant.

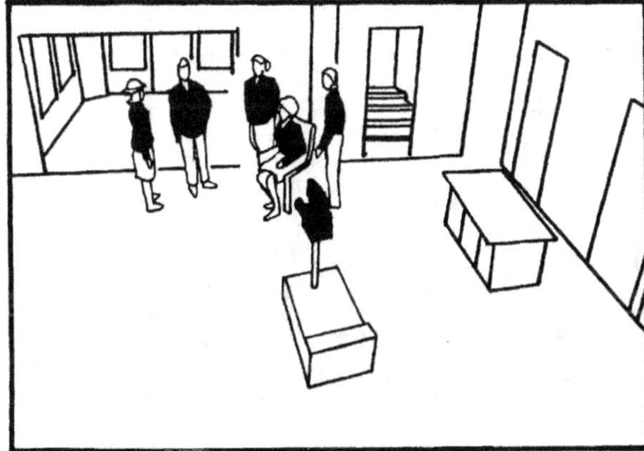

D10

Répétition de la vignette 7. On appelle parfois cela « un plan de rétablissement ». Walter entre immédiatement dans le champ.

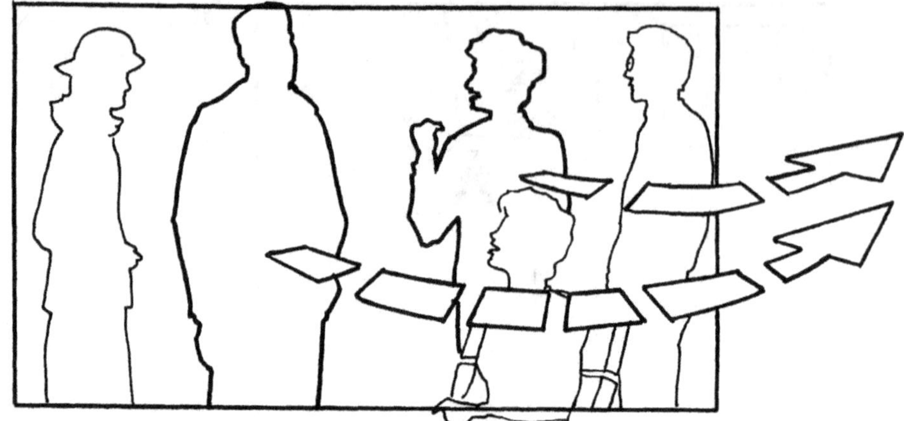

... Jack et Grace quittent rapidement la pièce.

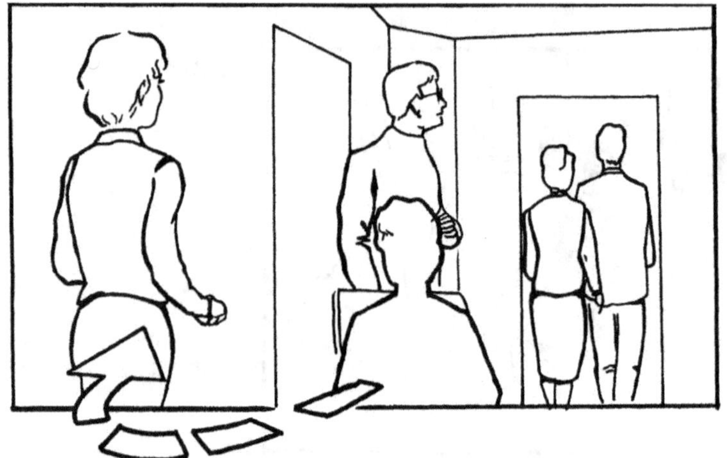

Cut vers : un nouveau plan qui cadre Walter et Jane. Jane se met debout alors qu'on voit Jack et Grace quitter la pièce à l'arrière-plan...

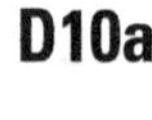

D10a

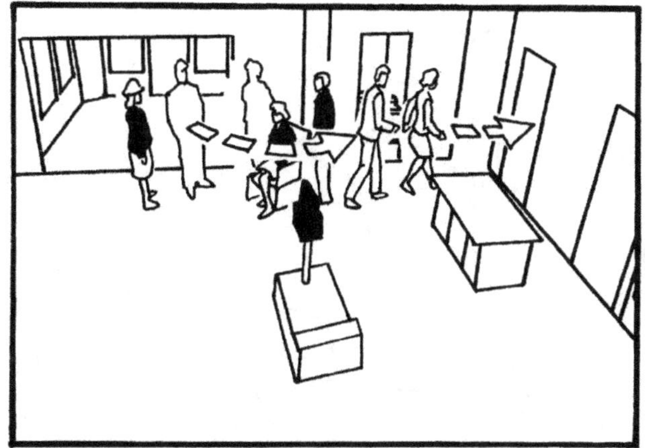

Walter annonce que Roy est arrivé, Jack et Grace partent immédiatement. On coupe sur Jane qui se lève du fauteuil. Jusqu'ici, aucun plan ne dure plus de neuf secondes et plusieurs des plans de présentation d'un personnage durent moins de cinq secondes.

D11

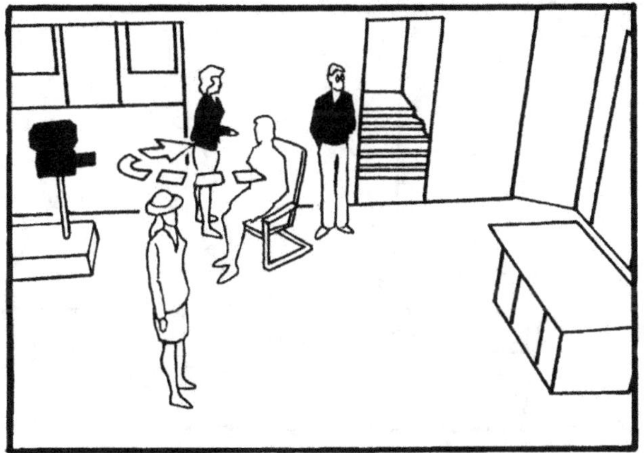

Jane finit de se lever, puis Jack et Grace sortent par une porte. Remarquez que tous les cuts ont lieu sur une action pour bien raccorder les plans. Dans le même temps, Melissa est partie sur la droite, mais reste dans la pièce.

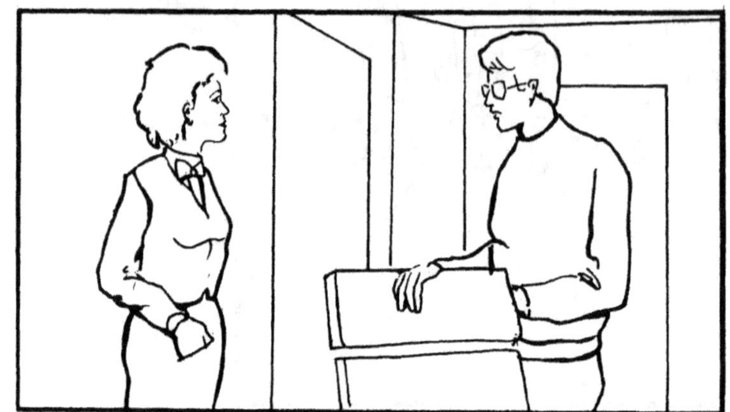

... Walter s'approche pour un plan à deux avec Jane...

Jane : Roy va se demander ce que nous faisons ici.
Walter : On lui dira que nous sommes venus déposer la voiture de Jack et que tu es là pour me raccompagner.

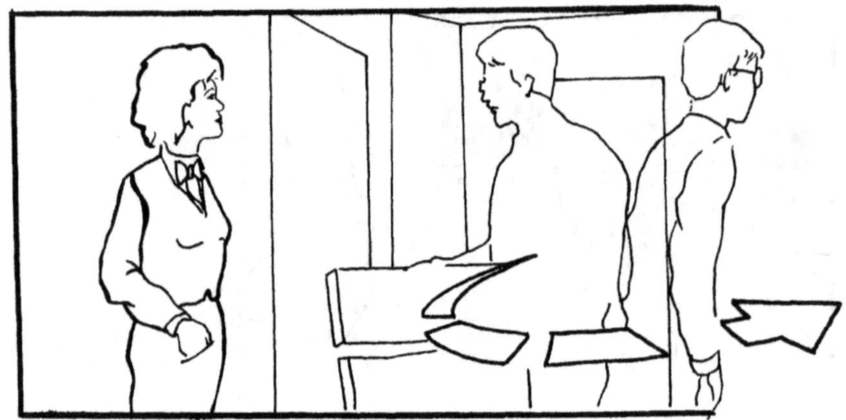

... Walter sort du champ

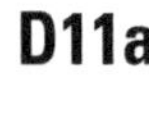

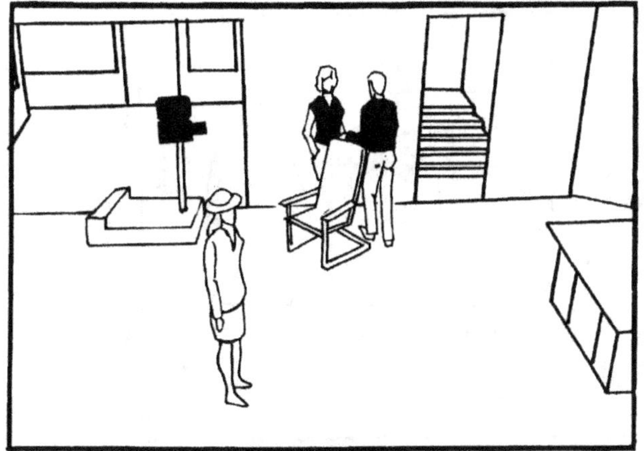

Quand un personnage s'approche pour un plan à deux de
ce type, on peut choisir de faire avancer la caméra pour
être encore plus serré, comme dans les vignettes 6-6b. Ce
mouvement supplémentaire pourrait faire l'objet d'une
variante de ce plan.

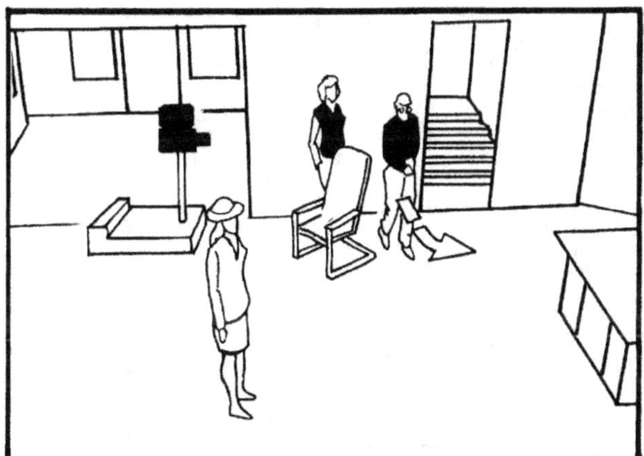

Quand Walter quitte le champ, le réalisateur peut faire un
panoramique sur Jane pour la mettre en valeur ou pour
étudier ses réactions. Mais dans la mesure où nous allons
reprendre sur Walter, il est logique de garder Jane dans
un cadre fixe.

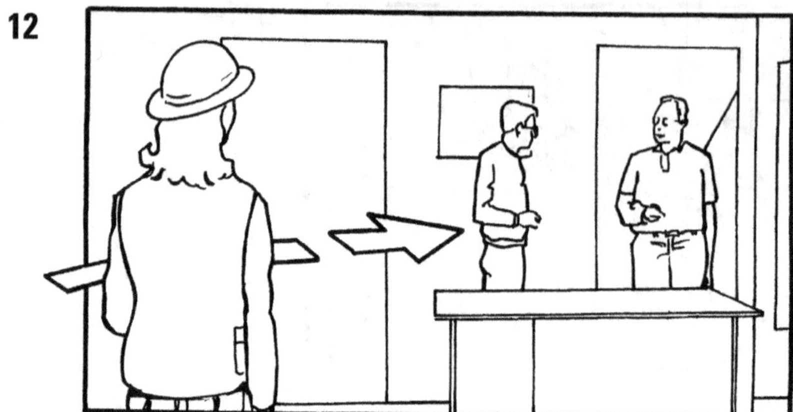

12

Cut vers : un nouveau plan sur la porte d'entrée au moment où Roy fait son apparition. Walter entre dans le cadre pour aller saluer Roy. Melissa est au premier plan.

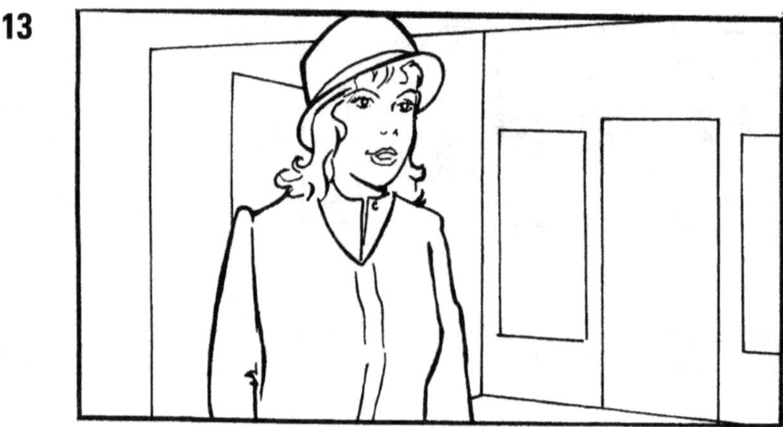

13

Cut vers : un plan de réaction de Melissa.

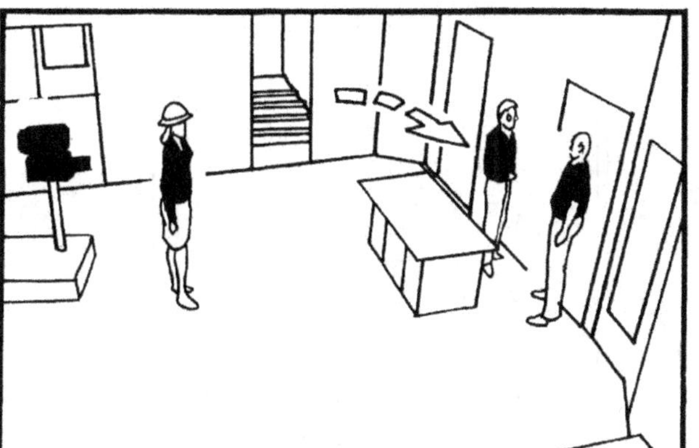

On remarque que deux zones de jeu sont reliées par un cut
alors qu'elles l'avaient été auparavant par un panoramique.
Dans la mesure où les relations spatiales ont été établies
par le panoramique, on peut maintenant utiliser un cut,
plus rapide.

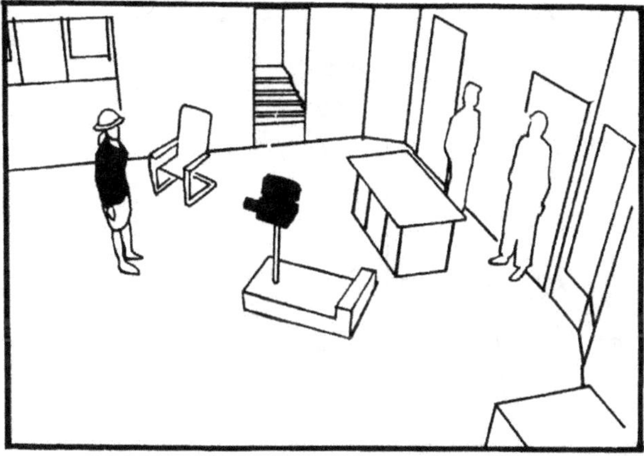

Voici une autre situation où l'on peut tricher sur le
positionnement du personnage pour des raisons de
composition. Néanmoins, une fois que l'on a triché sur
la position d'un acteur, son positionnement ultérieur
doit rester cohérent.

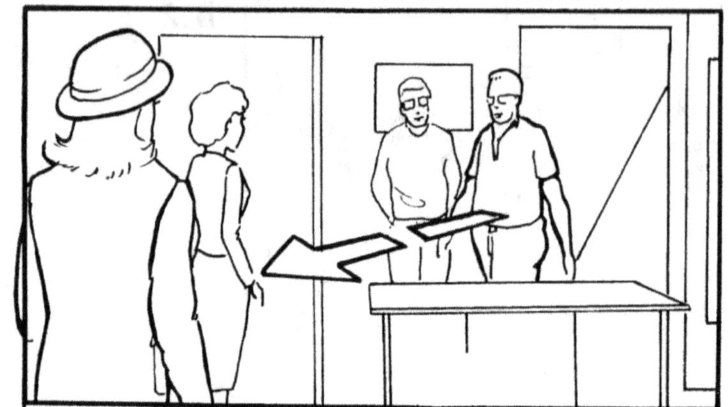
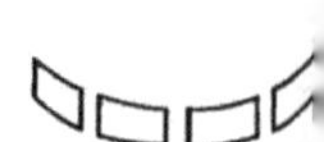

Retour au cadrage de la vignette 12.
Roy marche vers Jane. La dolly effectue un mouvement circulaire
pour filmer la scène de profil...

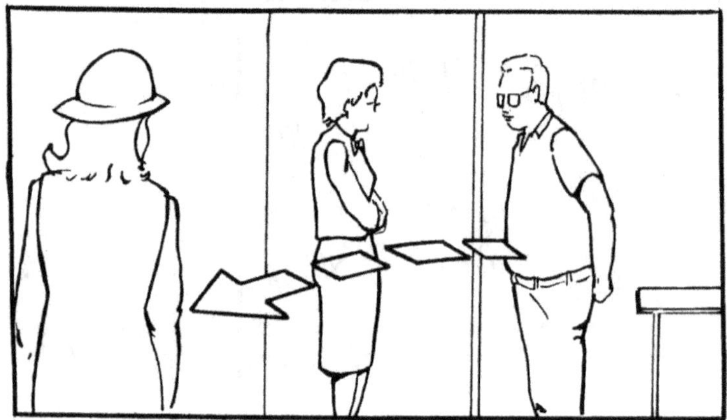

... Roy dit bonjour à Jane...

Roy : Jane, quel plaisir ! Je croyais t'avoir ratée.
Jane : Regarde qui est là.

Roy se tourne et voit Melissa. Il va vers elle...

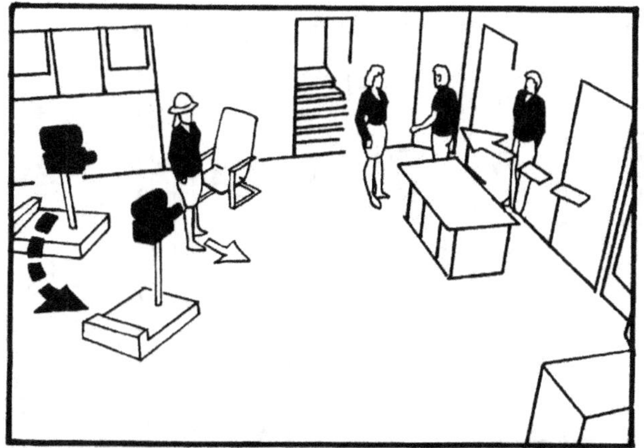

D14

Roy approche de Jane. Nous l'avons vue précédemment,
debout à côté de la chaise. C'est une pratique commune
de repositionner un acteur dans le décor pendant qu'on
coupe vers un autre plan. Dans le cas présent, le public
admet que Jane a parcouru trois mètres pour aller saluer
Roy.

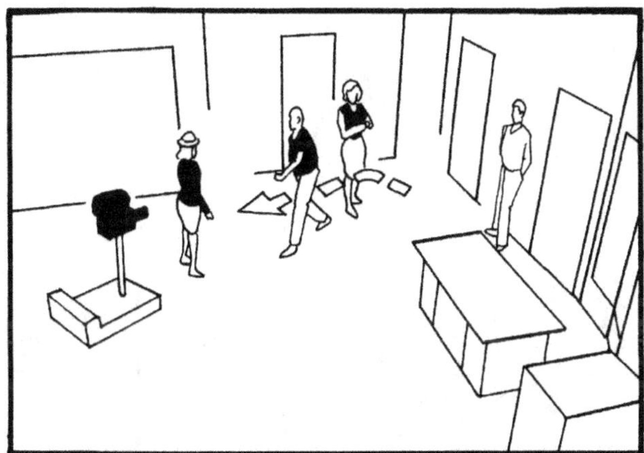

D14a

Melissa (avec le chapeau) pourrait avancer un peu et se
tourner ver Roy pendant qu'il approche. On pourrait
également le faire pendant le mouvement de caméra de
la vignette 14.

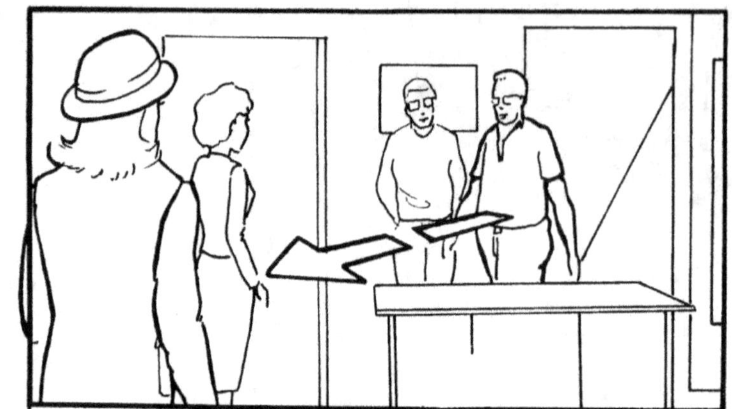

14b

... Roy passe devant Jane pour aller vers Melissa. Le mouvement de caméra s'arrête dans un plan à trois de Jane, Roy et Melissa.

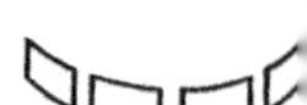

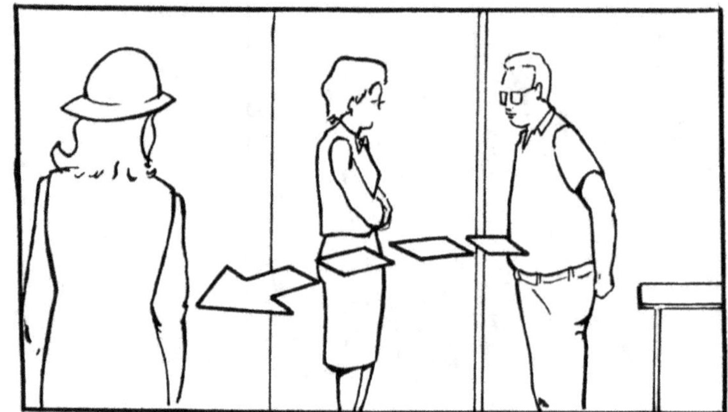

15

Cut vers : un contrechamp sur Melissa avec Roy en amorce...

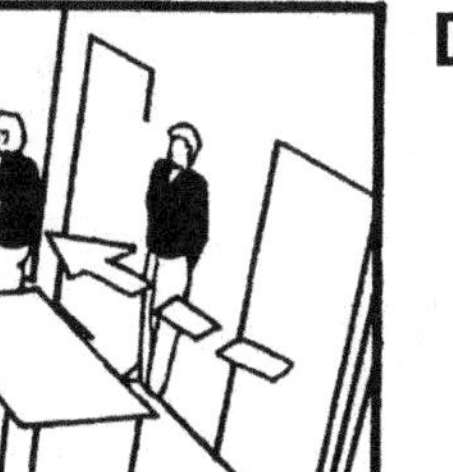

D14b

Au lieu de filmer ce plan avec une amorce, il serait possible
de faire un travelling avant pour cadrer Roy en gros plan.

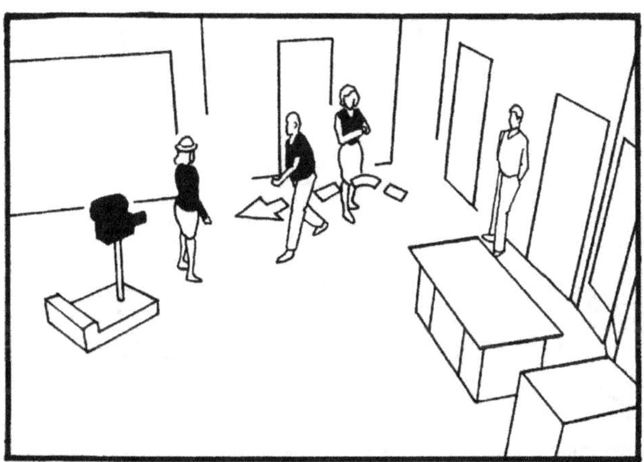

D15

Cette configuration met Roy entre Walter et Melissa. Cela
oblige à monter des plans avec amorce quand Roy passe
de Walter à Melissa. C'est une stratégie efficace pour isoler
trois personnages dans un dialogue.

Roy : C'est génial. Mais pourquoi personne ne m'a appelé ?
Melissa : Demande à Walter, moi je suis juste ici pour le
raccompagner.

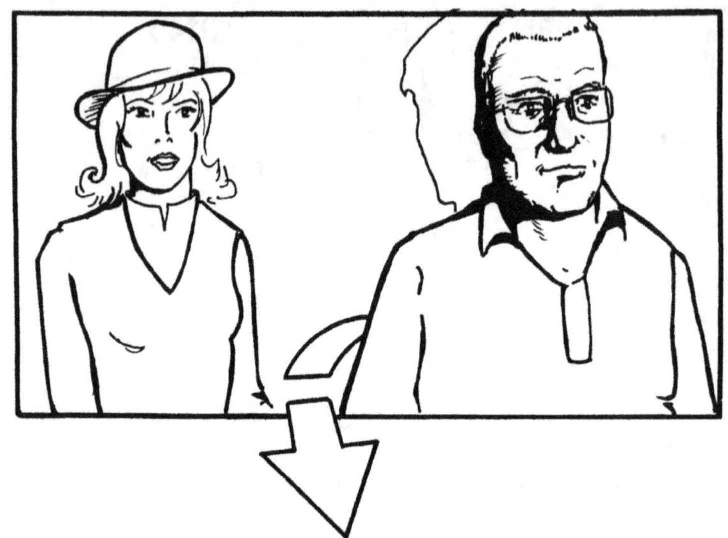

... Roy se retourne vers Walter pour obtenir une réponse. La caméra recule de quelques pas...

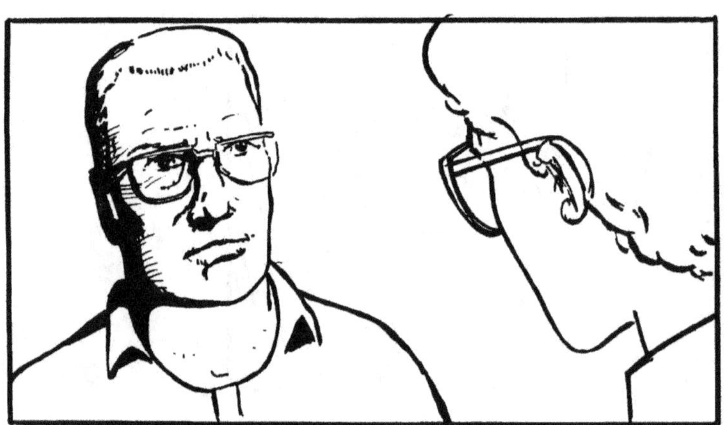

... le travelling arrière s'arrête quand Walter est en amorce...

Roy : Qu'est-ce qui se passe ici ?
Walter : Melissa te fait marcher, c'est son idée.

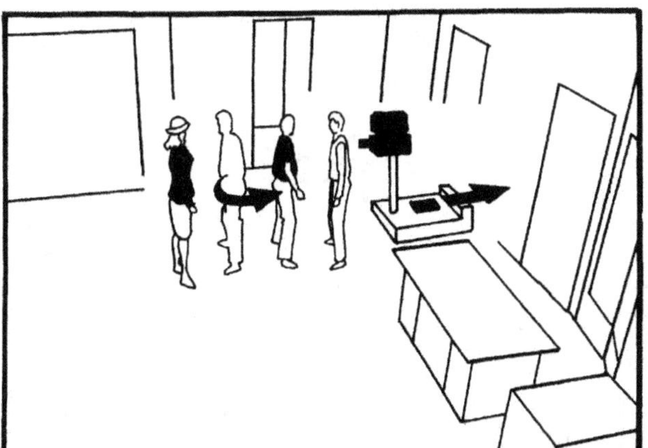

Après que Roy s'est retourné et s'avance vers Walter, la caméra recule pour obtenir un gros plan de Roy avec Walter en amorce.

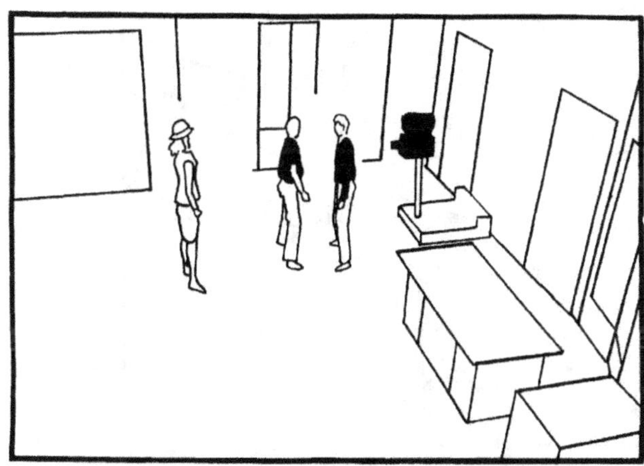

La caméra finit en plan avec amorce. Cette configuration nécessite que les deux personnages des extrêmes, ici Melissa et Walter, soient éloignés d'au moins un mètre cinquante.

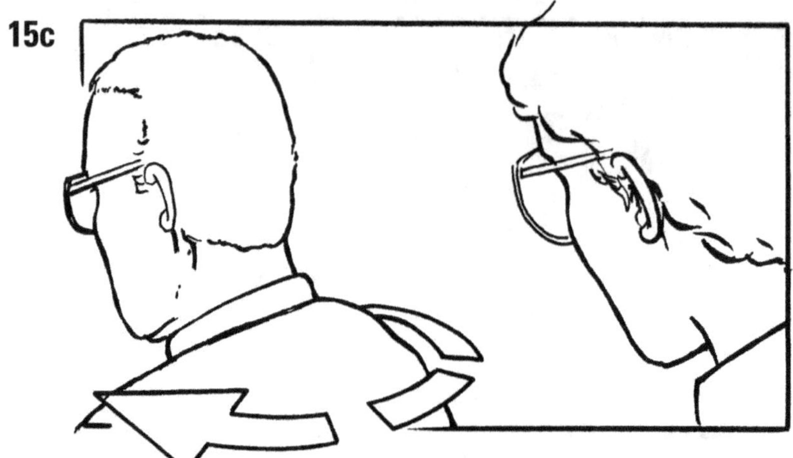

... après un moment Roy se retourne à nouveau.

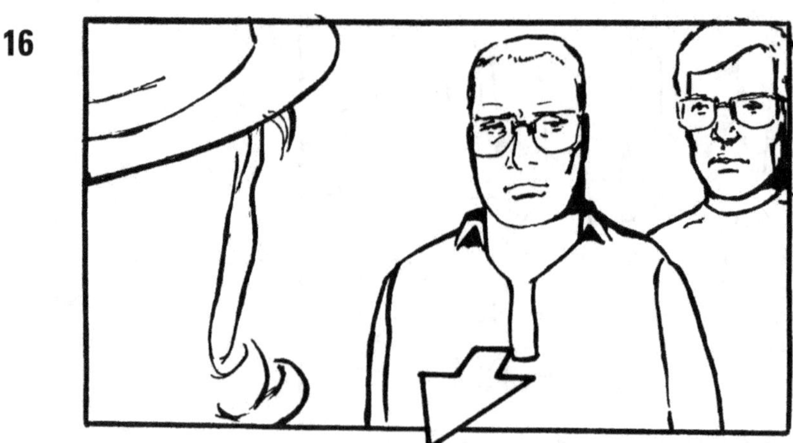

Cut dans le mouvement vers : le contrechamp de Roy avec amorce de Melissa. Roy s'avance vers Melissa.

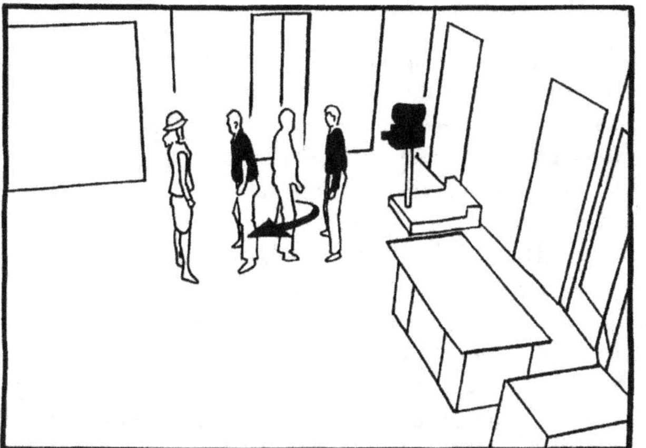

Roy se retourne vers Melissa. Comme on le voit, le plan démarre avec une amorce, mais il serait très simple de refaire le mouvement de caméra qui démarre sur Roy et se finit en plan avec amorce.

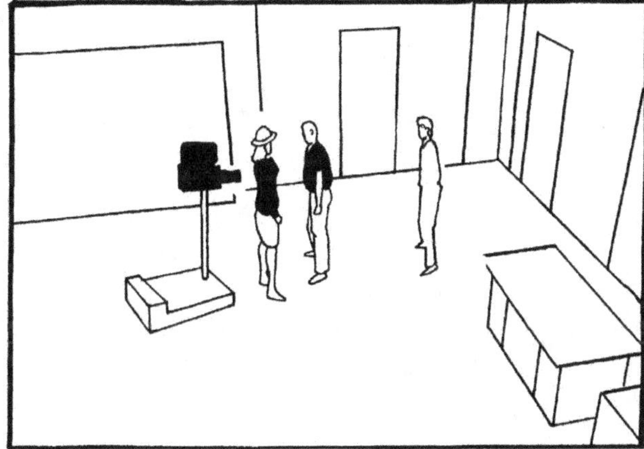

La séquence se termine sur le plan avec amorce de Melissa.

Ce dernier cas pratique illustre qu'on peut ajouter quelques mouvements de caméra à une séquence relativement statique. Contrairement à la mise en scène du cas pratique 9, où l'on utilisait de longs mouvements de caméra pour renverser l'angle de prise de vues, la mise en scène du cas pratique 12 est constituée de petits mouvements en avant et en arrière, dans la profondeur, pour mettre en valeur ou isoler les personnages. Cela rend les mouvements de caméra simples à exécuter. En même temps, la mise en scène repose essentiellement sur le montage plutôt que sur de longs plans. Cela signifie qu'on disposera de temps pour filmer différentes versions de nombreux plans, y compris ceux qui comprennent un mouvement de caméra.

En regardant à nouveau les diagrammes, on se rend compte que la caméra reste dans une zone relativement petite au centre de la pièce, et filme vers l'extérieur. Il n'y a que quelques contrechamps, dont la plupart sont des plans rapprochés. Cela rend le décor plus simple à éclairer car on ne voit que la moitié de la pièce environ.

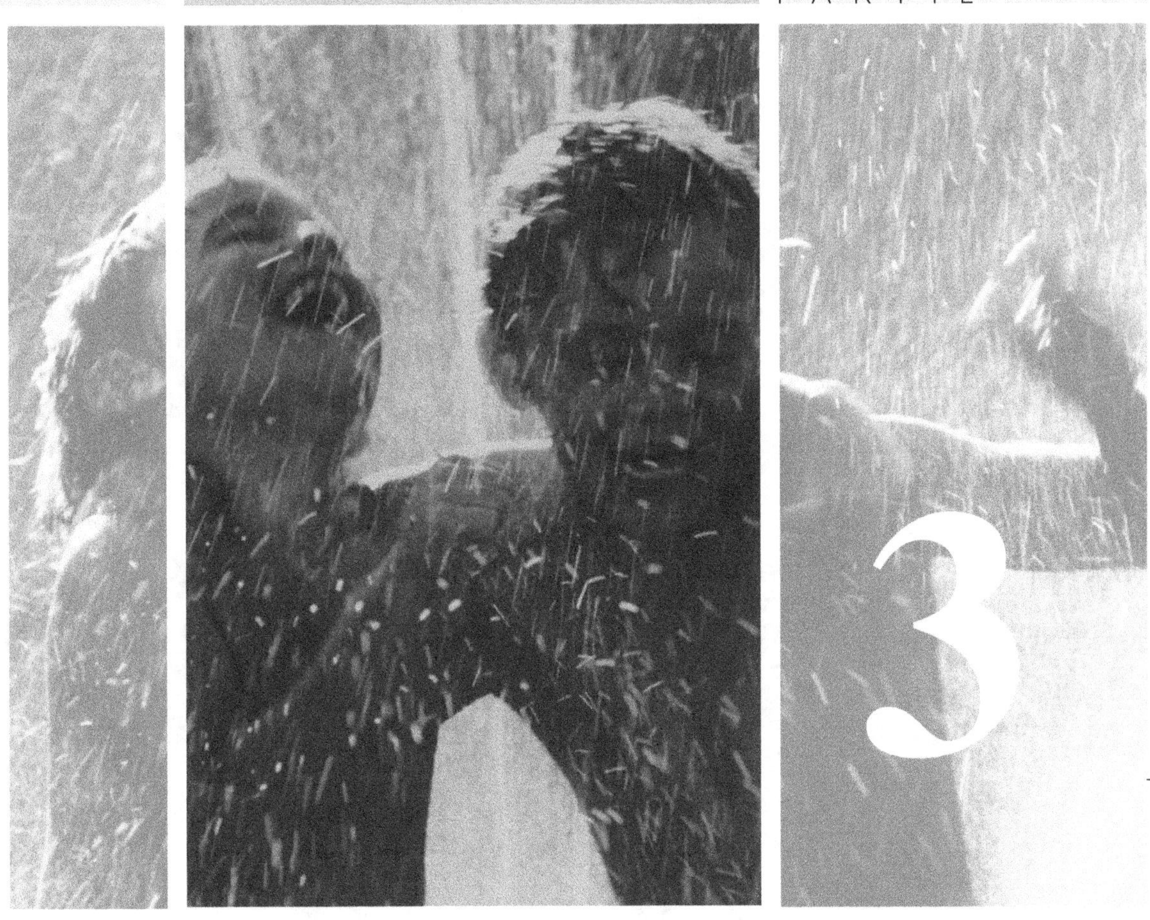

3

Avant le **tournage**

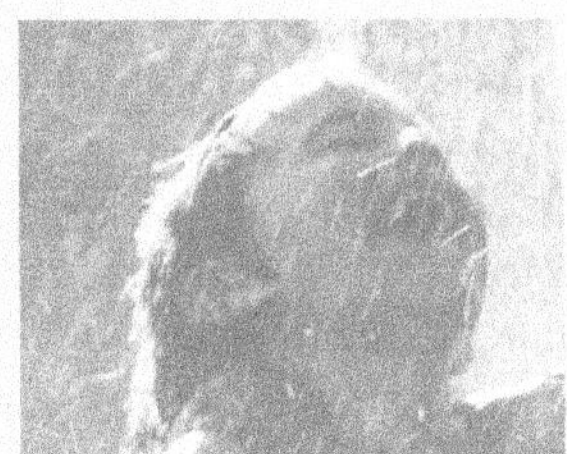

Le découpage visuel du scénario

Visualiser le scénario

À l'exception du cinéma expérimental, le scénario reste le point de départ de l'élaboration d'un film. Le réalisateur commence par analyser l'évolution du récit et des personnages, ce qu'on qualifie de découpage du scénario. Il existe plusieurs formes de découpage : le découpage du scénario qui s'intéresse au récit et aux acteurs, le découpage technique qui définit les éléments visuels de chaque plan (valeur de plan, focale, mouvements de caméra, etc.) et le dépouillement, effectué par le premier assistant réalisateur et le régisseur général, qui consiste à répertorier pour chaque décor et chaque jour de tournage les besoins humains et matériels, et qui devient le plan de travail. Les deux premiers découpages sont effectués par le réalisateur et se concentrent sur la nature du récit. Le dépouillement est un travail technique nécessaire à l'utilisation optimale du temps et des moyens alloués à un film. Bien que la planification du tournage soit un élément important d'un tournage, elle n'entre pas en jeu dans la mise en scène et n'est donc pas abordée dans cet ouvrage.

Le découpage du scénario et le découpage technique sont très similaires, au moins dans le sens où ils sont traités dans ce chapitre. En fait, la première étape du découpage dans cet ouvrage correspond à l'analyse d'une séquence faite par le réalisateur pour préparer une répétition. Le livre de Judith Weston, *Directing Actors*, est une source précieuse pour étudier en profondeur l'analyse des séquences. L'analyse du récit sert de base aux décisions de mise en scène, même si vous décidez de laisser plus de place à l'improvisation sur le décor.

L'analyse du scénario, comme l'écriture, est une démarche personnelle qui ne suit pas de règles particulières. Mais on peut néanmoins examiner la manière qu'ont d'autres personnes de faire le découpage d'un scénario, et en tirer quelques enseignements. L'approche du découpage présentée dans ce chapitre propose des méthodes que chacun peut adapter à sa façon de travailler. Aucune règle n'est proposée, simplement une idée directrice : l'écriture du scénario, la création du story-board et le tournage sont des étapes de l'évolution du récit. Les idées qui ne sont pas dans le scénario peuvent, et doivent, changer la direction donnée par le concept original. C'est évidemment la vision d'un scénariste/réalisateur et j'imagine que les scénaristes trouvent cette idée totalement hérétique tant ils sont attachés à la valeur de l'écrit. À l'inverse du cinéma commercial, où cette notion est totalement insignifiante, il existe dans le cinéma indépendant un certain respect pour le travail de l'auteur.

Les exemples du processus d'analyse du scénario qui suivent ont pour objectif de montrer qu'on peut respecter les intentions du scénario sans qu'elles limitent l'imagination. En plus d'améliorer le récit, le découpage du scénario permet de trier et d'organiser les différentes options qui s'offrent pour réaliser les séquences. En effet, personne ne peut filmer chaque idée d'angle et de mise en scène conçue pendant la préparation. L'objectif consiste à trouver un équilibre entre les nouvelles idées qui apparaissent et les limites fixées par le calendrier, car il y a toujours plus d'idées que de temps de tournage pour les réaliser.

Vous pourrez être étonné que l'exemple de découpage du scénario présenté dans ce chapitre soit beaucoup plus consacré aux problèmes soulevés par le récit et les personnages qu'à ceux liés à la réalisation des plans. Cette attention portée au récit distingue le réalisateur du chef opérateur. Le récit est la base de chaque décision visuelle. Et chaque décision visuelle doit venir de l'immersion du réalisateur (et des acteurs) dans le scénario. Le scénariste, le directeur artistique, les acteurs, le chef opérateur et le monteur sont impliqués dans les décisions quotidiennes ; cependant, ces collaborateurs sont des spécialistes. Seul le réalisateur est responsable de la direction générale du film. Il doit être totalement imprégné de l'histoire pour pouvoir profiter des idées de ses collaborateurs et des acteurs sans perdre le fil du récit. C'est pourquoi l'analyse du récit et le découpage du scénario sont si importants. Si vous êtes bien préparé, l'essence du récit est ancrée une fois pour toutes dans votre esprit, et au moment du tournage, rien ne pourra vous la faire oublier.

L'objectif de l'analyse visuelle du scénario consiste à trouver la nature de chaque séquence selon une perspective photographique. Mais il faut passer par plusieurs étapes pour en arriver là. Généralement, le découpage est un chemin tortueux pour découvrir une idée simple. Une fois que la ligne directrice de l'histoire et la portée d'une séquence sont relativement claires, le réalisateur peut commencer à prendre des décisions à propos de la mise en scène des acteurs et de la chorégraphie des mouvements de caméra.

Si le réalisateur travaille depuis son propre scénario, le processus ne sera pas le même que celui utilisé pour interpréter le travail de quelqu'un d'autre. Comme j'ai écrit la séquence qui sert d'exemple au découpage, je suis plus à même de changer certains dialogues à ce stade du processus que si je travaillais sur le texte d'un autre scénariste. Mais s'il faut retenir une chose concernant la création d'un film, c'est que tout peut et doit être modifiable jusqu'à la fin du tournage. Et même à ce moment, on a encore la possibilité de refaire les plans qui ne conviennent pas.

Dans la pratique, je ne ferais sans doute qu'une ou deux passes pour analyser la séquence qui sert d'exemple. Néanmoins, pour les besoins de la démonstration, j'ai inclus plusieurs idées de découpage.

Première lecture : les associations d'idées

Dès la première lecture d'un scénario, on essaye de réaliser le film. Le lecteur a des idées de mise en scène et des cadrages qui lui apparaissent à chaque ligne de dialogue, à chaque description d'une action. Une fois que vous avez lu le scénario trois ou quatre fois pour le plaisir, commencez à noter dans la marge les idées qui vous viennent. Elles peuvent se manifester sous forme de petites ébauches, de diagrammes, de notes, de personnages en « fil de fer », tout ce qui peut être griffonné rapidement. Lors de cette étape, vous ne devez vous poser aucune question en ce qui concerne le budget ou les limitations techniques. Plus tard, il y aura de nombreuses personnes dont le métier est de vous dire « non ». Votre but est de dire « oui » à vos instincts. Cette lecture où vous couchez sur le papier vos premières idées n'est qu'un échauffement, même s'il vous faudra sans doute recommencer cet exercice plusieurs fois durant la préparation. Le processus qui mène à la version finale d'une séquence est une remise en question permanente, mais il se peut que quelques-unes de vos idées initiales se retrouvent dans le montage final du film. Vous trouverez également des séquences qui posent plus de problèmes qu'elles n'apportent de solutions. La première partie du processus de découpage engendre une quantité d'idées, certaines efficaces, d'autres pas. L'étape suivante consiste à être critique envers vous-même et à commencer la simplification. Pour l'exemple de découpage, nous utiliserons *Boston*, une courte séquence tirée d'un scénario complet, ainsi que des informations sur le déroulement du récit qui permettent de comprendre la séquence que nous allons analyser.

Boston

Séquences précédentes

La famille Slatterly habite dans un quartier chic de la banlieue de Boston. Jim Slatterly, un directeur financier, a fait récemment déménager sa famille dans une autre ville pour qu'elle n'ait pas à subir le déshonneur apporté par sa mise en accusation pour délit d'initié et parjure. Il s'avère que Jim est coupable et qu'il risque une peine de dix ans de prison. La faillite le guette et il essaye de trouver des moyens pour payer les frais de justice. Dans les séquences précédentes, on apprend que Jim et sa femme Sandy se sont mis d'accord pour se séparer et mettre la maison au nom de Sandy. En divorçant, ils veulent protéger leurs biens. Dans l'esprit de Jim, ce n'est qu'une stratégie. Il pense que Sandy et lui resteront ensemble. Ce qu'il ne sait pas, c'est que Sandy ne l'aime plus et qu'elle cherche depuis un moment un moyen de mettre fin à leur mariage. En laissant Jim croire qu'ils resteront ensemble (mariés ou pas), elle récupérera la maison sans problème. Jim et Sandy n'ont pas encore fait part de leur plan de divorce à leurs trois enfants. Mais Ian, le cadet, a découvert ce qui allait se passer et a également entendu sa mère faire des plans pour quitter l'État sans le dire à Jim. La séquence qui suit se déroule au moment du dîner, alors que Ian projette de faire avouer à sa mère qu'elle compte partir sans Jim.

Ouverture sur :

Maison de banlieue – cuisine – intérieur nuit.
C'est l'heure du dîner. Jim est absent pour trois jours. Il est parti témoigner en Californie, lieu de son procès. Sandy et ses deux fils, Jack et Ian (18 et 16 ans), mettent la table. Lynette, 11 ans, est assise à table.

> **Ian**
> Finissons-en vite avec ça, je dois partir.

> **Sandy**
> Tu dînes d'abord.

> **Ian**
> Je vais voir TJ. C'est moi qui conduit.

> **Sandy**
> Quelle voiture ?

> **Ian**
> *(avec un ton plein de sous-entendus)*
> La voiture de papa.

> **Jack**
> Il faut que tu mettes de l'essence, il n'y en a presque plus.

> **Sandy**
> Tu ne conduiras pas cette voiture.

> **Ian**
> Papa a dit que je pouvais.

> **Sandy**
> Il n'est pas là, et moi je dis non.

> **Ian**
> Pourquoi ?

> **Sandy**
> Parce que je n'aime pas le ton de ta voix et que je suis folle.

> **Ian**
> Juste folle ?

> **Sandy**
> Non. Rancunière aussi.

> **Jack**
> J'aimerais manger tranquillement – Regardez Lynette, elle est toute calme.

Lynette sourit et agite une asperge.

> **Ian**
> Papa a dit que je pouvais prendre la voiture ce soir.

Sandy

C'est à moi que tu dois demander la voiture, pas à ton père quand il n'est pas là.

Ian

C'est marrant comme tu joues au dur quand il n'est pas là.

Jack

Ça suffit, Ian.

Ian

Toi, tais-toi. *(À Sandy)* J'aime bien la manière dont tu t'imposes maintenant que tu vas récupérer tout ce qu'il a.

Cette phrase attire l'attention de Sandy. Tout le monde se rend compte que Ian cache quelque chose.

Sandy

Tu ne sais pas de quoi tu parles, et de toute façon, cela ne te concerne pas.

Ian

Si, ça me regarde.

Sandy

Non. Tu n'as jamais rien payé de ce que tu as – Oh, pardon, j'ai oublié le pistolet à peinture que tu as acheté avec l'argent que tu as gagné en tondant la pelouse. Tu vis mieux que 99 % des gens de ce pays, et c'est à ton père et à moi que tu le dois.

Ian

Tu parles comme si papa et toi étiez du même côté...

Jack

Du côté de quoi ?

Ian

Du côté de... par exemple, l'endroit où nous allons habiter. Pas vrai, maman ?

Sandy arrête de parler en se rendant compte que Ian est au courant du projet de divorce. Jack et Lynette s'aperçoivent qu'il se passe quelque chose d'anormal.

Sandy

Ça suffit.

Ian

Quoi ? Tu veux parler des 99 % de gens qui vivent moins bien que nous ou de la moitié des mariages qui finissent en divorce ?

Lynette

Qu'est-ce qui se passe ?

Sandy

Lynette, monte dans ta chambre.

Lynette

Mais je suis tranquillement assise ici à manger des légumes trop cuits.

Ian

Je crois qu'on devrait tous savoir. Le dîner, c'est bien un moment privilégié en famille, non ?

Jack

Savoir quoi ?

Ian

Maman et papa divorcent.

Jack

Quoi ?

Sandy

Nom d'un chien ! Tu n'en as rien à faire de ton frère et de ta sœur.

Ian

Et toi, oui ?

Lynette

Maman ?

Sandy

Ton frère a entendu quelque chose dont les avocats ont discuté.

Ian

Bien sûr…

Sandy

Ça n'a rien à voir avec la famille. C'est juste une astuce légale.

Jack

Quels avocats ? Ceux de papa ? Ce Schuller ?

Sandy

Je ne sais pas ce que Ian a entendu.

Jack

Et bien, dis-le nous, maman.

Lynette

Oui.

Sandy

(rassemblant ses esprits)

Cela concerne la propriété de la maison et les lois du Massachusetts.

Ian

(sarcastique)

Bien sûr.

Sandy

Ça suffit ! Nous n'avons rien décidé, c'était juste des discussions avec les avocats – c'est tout. Est-ce que vous savez combien d'organismes sont après votre père, combien c'est compliqué ? On ne vous dit pas tout parce que ça change tous les jours.

Jack

Est-ce que Ian a raison à propos du divorce, maman ?

Sandy

(avec peu de conviction)
Non.

Ian

Conneries.

Sandy

Qu'as-tu entendu, au juste, gros malin ?

Ian

Tu te demandes quelle histoire tu vas pouvoir inventer ?
Sandy le regarde furieusement.

Sandy

Vas-y. Prends la voiture et va rejoindre tes amis – tant qu'il nous reste une voiture.

Ian

Non. Maintenant que c'est sorti, je veux qu'on en parle.

Jack

Maman, qu'est-ce qui se passe ?
Sandy s'assoit en bout de table. Elle regarde le sol, le cerveau en ébullition. Ian la regarde méchamment.

Ian

Pourquoi tu t'assois là ?
Sandy lève la tête vers lui. Il lui rappelle Jim.

Ian

C'est la place de papa.

Découpage

Première passe

Je souhaite avant tout mettre par écrit la dynamique émotionnelle qui anime la séquence. Quels sont les objectifs de chacun des personnages ? Et comment vont-ils les atteindre ? Dans la mesure où ce découpage doit déboucher sur un projet visuel, je ne vais pas faire une analyse ligne par ligne comme celle qu'il faudrait faire pour les acteurs. Il n'y a pas besoin de répondre au pourquoi et au comment des motivations des personnages. Cela a normalement été vu auparavant pendant le découpage de la séquence avec les acteurs. Ce que je veux ici, c'est identifier les moments forts de la séquence qui peuvent conduire à des concepts visuels.

Voici mes premières notes sur la séquence :

- La tension tourne autour de Ian et Sandy.

- Ian engage le conflit et teste l'autorité de sa mère.

- Ian s'identifie à son père.

- Ian défend son père.

- Sandy entrevoit des attitudes de son mari dans celles de son fils.

Les mots-clés dans ces notes sont « tester » et « autorité ». Ce sont des idées utiles pour la mise en scène, car elles impliquent la remise en question de la hiérarchie normale de la famille.

En poussant cette idée un peu plus loin, on peut dire que la position sociale dans un groupe ou une famille est déterminée par l'endroit où une personne se tient dans ce groupe. On se met à genoux devant le roi, on se met au garde-à-vous dans l'armée. La position physique indique le statut. Dans une meute de loups, le mâle dominant attend des autres mâles qu'ils se montrent déférents. Pendant le dîner, l'autorité revient à qui s'assoit en bout de table. Le père de Ian étant absent, la place est à prendre. Ian voit sa mère comme une usurpatrice et considère son comportement comme une trahison. Sans vraiment le savoir, il essaye de prendre la place de son père, ou du moins, il essaye de la protéger.

Ma première idée consiste à faire de la table le centre physique du conflit. Je vais accentuer la tension entre Sandy et Ian en plaçant Sandy, Jack et Ian sur des côtés différents de la table aussi souvent que possible dans la première partie de la séquence. Seule Lynette est assise au début de la séquence. Elle contraste avec le reste de la famille qui est constamment en mouvement pour préparer le repas et mettre la table.

Le fait que Ian et Sandy puissent prendre des verres, des assiettes et des couverts, entraîne une exigence pratique : le décor doit être disposé de manière à les laisser évoluer facilement autour de la table. Il faudra en discuter avec le chef opérateur et le chef décorateur, mais je note tout de même comment on pourrait organiser le décor pour faciliter l'action. Une autre de mes notes suggère que l'angle de prise de vues présente la table dans sa longueur. Les acteurs seraient positionnés de manière à ce qu'ils soient de profil au cadre quand ils se parlent.

Fin de la première passe.

Deuxième passe

Je relis la séquence et je fais un schéma de la cuisine que je mets dans le scénario. Cela me permet de garder une trace de la visualisation, alors que je travaille sur des aspects plus conceptuels de l'analyse.

Pendant cette deuxième passe, je regarde les croquis de la séquence que j'ai faits en lisant le scénario. Je peux aussi lire le scénario en ayant à l'esprit une cuisine et une table particulières, que j'ai déjà vues. Je ne veux pas que la séquence se déroule dans une salle à manger. J'aime le caractère familier de la cuisine. D'autre part, cela permet de rendre la préparation de la table plus énergique car personne n'a à sortir de la pièce pour aller chercher la nourriture et les couverts.

En me fondant sur le premier découpage, je relis la séquence et j'imagine l'action entre Ian et sa mère quand ils s'affrontent en mettant la table. Je les vois constamment en mouvement, faisant des allers-retours entre le tiroir à couverts, le réfrigérateur et la table. Cela me fait penser à une poursuite. Ian débute la dispute et harcèle sa mère de ses questions. Il en découle trois idées majeures.

Nouvelles notes :

- Ian poursuit Sandy.

- Sandy perd l'affrontement à la fin de la séquence quand elle dit à Ian : « Vas-y. Prends la voiture... »

- Cette phrase représente le transfert de l'autorité et le moment où Sandy entrevoit des ressemblances entre le père et le fils.

L'idée de la poursuite suggère que Ian et sa mère tournent autour de la table. Ian suit sa mère et la persécute. Je mets cette idée de côté pour une répétition.

J'ai également entouré la ligne où Ian annonce que ses parents divorcent. J'envisage de retirer cette réplique. La séquence aura une autre dynamique, plus tendue, si l'information reste un secret entre Ian et sa mère. Ce secret le met dans une position de domination sur sa mère.

Naturellement, ce que le spectateur comprend dépend des informations qui lui sont révélées dans les séquences précédentes. Il faudra donc le mettre au courant auparavant que Ian sait que ses parents vont divorcer et que sa mère à l'intention de partir. Je laisse la réplique pour le moment, mais j'essayerai de l'enlever lors d'une répétition.

À partir de cet instant, je pense que la séquence montre que Sandy se rend compte de ce qu'elle n'aime plus chez son mari – et chez elle. Jim est sûr de lui et dominateur. Elle a abandonné sa personnalité contre la sécurité d'une vie confortable. Maintenant que les délits de Jim remettent cette sécurité en jeu, elle est furieuse. Elle ressent la même perte de contrôle lorsque Ian la manipule en la menaçant de révéler le divorce à son frère et à sa sœur. C'est une raison de plus pour ne pas dévoiler l'information du divorce à Jack et à Lynette dans cette séquence. Tant que Ian peut la menacer de révéler le divorce, Ian peut dominer sa mère. Une fois que cette information est révélée, il perd son pouvoir, et le conflit s'éteint.

Comme vous le voyez, le découpage visuel est déterminé par les impératifs dramatiques du récit. Jusqu'ici, l'analyse se fonde sur le comportement animal du groupe et les jeux de pouvoir pour proposer un schéma de mise en scène.

Pendant les répétitions, il n'est pas nécessaire de fatiguer les acteurs avec le processus d'analyse complet. Le réalisateur peut utiliser quelques-unes de ses conclusions comme points de départ des discussions avec les acteurs. Rien que l'idée de poursuite peut suffire. C'est ici que le talent du réalisateur doit se faire sentir. Il doit laisser les acteurs découvrir eux-mêmes la réalité de la situation, tout en leur faisant respecter son schéma de mise en scène. Le découpage se fonde sur un examen rigoureux d'une situation réaliste, le résultat final étant le produit d'une collaboration avec les acteurs.

Troisième passe

Dans la première passe, c'est le transfert de pouvoir entre Ian et sa mère qui apparaissait comme le ressort dramatique majeur de la séquence. La deuxième idée majeure concerne la découverte par Sandy qu'elle ne sera pas libérée en quittant Jim. Lors du travail avec les acteurs, il peut apparaître de nouvelles idées, mais on peut d'ores et déjà appliquer à ces deux idées des décisions pratiques concernant l'image et le jeu.

À partir de maintenant, j'utiliserai la perspective narrative, ou point de vue, pour structurer la séquence. Le point de vue est l'un des éléments narratifs les plus puissants que puisse contrôler le réalisateur. Il entraîne automatiquement les décisions de cadrage et de montage. Je vais donc écrire des notes relatives au point de vue pour les moments importants de la séquence.

Première étape

Le dialogue dans la cuisine, qui entraîne le conflit, a lieu entre Ian et sa mère, Sandy. Est-ce qu'on débute avec tout le monde dans la cuisine ? Cela donnerait (au départ) un point de vue neutre. Si je commence en suivant Ian dans la cuisine, cela risque d'annoncer trop facilement qu'un conflit va démarrer, car on sait par une séquence précédente qu'il a appris le divorce. Je préfère une approche plus ouverte pour cette séquence, sans point de vue spécifique – la version cinématographique de la focalisation externe en littérature.

Deuxième étape

Un peu plus tard dans le scénario, on trouve cette réplique :
Jack : «J'aimerais manger tranquillement – Regardez Lynette, elle est toute calme.»
Cette réplique de Jack interrompt Ian et Sandy. C'est après que la dispute commence. C'est une opportunité de changer le point de vue, ou au moins de le modifier.
Si on passe sur le point de vue de Sandy, la sympathie du spectateur va se reporter sur elle, même s'il y a des moyens de contrecarrer cela.
Si on passe sur le point de vue de Ian, le spectateur se retrouve dans une position inconfortable, puisqu'il s'identifie à une personne (Ian) qui en tourmente une autre (Sandy).

Troisième étape

Réplique de Sandy : « Ça suffit ». C'est le moment où Sandy réalise que Ian est au courant du divorce. Son objectif est d'empêcher Ian de révéler cette information à son frère et à sa sœur.

Quatrième étape

Réplique de Sandy : « Vas-y. Prends la voiture et va rejoindre tes amis – tant qu'il nous reste une voiture.»
C'est pendant cet instant de soumission que Sandy comprend que même en quittant son mari, elle restera dépendante. Sandy se rend compte qu'elle est faible et dépendante.
Ce moment doit être exploré du point de vue de Sandy. Je veux que la caméra montre ses sentiments : déception, impuissance, colère.

Cinquième étape

Réplique de Ian: «C'est la place de papa». C'est la manière de Ian de montrer à sa mère qu'il ne la laissera pas prendre la position de son père. À la fin de la séquence, il semble qu'il souhaite lui-même assumer ce rôle.

Je pourrais essayer de trouver une séquence précédente où on verrait Jim dominer Sandy. On pourrait même trouver une opportunité de rappeler visuellement cette séquence pour accentuer le parallèle avec la situation actuelle entre Ian et Sandy. Cette séquence peut être filmée selon différents points de vue pour se laisser des options de montage.

La dernière étape consiste à utiliser les cinq précédentes pour construire une première liste de plans.

En me fondant sur la première et la deuxième passe du découpage de *Boston*, j'établis le premier schéma visuel. Il peut changer, mais il faut un point de départ.

La première décision consiste à utiliser un point de vue neutre et un cadrage large pour les étapes une, deux et trois.

Les premiers découpages ont apporté l'idée de positionner Ian et Sandy de chaque côté de la table et d'avoir Ian qui poursuit sa mère pendant qu'ils discutent. Cette idée sera certainement plus claire en plan large, et la plus grande part de cette action a lieu pendant la première partie de la séquence. Il y a toujours la possibilité de faire des panoramiques ou de déplacer la caméra pendant la séquence, tout en gardant un cadrage relativement large.

Lynette pourrait servir d'observateur impartial dans cette séquence. Elle se contente de manger et ne participe que très peu à la conversation. Il me semble qu'elle essaye juste de rester calme. Comme elle est assise au centre de la scène, je pourrais la filmer en gros plan ou en plan rapproché épaules, résistant à la tempête qui s'abat autour d'elle. Je rédige une note pour me souvenir que je filmerai Lynette de cette façon.

Une fois que Ian a révélé son secret, après l'étape trois, c'est un bon moment pour filmer Ian et Sandy dans un cadrage plus serré. C'est également plus pratique, car ils ont fini de mettre la table et on peut les positionner plus près de la table, ce qui permet d'obtenir des plans à deux et des plans américains.

Une autre décision consiste à utiliser des plongées et des contre-plongées à la fin de la séquence pour illustrer le changement de statut de Ian et de Sandy. Jusqu'à ce moment, je garderai des cadrages à hauteur d'yeux, avant de descendre la caméra en fin de séquence.

Voici le projet visuel:

- Plan large de la cuisine: cadrage à hauteur d'yeux de la famille avec le reste de la pièce à l'arrière-plan.

- Plan plus serré (américain) de Ian après l'étape trois (le divorce est révélé par Ian).

- Plan rapproché de Lynette alors que le ton monte.

- Plan américain, contre-plongée: Sandy est assise en bout de table.

C'est juste le premier jet de la liste de plans. Ce n'est que le début du processus, mais il est important d'avoir quelque chose sur le papier. C'est un point de départ pour les répétitions.

Visualisation

Il est temps désormais de passer de la phase d'analyse à la phase de visualisation. Cette visualisation peut prendre la forme d'un story-board, d'une liste de plans, de répétitions ou d'un procédé numérique.

Les éléments dramatiques étant analysés, on peut envisager plusieurs stratégies pour la mise en scène de la séquence. Pour ces variations de style, on peut utiliser le champ/contrechamp, les plans moyens, les plans à deux, les plans individuels et les mouvements de caméra.

Le découpage a défini la ligne générale de la mise en scène. Le réalisateur doit maintenant établir une base concrète en faisant des répétitions avec les acteurs. L'étape suivante consiste à organiser les mouvements de la caméra. Les réalisateurs expérimentés séparent rarement la mise en scène des acteurs et le travail de la caméra en deux activités distinctes. Un réalisateur qui a une bonne perception de l'espace va voir les angles de prise de vues appropriés dès la première lecture du scénario. Il peut passer directement à l'étape du story-board et essayer de trouver le style de la séquence le plus rapidement possible. C'est en général une approche hasardeuse qui conduit souvent à des erreurs.

L'exécution du story-board commence lorsque le réalisateur apporte les dernières retouches au découpage. Le storyboardeur peut alors passer une heure à faire des croquis qui permettent de définir les plans nécessaires à la séquence. Il peut dessiner ces croquis dans la marge du scénario, comme le montre l'exemple suivant.

Quand la phase de dessin avec le réalisateur est terminée, le storyboardeur va passer des heures à perfectionner les croquis pour en faire un story-board qui précise les caractéristiques de la séquence.

Préparation des plans de couverture

Les plans de couverture pour une scène dialoguée permettent au réalisateur de fabriquer sa séquence au moment du montage. Dans un sens, cela permet de repousser certaines des questions qui se posent pendant le découpage, notamment en ce qui concerne le point de vue. En revanche, le fait de filmer plusieurs stratégies empêche de se consacrer entièrement à une seule. Et cela peut également fatiguer les acteurs.

Une part du processus de visualisation consiste donc à préparer les plans de couverture. Il faut commencer par établir une liste des angles de prise de vues pour créer le story-board, le découpage ou une liste de plans.

Voici une liste des plans qu'on peut demander au storyboardeur d'illustrer :
- champ/contrechamp ;
- master depuis un angle précis (on peut ajouter un léger travelling avant pour avoir un cadre plus serré à la fin du plan) ;
- gros plans ;
- plans à deux ;
- plans individuels ;
- mise en scène avec une grande profondeur de champ.

L'idée est de créer tout ce qui peut être plan de couverture pour une séquence. Pour les séquences dialoguées, il peut s'agir de représenter chacun des personnages dans toutes les valeurs de plan sur des dessins indépendants. On peut alors les organiser en essayant différentes valeurs pour chaque ligne de dialogue.

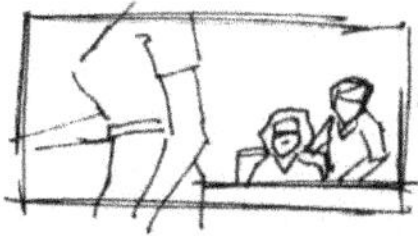

Sandy is picking up on Ian taunting her. Everyone gets that
Ian's holding something back.

> SANDY
> You don't know what you're talking
> about and it's not your business
> anyway.

> IAN
> Yes, it is.

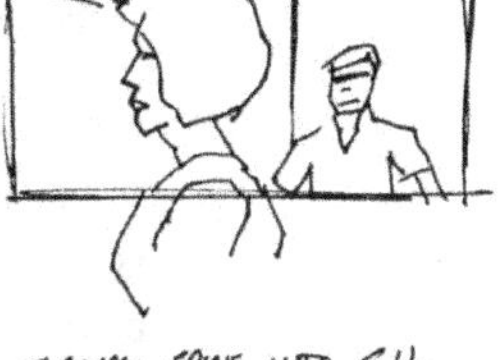

> SANDY
> No it's not. You've never paid for
> anything you have--oh' did I
> forget the paint gun you bought
> with your lawn job money--You live
> better than ninety-nine percent of
> the people in this country and your
> father and I are the ones
> responsible--

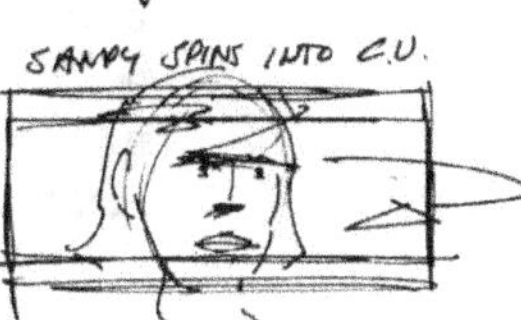

> IAN
> You make it sound like you and Dad
> are on the same side--

> JACK
> Side of what?

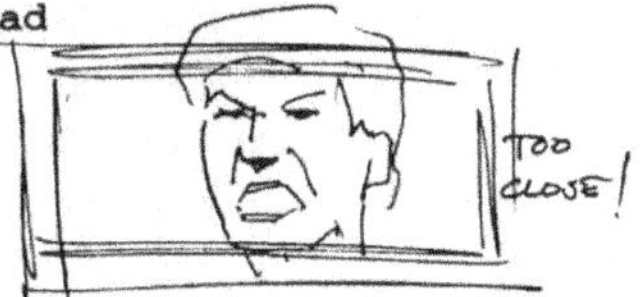

> IAN
> Side of, like, wherever we go to
> live. Right, Mom?

Sandy stops talking as she has now figured out that Ian knows
about the divorce. Jack and Lynette see something's up.

> SANDY
> That's enough--

> IAN
> What? Are we talkin' about the
> ninety-nine percent of the people
> we live better than or the fifty
> percent divorce rate?

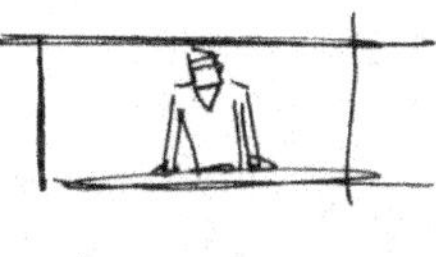

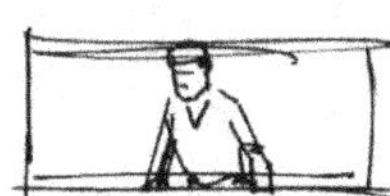

> LYNETTE
> What's going on?

> SANDY
> Lynette, I want you to go upstairs.

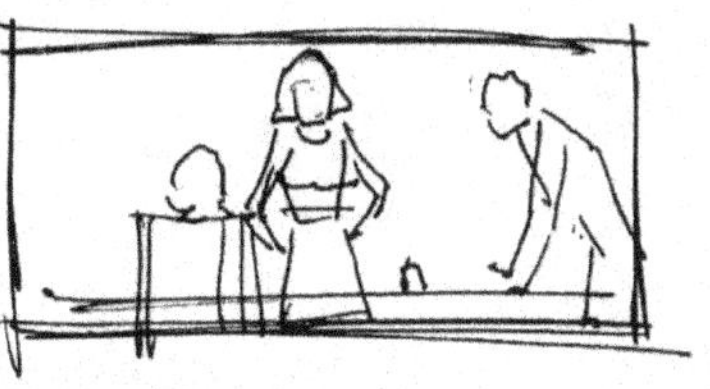

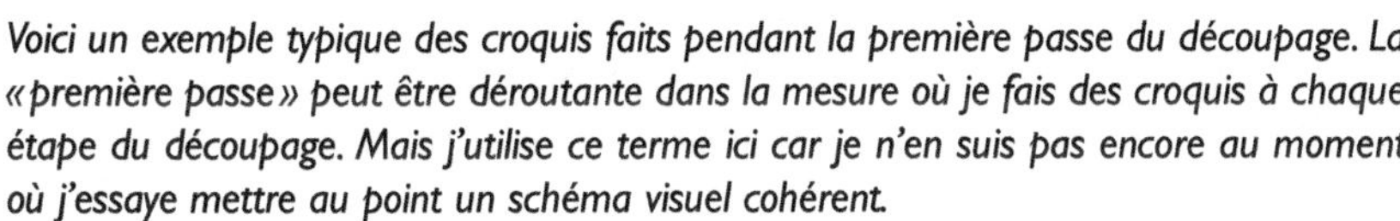

*Voici un exemple typique des croquis faits pendant la première passe du découpage. La
« première passe » peut être déroutante dans la mesure où je fais des croquis à chaque
étape du découpage. Mais j'utilise ce terme ici car je n'en suis pas encore au moment
où j'essaye mettre au point un schéma visuel cohérent.*

Dans le chapitre suivant, nous verrons comment les outils informatiques poussent
le procédé encore plus loin en permettant de monter ces plans avec le dialogue.
Cette préparation des plans de couverture est une méthode visuelle pour organiser
les plans quand on est bloqué sur une idée. Elle est très pratique pour les réalisateurs débutants.

Découpage technique

C'est une liste des plans accompagnée de schémas destinés au chef opérateur et à
la scripte.

Sur le décor, on passe en général la première moitié de la journée à faire la lumière
et à répéter. La seconde moitié de la journée est consacrée au tournage et aux changements de lumière entre les plans. On passe beaucoup plus de temps à mettre un
plan en place qu'à le filmer. C'est pourquoi chaque plan est important. On utilise
des Polaroïds, le retour vidéo ou n'importe quel autre moyen pour visualiser la
manière dont les plans vont raccorder. Mais c'est avant tout l'organisation et l'expérience qui permettent de donner au monteur tout le matériau dont il a besoin pour
composer une séquence.

Le réalisateur utilise généralement une liste des plans, un story-board, des diagrammes
en plan ou les trois à la fois. Il discute des plans avec le chef opérateur et l'assistant
réalisateur le jour du tournage ou lors du *pré-light*. Il arrive que le chef opérateur
assiste aux répétitions avant tournage, où il peut discuter avec le réalisateur de la
mise en scène et des configurations de caméra. Mais le plus souvent, les séquences
dialoguées sont mises au point sur le décor.

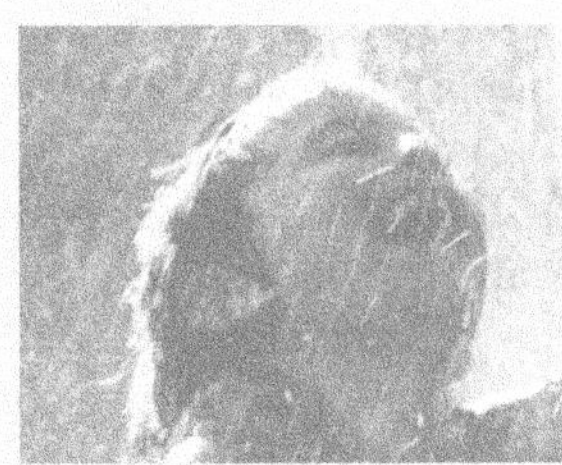

Les outils numériques

Les caméras numériques et les logiciels de montage ont fait considérablement baisser les coûts et les problèmes techniques liés à la création cinématographique. Aujourd'hui, n'importe quelle personne désireuse de faire un documentaire, une fiction, un clip musical ou des essais personnels, peut réaliser son projet pour un coût moins élevé qu'un trimestre de cours dans la plupart des écoles de cinéma.

Les caméras numériques amateur sont quasiment devenues un accessoire de mode. Elles fonctionnent très bien dans les situations où la lumière est faible, ce qui signifie qu'on peut faire un film avec une équipe réduite et moins de matériel. On a déjà rencontré cette situation dans les années 1960 avec l'apparition des caméras 16 mm et des émulsions plus rapides. La tendance esthétique était alors à la spontanéité et à l'improvisation. Mais les avancées technologiques actuelles provoquent un changement beaucoup plus important, car non seulement les caméras sont plus faciles à utiliser, mais c'est aussi le processus global de fabrication d'un film qui a été simplifié.

Les caméras numériques très maniables et les logiciels semblent encourager les techniques du cinéma direct. En même temps, ces outils ont provoqué un mouvement opposé dans lequel les artistes ont l'opportunité de créer des mondes virtuels ou de manipuler la réalité grâce aux logiciels d'animation 3D et de retouche numérique. Ces outils ont grandement favorisé ces deux approches de l'expression filmique (un style documentaire fondé sur la réalité et un style fondé sur l'imaginaire et la manipulation visuelle). Ces deux conceptions du cinéma sont légitimes, mais elles restent le centre du conflit qui oppose deux camps de cinéastes.

Les story-boards sont généralement considérés comme un outil appartenant au style « manipulateur » plutôt qu'au style documentaire. Il est presque impossible de parler de la conception d'un film sans faire ressurgir le vieux débat entre nécessité de préparer le film et improvisation du projet visuel sur le décor. Malheureusement, on considère souvent que les story-boards ne sont que le schéma directeur du film, alors que leur application au processus de réalisation est beaucoup plus qu'un outil de planification : les story-boards sont une véritable forme d'écriture. Aujourd'hui, ils sont le plus souvent associés aux séquences d'effets spéciaux et d'action pour lesquelles il est nécessaire de coordonner des dizaines, voire des centaines de techniciens.

Pour les séquences complexes, les story-boards sont effectivement la maquette du résultat final. Par nécessité ils sont détaillés et inflexibles. Ils servent de contrat entre les sociétés d'effets spéciaux et les producteurs pour s'assurer que les divers départements qui œuvrent au film restent dans les limites créatives et budgétaires fixées au départ. Il n'est donc pas surprenant que les story-boards aient acquis la réputation de limiter les options du réalisateur, même s'ils aident à obtenir des résultats précis. Le concept de story-board – la conception d'un film en réalité – commence à sortir de ce rôle de maquette grâce à l'informatique. La nouvelle génération de cinéastes s'aidera des outils numériques pour concevoir et réaliser des images en mouvement. C'est une évolution inévitable, car une grande partie du plaisir visuel qu'apporte la conception d'un film peut être éprouvée avec un ordinateur.

La conception filmique assistée par ordinateur

La planification d'un film à l'aide d'un story-board est un procédé logique. Le papier ne coûte rien, le tournage d'un film est hors de prix. On peut dessiner une idée beaucoup plus vite qu'on ne peut la filmer, et il n'y a pas besoin d'une équipe pour le faire. L'exécution de petits croquis reste le moyen le plus rapide d'exprimer une idée, mais la création numérique est destinée à concurrencer le story-board traditionnel comme moyen de concevoir un film.

Si la technologie numérique a réussi quelque chose, c'est d'avoir brisé les barrières qui existaient entre la photographie, la musique, le texte et la vidéo. Dans le passé, l'équipement utilisé pour manipuler ces différents média était spécialisé et onéreux. Ce n'est plus le cas. Aujourd'hui, il suffit d'un Mac ou d'un PC pour mélanger ces média en toute transparence. Les logiciels de montage comme Final Cut d'Apple ou Premiere d'Adobe permettent la retouche d'image, l'animation, l'enregistrement et le mixage du son, la correction colorimétrique et incluent même des outils basiques pour les effets spéciaux. Ces logiciels extrêmement puissants sont disponibles pour moins de mille euros.

Il existe différentes façons d'aborder la conception d'un film sur ordinateur :

- des séquences montées d'après des images fixes (story-boards ou photos numériques) ;
- des enregistrements vidéo de répétitions ;
- des story-boards animés ;
- des séquences d'images 3D ;
- toute combinaison des catégories précédentes.

Premiers pas

Pour travailler avec des outils numériques, il faut investir quelques milliers d'euros dans le matériel. Tout le monde ou presque possède aujourd'hui un ordinateur, et il y a de fortes chances pour qu'une partie du matériel que vous possédez déjà puisse vous servir. Si ce n'est pas le cas, il y a toujours moyen de trouver un ami ou une société qui vous permettra d'utiliser son matériel aux heures creuses.

Voici une liste des principaux éléments nécessaires pour débuter : un Mac ou un PC avec 512 Mo de mémoire vive et un disque dur d'au moins 20 Go. L'ordinateur doit être équipé de prises FireWire ou USB2 auxquelles on raccorde des disques durs de grande capacité (120 à 500 Go). Un moniteur 17 pouces peut suffire, mais il est préférable d'en avoir un plus grand. Vous aurez également besoin d'un scanner pour numériser des images depuis des magazines, des tirages photos, des cartes postales ou tout autre support qui tient dans le scanner. Par la suite, il vous faudra acquérir un appareil photo numérique puis une caméra mini-DV. Pour le dessin enfin, sachez qu'il est beaucoup plus pratique d'utiliser une tablette graphique plutôt que la souris. On peut évidemment s'en sortir avec moins de matériel, c'est ensuite une question de temps : l'utilisation d'un système moins complet entraîne en général un travail plus long et plus fastidieux.

Les logiciels nécessaires dépendent du travail à exécuter. Quel que soit le type de visualisation envisagé, il faut un logiciel de montage virtuel comme Premiere d'Adobe, Final Cut d'Apple ou Xpress DV d'Avid. Il existe de nombreux autres logiciels de montage, mais ces trois-là sont les plus employés dans le domaine professionnel.

Il faut également posséder un logiciel de retouche d'image comme Photoshop. Ce logiciel est le standard incontesté de la retouche et est utilisé par absolument tous les studios d'animation et d'effets numériques.

Le logiciel d'animation 3D est sans aucun doute celui qui entraîne le plus gros investissement, à la fois au niveau du budget et en termes de temps d'apprentissage. Les logiciels de 3D sont au cœur de la conception numérique appliquée au cinéma. Ils offrent une représentation virtuelle de l'espace qui permet des cadrages et des mouvements de caméra comme ceux qu'on effectue sur un décor réel. Pour des logiciels professionnels comme Maya, Lightwave, 3ds max ou Softimage, il faut compter entre 1 000 et 7 000 euros. L'avantage à s'équiper de ces logiciels réside dans le fait qu'ils sont utilisés par de nombreux studios d'effets spéciaux, et qu'on trouve une importante communauté d'utilisateurs sur Internet pour obtenir des conseils.

Que faire si on n'a pas le budget nécessaire à l'acquisition de ces logiciels professionnels ? Surtout ne pas désespérer ! Il existe des logiciels de 3D de qualité, beaucoup moins onéreux, comme Animation Master, Cinema 4D, FrameForge ou Poser, qui sont tout à fait adaptés à une visualisation rapide. Animation Master est un excellent logiciel d'animation, le favori des animateurs aux finances limitées. Poser est un logiciel incontournable pour la manipulation de personnages réalistes, et il présente un des meilleurs rapports qualité/prix. Tous les logiciels cités ici ne se limitent pas à la visualisation. On peut s'en servir au cours de la réalisation d'un film. Certains de ces logiciels sont utilisés pour la création de génériques et d'effets spéciaux pour les films à petit budget.

Les story-boards numériques

La façon la plus directe de prévisualiser une séquence sur ordinateur consiste à numériser un story-board classique à l'aide du scanner et d'y ajouter de la musique et/ou une piste de dialogue dans un logiciel de montage. Il n'y a rien de vraiment nouveau à cela, les studios d'animation ayant créé il y a plus de soixante ans l'animatique, ou Leica reel, technique qui consiste à prendre en photo les vignettes de story-board. Mais l'utilisation d'un logiciel de montage permet une amélioration considérable de cette technique.

Le processus de création d'un story-board numérique commence par la numérisation du story-board dessiné à la main (quelques artistes dessinent directement sur ordinateur, mais c'est une pratique encore peu développée). Il faut généralement nettoyer les images numérisées avec Photoshop avant de les importer dans un logiciel de montage comme Final Cut Pro. La musique et la voix proviennent d'un CD ou sont enregistrées à l'aide du micro de la caméra mini-DV. On les transfère par la connexion FireWire ou USB, puis on les importe dans le logiciel de montage. À partir de là, le montage peut commencer.

Une alternative à l'utilisation d'un scanner pour numériser les dessins consiste à prendre en photo le story-board avec la caméra mini-DV ou l'appareil numérique. Francis Coppola a employé cette technique pour créer un story-board sur une station de montage vidéo analogique en 1983, pour sa comédie musicale *One from the Heart (Coup de Cœur)*.

Les animatiques

L'animatique est une version un peu plus sophistiquée du story-board. Elle est constituée de dessins agrémentés d'une animation basique et montés ensemble.

Les animatiques sont apparues dans le secteur publicitaire, quand les agences ont voulu tester plusieurs versions d'une publicité sur des groupes témoins avant de se lancer dans le tournage. Les animatiques professionnelles sont créées par des studios de post-production qui prennent des centaines d'euros à l'heure, mais chacun peut créer une animatique très honorable avec un ordinateur personnel et

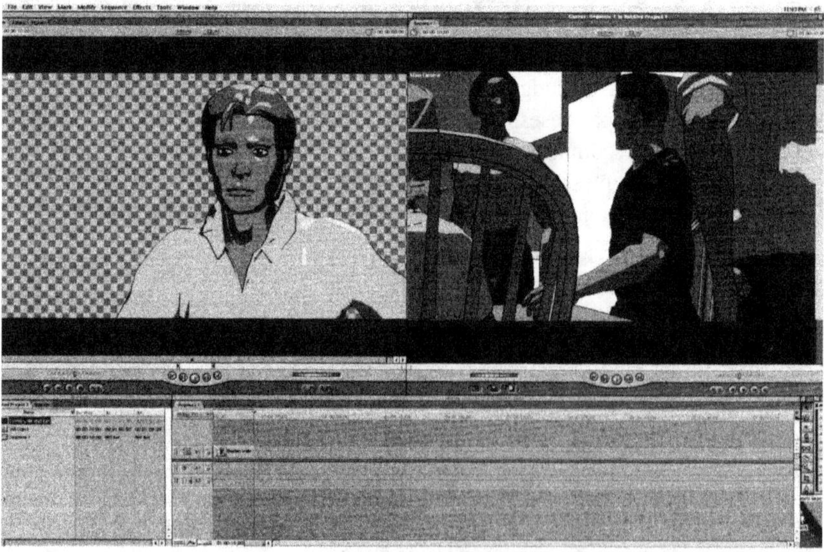

Final Cut Pro d'Apple s'est imposé comme le logiciel de montage virtuel préféré des cinéastes indépendants. C'est également un outil de visualisation très pratique. La capture d'écran présentée ici montre la fenêtre principale du logiciel, dans laquelle on peut voir le montage de deux plans créés avec Poser.

un logiciel d'animation 2D. Premiere et Final Cut Pro proposent quelques outils pour ajouter de l'animation aux images fixes, mais c'est de loin After Effects d'Adobe qui est le logiciel le plus indiqué pour ce type de travail.

Les mouvements les plus simples qu'on peut ajouter à des vignettes de story-boards sont les panoramiques, les zooms et les rotations, ainsi que les transitions comme les fondus et les volets. Ces mouvements ne nécessitent pas de dessins particuliers, il suffit de les glisser dans la fenêtre de travail du logiciel.

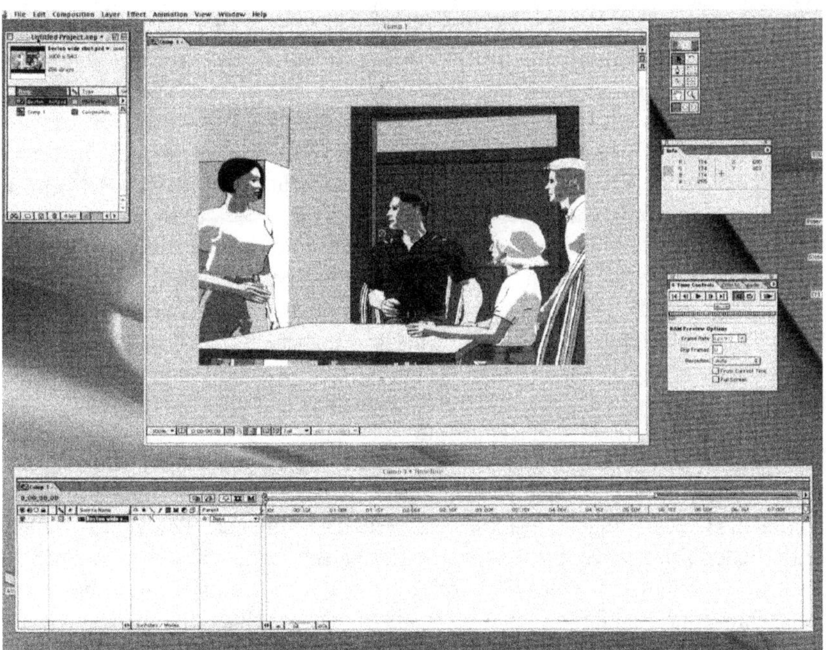

After Effects est l'un des logiciels charnière dans l'histoire de l'animation numérique. Cette application extraordinaire permet de créer des images et des textes, d'assembler des images fixes et de la vidéo, d'ajouter des effets, et d'animer chacun de ces média. Il s'associe parfaitement avec Photoshop, autre produit Adobe, pour former un outil performant d'animation 2D et d'effets spéciaux.

Mais pour des animations plus complexes qui montrent par exemple un personnage qui met sa main sur sa hanche ou une voiture qui traverse le cadre, il faut prévoir des dessins adaptés. Dans le cas le plus banal, celui d'une voiture qui roule dans une rue, la voiture et le fond sont dessinés séparément. Chaque dessin doit être préparé dans Photoshop avant d'être importé dans le logiciel d'animation, After Effects par exemple. Cependant, pour ce type de mouvement, le processus d'animation en lui-même est très simple.

Les animatiques sont pratiques tant qu'elles restent simples. Il suffit de quelques plans en mouvement, comme une main qui s'avance vers la poignée d'une porte ou une voiture qui passe, pour améliorer un story-board quelque peu statique. Pour les séquences d'action, elles peuvent se révéler très gourmandes en temps. Il est par conséquent logique de les utiliser quand le story-board est suffisamment finalisé pour présenter un flux visuel clair. Les animatiques sont donc mieux adaptées à la présentation des plans qu'à leur montage. Pour des animations sophistiquées, il faut avoir recours à un logiciel de 3D.

Les photo-boards

La photographie numérique offre un gain de temps extraordinaire en s'affranchissant du traitement de la pellicule. On peut photographier un décor dans l'après-midi et transférer les photos le soir même sur l'ordinateur. Il faut profiter de cet avantage pour intégrer la prise de vue au processus d'écriture. Les petits appareils numériques sont suffisamment discrets pour prendre des photos dans des cafés, des centres commerciaux, des parkings, des taxis et toutes sortes d'endroits sans que personne ne s'en rende compte. La plupart des appareils récents permettent également d'enregistrer des sons, ce qui s'avère très pratique pour garder le souvenir d'une ambiance associée à un lieu.

Les appareils numériques se connectent à l'ordinateur avec un câble USB (parfois FireWire). On peut également faire l'acquisition d'un lecteur de carte mémoire qui évite d'avoir à brancher et débrancher l'appareil lui-même, ce qui décharge la batterie et finit par endommager la prise de l'appareil.

Après avoir transféré les images sur l'ordinateur, la retouche permet d'ajuster la colorimétrie ou d'effectuer un recadrage. Photoshop permet aussi d'augmenter ou de diminuer la taille des photos, par exemple pour changer la composition d'une image en rajoutant de l'air au-dessus de la tête d'un personnage ou en passant d'un gros plan du visage à un plan de détail sur les yeux. Attention, augmenter la taille d'une image peut en dégrader la qualité ; néanmoins, pour la visualisation, le flux visuel a plus d'importance que la qualité de l'image.

Photoshop offre également la possibilité d'ajouter des calques sur une image. On peut rajouter ou enlever des éléments sur chaque calque, l'ensemble sera vu comme une seule image. C'est une caractéristique utile quand on veut modifier le format de l'image ; en effet, la plupart des appareils numériques prennent des photos au format 4:3, celui de la télévision. On utilise alors les calques de Photoshop pour créer des masques noirs aux formats les plus communs au cinéma, le 1:1,85, le 1:1,66 ou le 1:2,35. Le calque du masque ne bougeant pas, on peut repositionner l'image, la recadrer ou changer sa taille pour créer de nouvelles compositions.

Les calques servent également à adjoindre de nouveaux éléments. Si on photographie des séquences contenant des personnages, à l'inverse des fonds ou des plans de situation, il faut pouvoir trouver des acteurs ou des doublures à intégrer dans les plans. Une alternative aux personnages réels consiste à photographier le décor et à rajouter dessus des personnages virtuels en 3D.

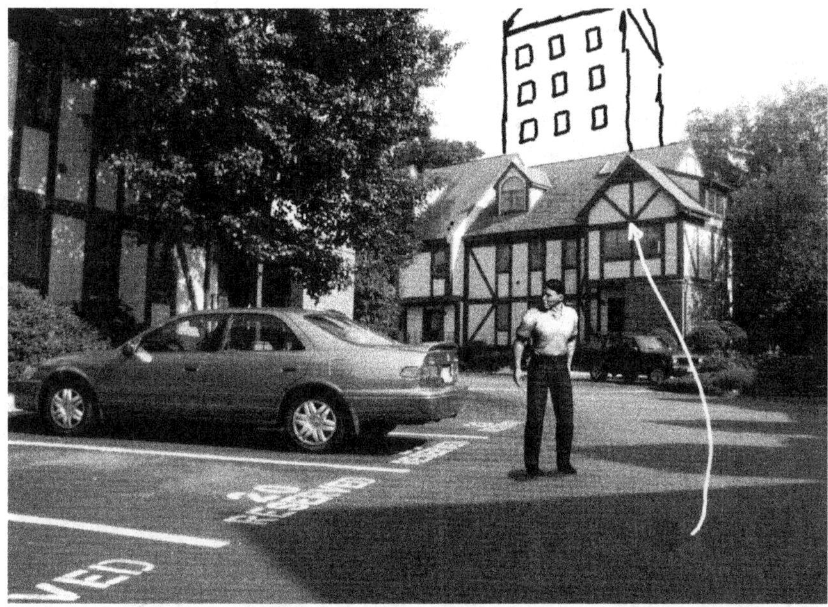

Voici une image prise avec un Olympus D-550 et retouchée dans Photoshop. L'homme debout dans le parking est un personnage importé depuis Poser. Le bâtiment à l'arrière-plan et les instructions écrites pour le décorateur sont intégrés dans des calques Photoshop.

Pour qui sait dessiner, il est possible d'ajouter des bâtiments et des personnages, ainsi que des notes, sur des calques dans Photoshop. Chaque calque contenant un personnage ou un texte peut être activé ou désactivé indépendamment des autres. De cette manière, les notes peuvent être masquées pour imprimer l'image pour le story-board et activées quand il faut donner des indications aux membres de l'équipe créative. Les calques permettent d'avoir plusieurs versions d'une image stockée dans un seul fichier.

Nous l'avons dit, une façon d'intégrer des acteurs sur un fond consiste à utiliser un logiciel d'animation 3D pour créer des personnages virtuels. Pour ce genre de travail, Poser est un outil fantastique, qui permet de donner toutes sortes de positions à des mannequins virtuels. On peut importer une photo en fond de l'espace de travail afin de placer les personnages selon la bonne perspective et à la bonne échelle. La composition constituée du fond et des personnages peut être sauvée en tant que nouvelle image.

Poser permet l'animation, mais son intérêt principal réside dans la grande variété de poses, d'accessoires, de costumes, de chevelures, d'expressions du visage et de positions de mains. Les personnages sont assez réalistes et l'interface du logiciel est facile à utiliser. La lumière et les textures sont réglables dans tous les logiciels de 3D, mais Poser est orienté vers la rapidité d'exécution et un rendu proche de l'illustration.

Il a engendré une communauté de passionnés qui ont créé des milliers d'accessoires et de personnages disponibles gratuitement ou pour des sommes modiques. Il suffit de se rendre sur les sites Internet e-frontier.com, renderosity.com ou daz3d.com pour trouver des personnages, des textures, des aides en ligne et des liens vers des dizaines d'autres sites. Pour quelqu'un qui n'a jamais travaillé avec un logiciel de 3D, c'est un outil abordable car il privilégie la facilité d'utilisation plutôt qu'une panoplie complète d'outils réservés aux professionnels de l'animation 3D.

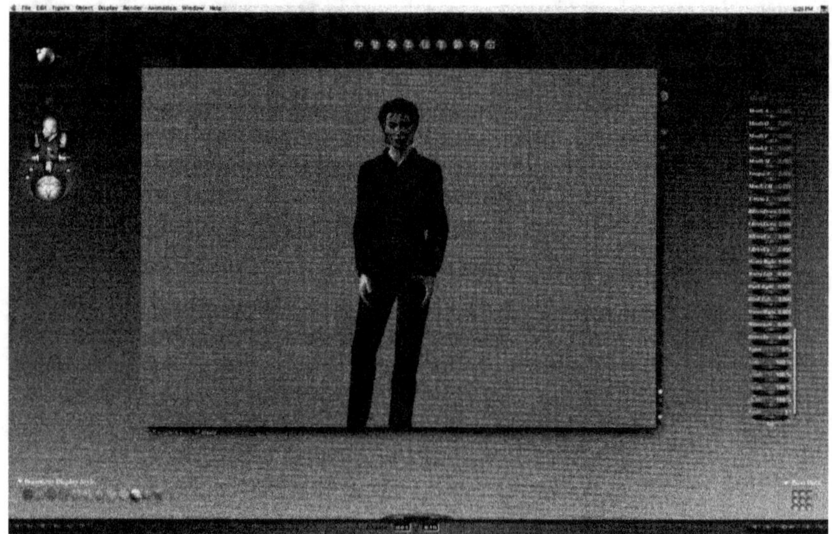

Voici l'interface de Poser. Les commandes de la caméra sont à gauche et les boutons de réglage du personnage à droite. C'est un logiciel incontournable pour la visualisation cinématographique. Un onglet sur la droite donne accès aux diverses librairies : personnages, positions, visages, cheveux, mains, accessoires, lumières et caméras. Quand on crée un personnage, on peut le sauvegarder pour une référence ultérieure.

La grande colonne sur la droite de l'écran contient les boutons de paramétrage des positions. Comme on peut le voir, de nombreux paramètres sont disponibles, gérant les expressions du visage, les positions des mains, des bras, des jambes et du tronc ainsi que les proportions de ces différentes parties du corps. Tous ces éléments peuvent être animés et le choix de personnages est énorme (si on considère tous les personnages qu'on peut rajouter au logiciel).

Frame Forge 3D Studio est le plus récent des outils destinés aux réalisateurs. C'est un environnement 3D simplifié dédié au story-board et à la visualisation. Il fonctionne selon le même principe que Poser mais est moins sophistiqué. Cependant, il possède des outils spécialement conçus pour le réalisateur. Comme Poser, Frame Forge est livré avec une panoplie de personnages et d'accessoires. Les fonctions dédiées au réalisateur incluent : des informations sur la caméra (focale, angle et hauteur) qui peuvent être imprimées sur le story-board, un gestionnaire de plans qui permet de faire une séquence à partir de plusieurs vignettes du story-board et la possibilité d'importer des dialogues et des descriptions d'un scénario depuis Final Draft ou n'importe quel autre logiciel d'aide à l'écriture de scénario. Frame Forge est un logiciel que les réalisateurs attendaient depuis longtemps et qui s'annonce comme le standard de la création de story-boards numériques.

La visualisation en 3D totale

Les logiciels d'animation 3D les plus pointus permettent aux artistes de créer la totalité de leur environnement. Les étapes standards du travail comprennent la création des objets virtuels (décors, accessoires et personnages), l'application de textures sur ces modèles (la peau sur un personnage, l'écorce sur un arbre), la mise en place de l'éclairage, et enfin l'animation des objets et de la caméra. Le résultat prend la forme d'un fichier informatique, d'un film ou d'une image fixe.

De *Toy Story* à la reconstitution d'un accident ou aux jeux en réalité virtuelle, l'ordinateur peut recomposer la réalité de manière fidèle. Les possibilités de contrôle d'un artiste « numérique » en font un producteur-réalisateur-scénariste-directeur artistique-chef opérateur-monteur-machiniste-chef électricien-compositeur qui voit tout et sait tout. La possibilité de traiter un film avec le même degré de contrôle et de liberté que celui d'un romancier ou d'un peintre est enivrante, même si cela nécessite des connaissances techniques énormes, un investissement financier considérable et beaucoup de temps libre.

Pour tous ceux qui sont apparus au générique d'un long-métrage d'animation 3D, il est évident qu'il faudrait vingt ans à un artiste seul pour réaliser le travail exécuté par les deux cents infographistes nécessaires à la création d'un film entièrement fabriqué sur ordinateur. On peut donc faire un film entièrement sur ordinateur, mais c'est un travail de titan.

En revanche, la conception d'un film à l'aide des technologies numériques se limite à établir le projet du film, pas à le réaliser. Le travail technique est alors réduit d'environ 98 %. Cela signifie que la plupart des décisions importantes concernant l'aspect visuel d'un film peuvent être prises rapidement par une poignée d'artistes-graphistes. Pour un film classique, le réalisateur peut concevoir l'aspect de son film en utilisant une combinaison de story-boards numériques et de visualisation en 3D pour quelques séquences qui posent des problèmes visuels.

La conception de film assistée par ordinateur est très excitante. La raison en est simple : elle offre la possibilité de voir un film en même temps qu'il est fabriqué. Assis devant l'écran de son ordinateur, l'artiste a la sensation spatio-temporelle qu'offre normalement le visionnage d'un film, car il conçoit à la fois les éléments et leur destination finale. La seule différence, c'est que la technologie numérique offre à l'ordinateur l'espace de travail autrefois réservé exclusivement au studio de cinéma. L'écran du Mac devient à la fois un studio et une salle de projection.

Il existe néanmoins un obstacle à l'utilisation de la 3D comme outil de conception d'un film. C'est une technique qui demande beaucoup de temps, aussi bien au niveau de l'apprentissage qu'à celui de l'exécution. Il faut de quatre mois à un an pour qu'un cinéaste acquière les connaissances de base pour créer des éléments de visualisation exploitables. Pour acquérir une vraie maîtrise, il faut compter des années. Si c'est une contrainte trop lourde, il existe des alternatives.

La répartition du travail

Les constructeurs de décors

Au fur et à mesure que les dessinateurs de story-boards apprennent à se servir de l'informatique, ils vont offrir de nouveaux services de visualisation. Parmi ceux-ci, on trouvera la création de personnages et de décors pour des séquences précises afin de donner au réalisateur un environnement complet, prêt à l'emploi. Le réalisateur réduira ainsi considérablement sa charge de travail et cela lui permettra de se concentrer sur la composition de ses plans, la mise en scène des acteurs et le montage des éléments de visualisation. Cela ne prend que quelques semaines à un réalisateur pour se familiariser avec des logiciels comme 3ds max, Poser et Softimage si tout ce qu'il a à faire consiste à placer la caméra et les acteurs dans le décor numérique.

La création de personnages et de décors numériques par un graphiste 3D indépendant peut coûter des centaines voire des milliers d'euros, mais ce n'est pas un problème à partir du moment où le budget du film est réuni. En revanche, il est plus délicat pour un cinéaste d'obtenir ces services pendant la période de développement qui précède l'acceptation du film par le producteur. Heureusement, la plupart des objets, des personnages et des décors dont un réalisateur peut avoir besoin sont disponibles soit gratuitement, soit à l'achat.

Les objets prêts à l'emploi

La construction d'objets en 3D à l'aide d'un ordinateur est une compétence qui n'a pas grand-chose à voir avec les compétences nécessaires à la réalisation et au montage. Selon l'énergie que l'on souhaite consacrer à l'apprentissage des outils numériques, on peut soit passer beaucoup de temps à modéliser soi-même des bâtiments, des véhicules et des personnages, soit se les procurer déjà prêts. Une grande quantité d'objets gratuits ou payants existe sur Internet dans différents formats, car les logiciels comme Lightwave, 3ds max, Maya et autres utilisent un format de fichier propriétaire. Pendant des années, il a fallu convertir les fichiers pour les faire passer d'un logiciel à un autre. Heureusement, ces dernières années, les éditeurs ont travaillé à rendre plus simple l'importation et l'exportation des objets entre les différents logiciels. Quelques formats, dont le 3DS et le OBJ, sont devenus plus ou moins universels et sont acceptés par la plupart des logiciels. Un autre format, le FBX de Kaydara, a vu le jour. Il est plus complet car au lieu de contenir uniquement la simple description d'un objet, il intègre aussi l'animation, les textures, les déformations et un grand nombre d'informations importantes, le tout dans un seul fichier. En fait, des séquences animées entières peuvent être transférées d'un logiciel à un autre grâce au format FBX.

Les textures qui donnent l'aspect des surfaces sont un des problèmes liés à l'importation d'objets en 3D. Un objet sans texture ressemble généralement à du plastique gris. Bien que les textures offrent un rendu photo-réaliste, elles augmentent considérablement le temps de calcul d'une image. Cependant, elles sont parfois nécessaires. Les textures ne sont pas toujours fournies lors de l'achat ou du téléchargement d'un objet. Il faut donc se les procurer à part si on pense en avoir besoin. La création de textures et leur application à des objets complexes peut prendre beaucoup de temps, mais il existe des sociétés spécialisées dans la vente de l'ensemble objet-texture et autres éléments graphiques comme digimation.com, turbosquid.com, zygote.com, daz3d.com. On peut également trouver des objets sur des sites de groupes d'utilisateurs, dont 3dcafe.com, greatbuildings.com, mr-cad.com, 3dbuzz.com, kit3dmodels.com et 3dcommune.com.

La création de paysages

La plupart des logiciels de 3D comme Lightwave et Maya sont des produits destinés à l'animation en général, et permettent de créer et d'animer à peu près tout ce dont on peut rêver.

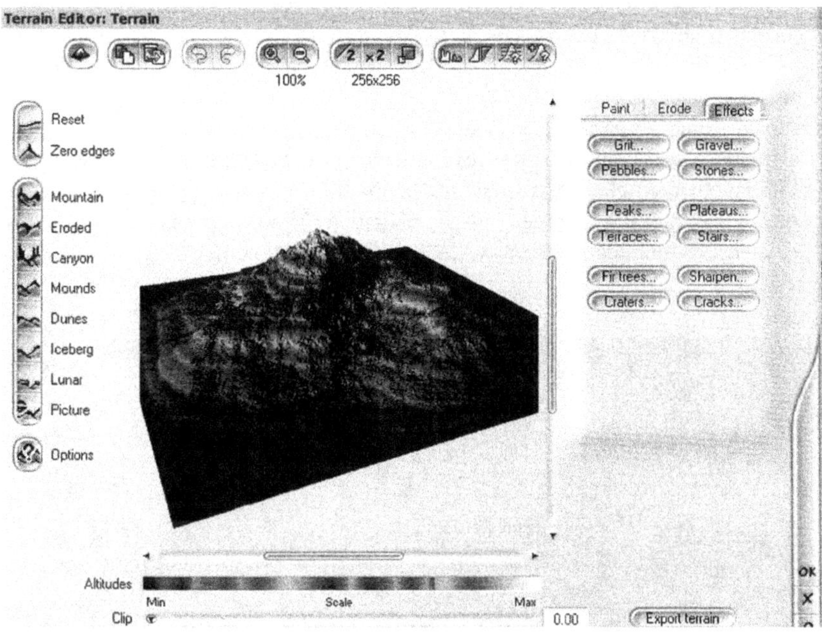

Voici la fenêtre de création de terrain dans Vue d'Esprit, le générateur de paysages de E-on software. Parmi les éléments de base, on trouve : montagne, plateau, canyon, butte, dune, iceberg et paysage lunaire. On peut modifier ces formes en leur ajoutant des effets tels que : sable, galets, sommets, terrasses, cratères, fissures, pierres, gravier et plateaux.

Les déformations de la surface citées ci-dessus peuvent être appliquées manuellement, avec des outils proches de ceux utilisés dans les logiciels de retouche, ce qui permet de contrôler précisément leur localisation, leurs contours et leur taille. On peut également y importer des cartes d'élévation de la plupart des endroits du globe. Vue d'Esprit propose des arbres et des plantes au feuillage très réaliste. Il existe même une fonction qui permet de boiser un terrain de manière aléatoire.

C'est très pratique pour les animateurs professionnels, mais d'autres développeurs de logiciels ont choisi de créer des outils dédiés à des tâches spécifiques. Poser en est un bon exemple pour l'animation de personnages.

Plusieurs éditeurs ont développé des logiciels spécialisés dans la création de terrains et de paysages, destinés principalement aux amateurs et aux professionnels qui font de l'illustration paysagère. Il ne faut pas se tromper sur le terme amateur : un logiciel de paysages comme Vue d'Esprit de E-on software est capable de produire des illustrations et des animations sophistiquées. Les images finalisées sont généralement associées à des personnages créés dans Poser ou à des objets créés dans d'autres logiciels d'animation. Le site renderosity.com offre une bonne introduction au monde de l'illustration 3D. C'est également un site où l'on peut trouver des objets prêts à l'emploi et d'autres ressources utiles pour les cinéastes.

Les logiciels de paysages sont taillés sur mesure pour les réalisateurs et les directeurs artistiques. Il existe plusieurs logiciels, mais tous ont des fonctionnalités communes : ils utilisent des cartes d'élévation (images noir et blanc en 2D) pour créer des montagnes, des vallées, des canyons, des plages, etc. Les logiciels de paysages permettent de créer ces cartes d'élévation ou bien de les importer, depuis Photoshop par exemple.

La grande force des cartes d'élévation, c'est que l'on peut en acheter pour la plupart des grands pays (notamment tous les États-Unis, cartographiés par l'USGS), pour la Lune et quelques planètes du système solaire. Il suffit de charger une de ces cartes dans le logiciel et il génère un paysage réaliste de l'endroit choisi. Les paysages ainsi créés ne contiennent que le sol, sans arbres ni bâtiments.

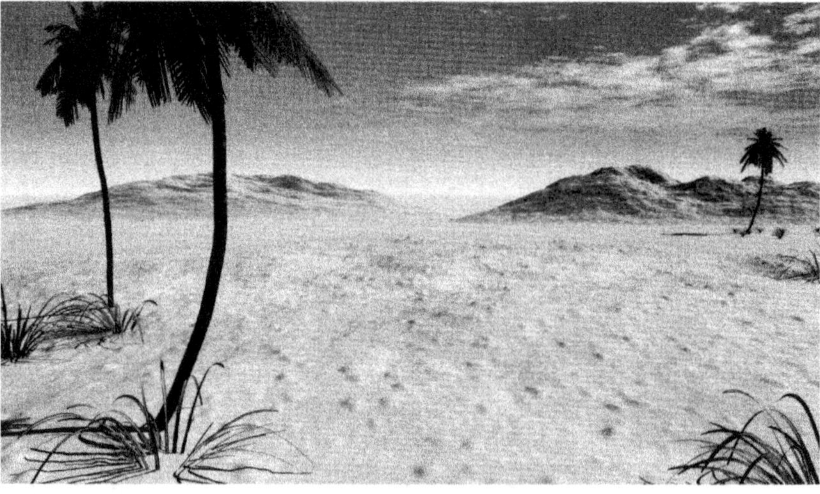

Voici une image simple de désert, créée dans Vue d'Esprit en près de trente minutes. L'environnement est totalement en 3D et la caméra peut se déplacer partout dans ce désert. Le problème avec des story-boards réalisés avec ce niveau de réalisme, est que le rendu de chaque image de 720 × 480 prend entre trois et quinze minutes sur un ordinateur puissant.

Mais on peut les rajouter. Les cartes de l'USGS ont un pas d'échantillonnage de trente mètres, mais il existe des cartes encore plus précises. Certains générateurs de paysages ont une fonction de calcul de la position du soleil en fonction des coordonnées réelles du terrain (longitude/latitude, date et heure). Un chef décorateur qui construit un décor dans la Monument Valley peut entrer les données nécessaires dans un logiciel de paysages, en l'occurrence un 11 juillet à 17 h 00, ainsi que les coordonnées spatiales de la Monument Valley. Le logiciel place alors le soleil à la bonne position dans le ciel ainsi que les ombres générées par les formations rocheuses présentes sur le lieu. Pour le chef décorateur et le chef opérateur, il est primordial de savoir où se projettent les ombres.

La majorité des logiciels de paysages incluent des générateurs de ciel, d'eau, d'herbe et de rochers, ainsi qu'une interface conçue pour créer simplement des paysages réalistes ou totalement imaginaires. Néanmoins, pour obtenir une image de qualité, il faut parfois beaucoup de temps. L'animation de séquences réalistes est interminable. Heureusement, il existe plusieurs niveaux de rendu dans les logiciels d'animation 3D, ce qui permet de désactiver les fonctions les plus gourmandes en temps. À l'heure actuelle, avec un ordinateur de haut de gamme, l'animation d'une séquence pour la visualisation demande entre dix et quarante minutes par plan. Pour les séquences essentielles, ce n'est pas cher payé, car on obtient des informations visuelles très importantes sur la manière dont peut se dérouler une séquence dans un lieu donné.

Comme tous les logiciels de 3D, les générateurs de paysages possèdent des fonctions d'éclairage et de caméra qui permettent au réalisateur (après des heures de préparation) d'entrer dans l'environnement virtuel et de préparer le cadrage de ses plans. Avec les temps de création et de calcul actuels, ce n'est pas une mince affaire de concevoir un film avec des logiciels de 3D. Mais ce n'est pas non plus une mince affaire de faire un film. Il faut parfois des semaines de préparation et de corrections pour visualiser quelques séquences avec un logiciel de 3D. Cependant le temps investi en pré-production est souvent du temps gagné sur le plateau. C'est particulièrement vrai quand le réalisateur sait se servir des outils informatiques et qu'il commence le travail de conception avant même que le directeur artistique et le département décoration ne commencent leur travail.

Les logiciels de paysages permettent l'importation d'objets prêts à l'emploi tels des bâtiments ou des personnages – Poser est l'outil de référence pour les acteurs virtuels – et les paysages peuvent être exportés dans des logiciels d'animation comme 3ds max ou Lightwave. On peut ainsi profiter des avantages spécifiques de chacun des logiciels.

Simplification

L'ordinateur est capable de contourner le photo-réalisme qui est la qualité première des logiciels d'animation 3D, et c'est une bonne chose pour toute personne qui utilise ces logiciels pour de la visualisation cinématographique.

Le premier bénéfice de la simplification est le gain de temps qu'on obtient par un rendu moins réaliste des images. Cela demande également moins de connaissances techniques. Il est utile de supprimer les détails si l'on veut travailler vite et se concentrer sur les éléments cinématographiques plutôt que sur la décoration.

En utilisant un style graphique simple et direct, on laisse de la place à l'imagination pour qu'elle continue à travailler. Les images créées par ordinateur sont souvent si détaillées et réalistes qu'elles entrent en concurrence avec celles imaginées lors de la lecture du scénario. Une visualisation trop précise risque de freiner la prise de risques propre au développement du récit.

Pour cette raison, j'ai tendance à utiliser des formes sans texture et un cadrage dynamique, sans m'encombrer de trop de détails dans l'environnement. Il y a des exceptions, mais j'évite en général de me laisser divertir de mes objectifs principaux : la trajectoire de la caméra et la composition du cadre. En utilisant des objets simples pour les arbres et les voitures par exemple, je peux créer des séquences complexes en seulement quelques heures. Évidemment, il est possible d'utiliser des blocs pour représenter les bâtiments et les personnages, et c'est d'ailleurs ce qui se passait au début des années 1990. Mais cette approche minimaliste ne stimule pas l'imagination et offre uniquement la possibilité de tester le mouvement. Il faut donc trouver un juste équilibre entre photo-réalisme et minimalisme. Les pages qui suivent proposent quelques exemples de visualisation numérique réalisés dans différents logiciels.

Le premier groupe d'images a été créé dans Poser pour le projet de scénario Boston. La création du décor a pris environ une heure, la création et le positionnement des acteurs une heure supplémentaire. Les six images présentées ont été sélectionnées parmi vingt-cinq. Poser propose une option qui permet un rendu très rapide.

Ce degré de visualisation pour une séquence dialoguée est quelque peu inhabituel. Néanmoins, c'est un très bon exercice pour les réalisateurs débutants pour se préparer à travailler avec les acteurs lors des répétitions.

1

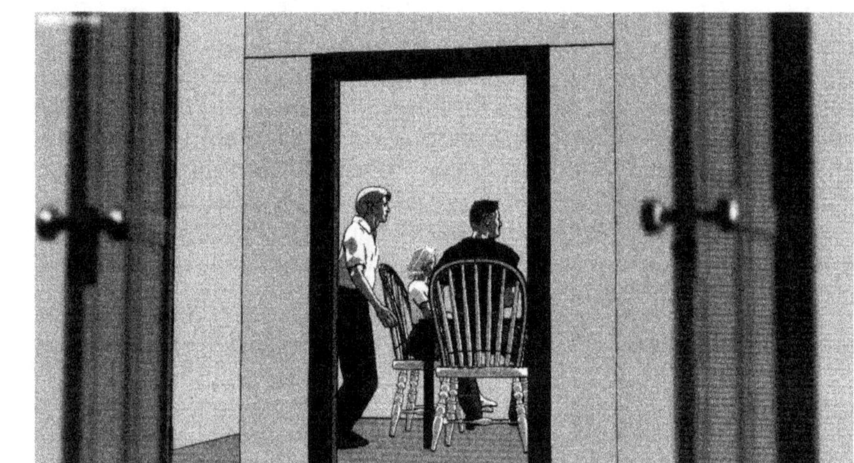

On remarque une zone de flou sur les côtés de l'image. Elle a été rajoutée dans Photoshop pour simuler la profondeur de champ de l'objectif.

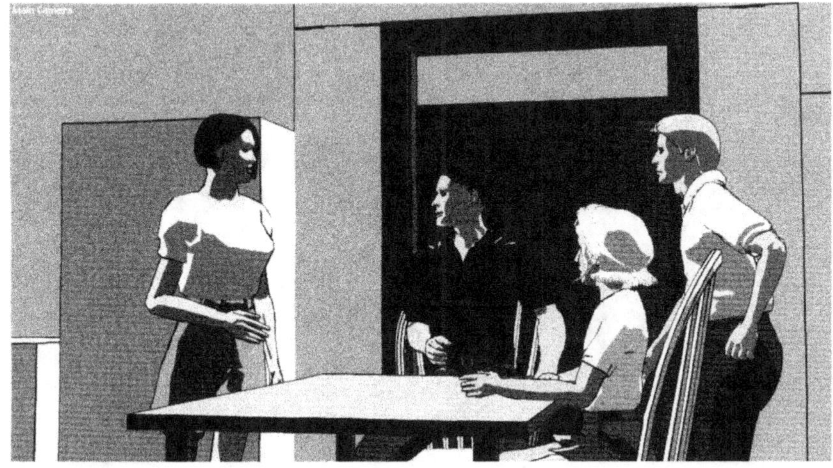

Il y a peu de détails dans cette cuisine, mais ce qui m'intéresse avant tout, c'est la position du groupe de personnages.

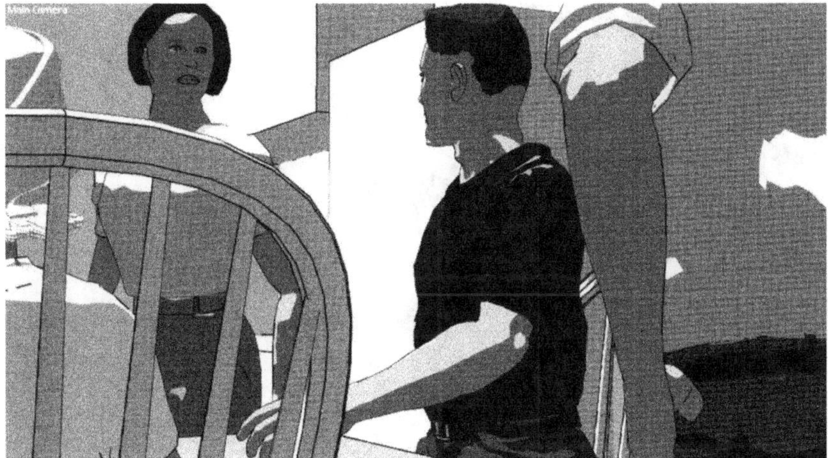

Des images comme celle-ci sont très utiles en tant que vignettes de story-boards, mais on peut également les monter en séquence avec un dialogue dans des logiciels de montage comme Final Cut Pro ou Premiere.

4

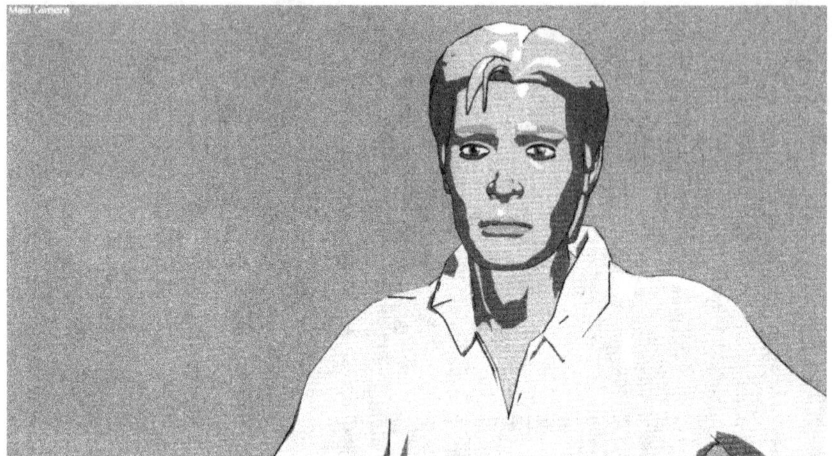

Poser permet le contrôle des expressions du visage qui, en fonction du personnage utilisé, peuvent s'avérer très subtiles.

5

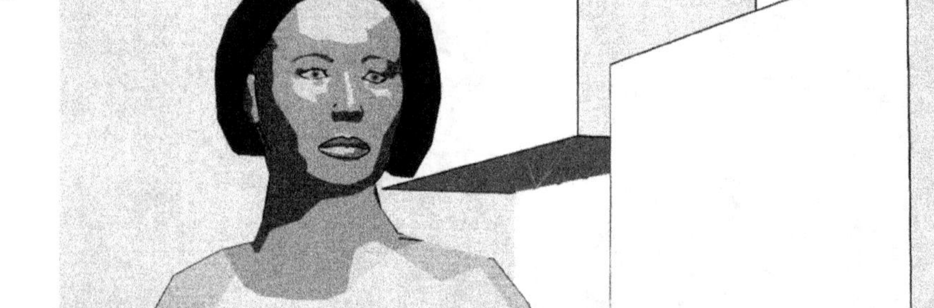

Les lumières ont été un peu ajustées pour certaines de ces images, mais toutes suivent un même plan d'éclairage.

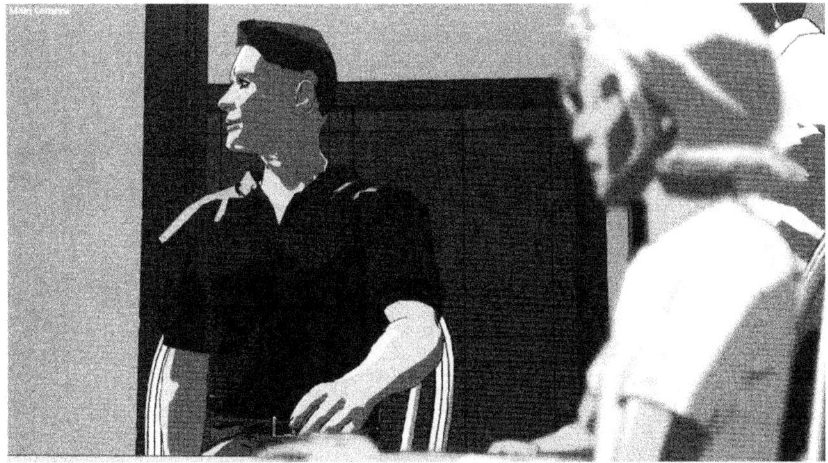

6

Voici un autre exemple d'effet de profondeur de champ. On peut retravailler les images dans Photoshop et même déplacer les personnages pour modifier la composition. Il faut dans ce cas effectuer des retouches sur le fond.

Le groupe d'images suivant présente une séquence qui est une candidate plus logique à une visualisation sophistiquée que ne l'est la séquence de Boston. C'est une séquence qui se déroule dans la version imaginée par un jeune garçon d'un palais moyen-oriental, réminiscence de films comme *Gunga Din* ou *The Charge of the Light Brigade (La Charge de la Brigade Légère)*. C'est une séquence à grand spectacle, avec des éléphants et des centaines de figurants dans un décor exotique qui nécessiterait un décor énorme. Il est donc tout à fait logique de préparer avec beaucoup d'attention une séquence aussi complexe.

La série d'images du désert est un bon exemple de l'utilisation d'objets simples et d'une approche stylisée pour la visualisation d'une séquence complexe dans 3ds max. Les seuls objets sophistiqués sont les éléphants et le garçon qui les monte. Tous les autres éléments sont constitués de formes simples, y compris le palais. Malgré cela, les images communiquent l'atmosphère chaude et lumineuse du désert.

Les montagnes, les rangées d'arbres et d'arbustes et le cortège sont des silhouettes. C'est-à-dire que ce sont des formes plates, en deux dimensions. Elles manquent de détail mais leur rendu est extrêmement rapide ; le rendu de chaque image de cette série a pris moins de dix secondes. Les objets les plus importants de cette séquence – les éléphants, le garçon monté sur un éléphant et le temple – sont des objets en trois dimensions, mais sans texture.

La séquence du désert a été mise en place en deux heures. L'éléphant et le garçon ont été importés dans 3ds max depuis Poser. J'aurais pu créer ces deux objets dans 3ds max mais il m'aurait fallu deux jours de travail supplémentaires. Pour la visualisation, la rapidité est un facteur important. Il faut au moins deux ou trois jours pour créer un environnement de A à Z. Comme la visualisation n'est qu'un plan, pas une fin en soi, j'ai opté pour l'utilisation d'objets déjà construits. Avec le temps, on se construit une bibliothèque d'objets réutilisables.

Pour une visualisation de ce type, il faut créer une animation car le mouvement de la caméra accentue le caractère épique de la séquence. Le résultat final est un montage qui comprend les mouvements de caméra et une bande-son.

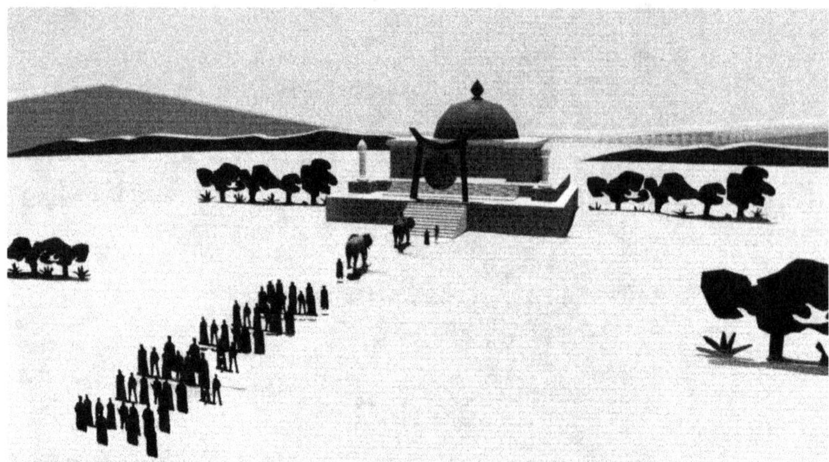

Les personnages du cortège sont totalement plats mais cela ne pose aucun problème quand ils sont vus de face ou de dos. Je les ai créés par rangées de cinq, ce qui les rend plus facilement manipulables. Il est également possible de lier provisoirement tous les personnages pour déplacer la totalité du cortège.

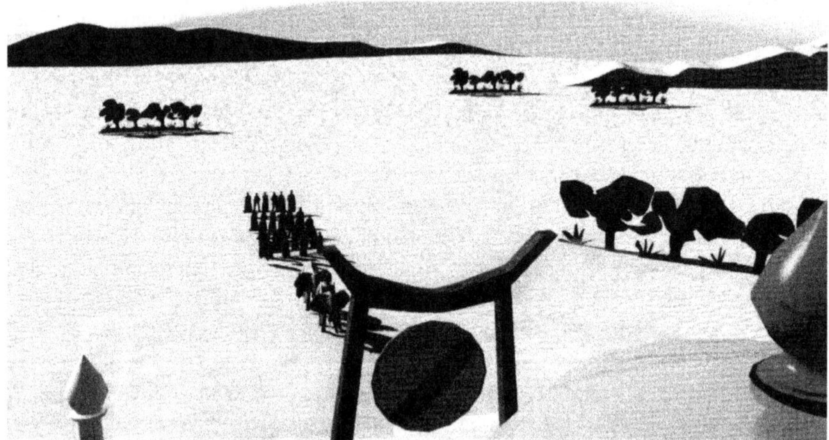

On peut animer chacun de ces plans. En fait, les plans 2 et 3 peuvent représenter les images de début et de fin d'un plan sur grue dans lequel la caméra descend du temple vers le cortège.

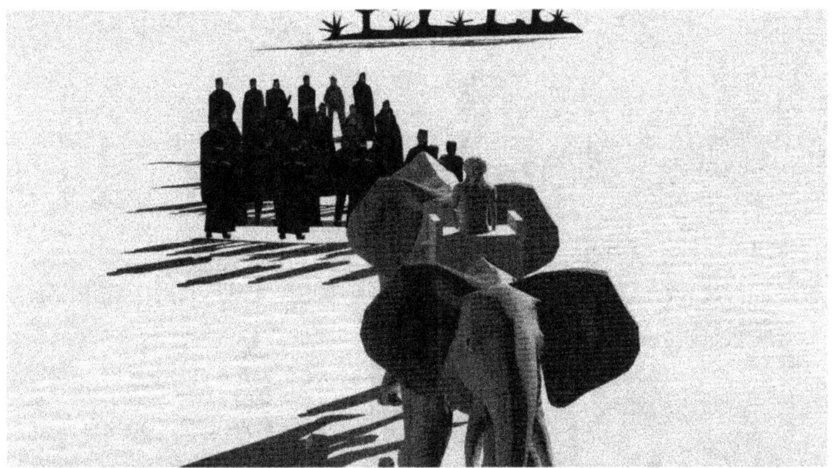

On peut générer l'animation à une vitesse de quinze ou douze images par seconde pour gagner sur le temps de rendu. Évidemment, la vitesse des processeurs augmentant tous les six mois, on peut s'attendre à des améliorations fracassantes.

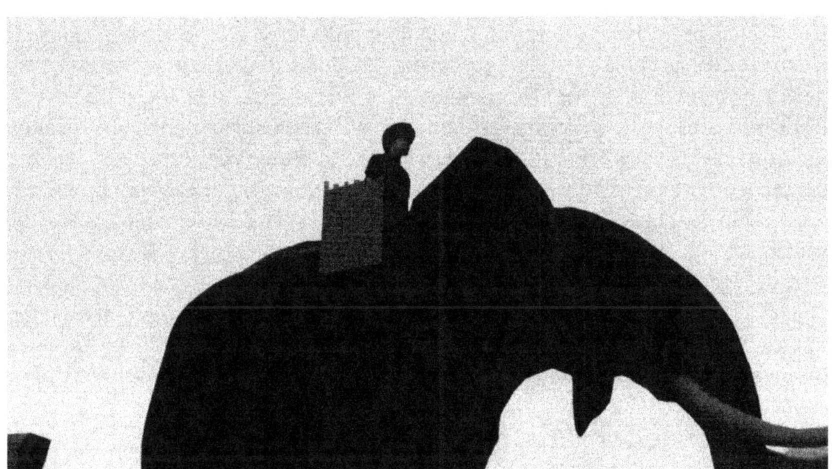

Ce plan en contre-plongée est éclairé à contre-jour, mais il suffirait de quelques secondes pour changer la position du soleil et des ombres. 3ds max et la plupart des logiciels d'animation 3D pointus permettent de voir les changements de lumière instantanément, tant que l'on garde un décor simple. Ce décor n'utilise que deux sources d'éclairage.

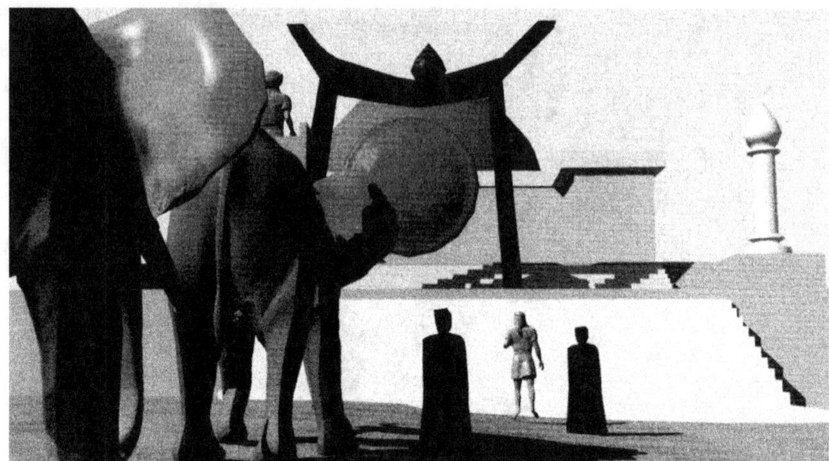

L'animation rigoureuse des éléphants et des personnages de ce plan prendrait des heures. Néanmoins, si l'on crée l'animation pour un éléphant et un personnage, on peut l'appliquer à autant d'autres éléphants et personnages qu'on le souhaite. De plus, une fois que l'animation d'un objet est définie, elle est enregistrée même si l'on change l'angle de la caméra.

Les images qui suivent offrent un rendu de meilleure qualité. Elles représentent l'intérieur d'une école primaire après la fin de la classe. Un élève est revenu tard dans l'après-midi et explore les couloirs et les classes vides de l'école. Ce niveau de détails, avec des textures sur les murs et des objets réalistes donne de précieux renseignements sur l'éclairage et l'ambiance de la séquence.

Le décor pour ce type de visualisation est long à composer, mais le vrai problème réside dans le temps de calcul pour l'animation des plans. Le rendu d'un plan de seulement quelques secondes peut prendre de dix à vingt minutes. Il faut souvent faire de nombreux tests pour trouver la bonne version d'un mouvement de caméra. Quand il y a dix plans à animer, cela devient impossible. C'est pourquoi il est utile de créer les séquences en basse résolution pour concevoir le décor et le timing. Ensuite, on revient sur les moments clés de la séquence et on en crée des versions plus sophistiquées.

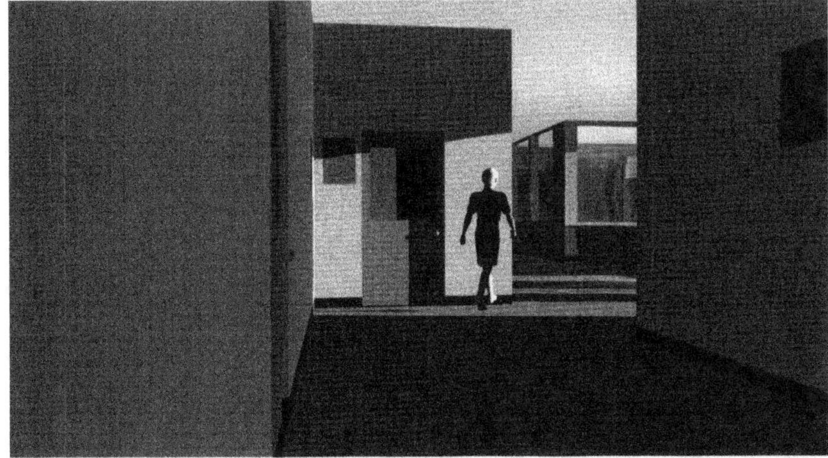

Cette série d'images représentant une école primaire a été créée dans 3ds max et présente un environnement assez réaliste. Il y a des réflexions sur le sol et dans les vitres de l'arrière-plan. Ce type de visualisation va au delà de la composition et de la mise en scène pour donner des informations sur l'éclairage et l'ambiance.

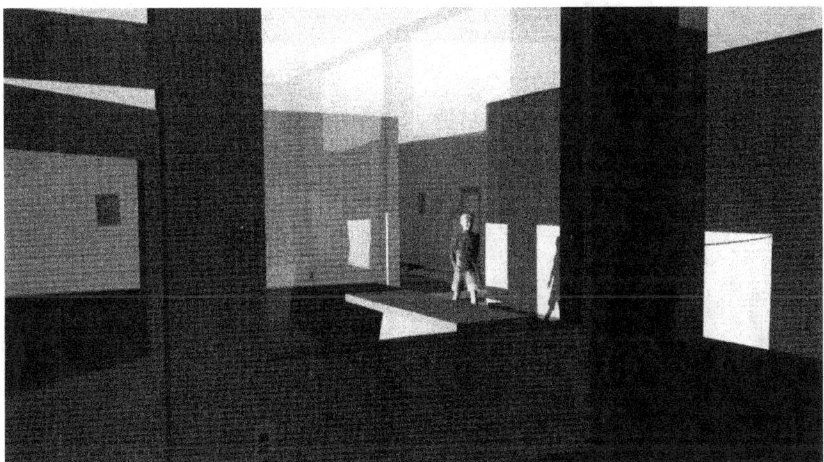

Cette image contient des textures élaborées et des réflexions dans les vitres. Des distorsions ont été introduites dans les réflexions pour simuler les imperfections du verre. La vraisemblance n'est pas l'objectif principal, mais elle aide le réalisateur à s'imprégner de l'ambiance de la séquence.

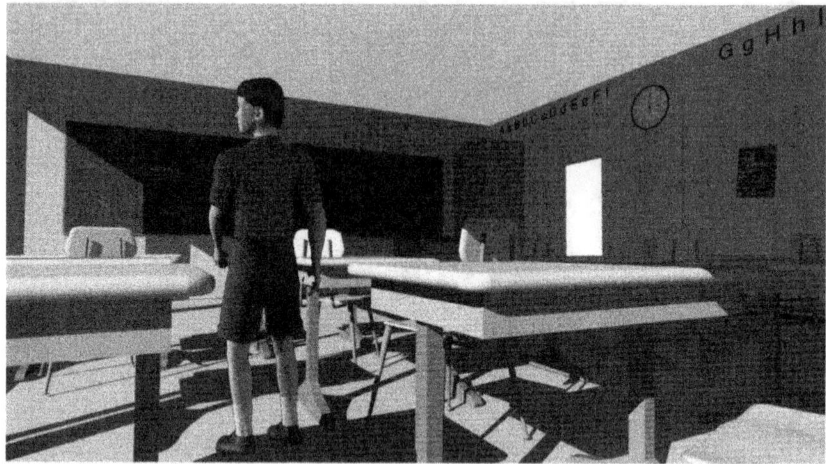

Un éclairage simple permet d'augmenter la perception de l'ambiance de cette séquence, même si les détails sont trop élaborés pour une simple visualisation. Cependant, on a bien l'impression d'une fin d'après-midi et du style des années 1960, période à laquelle est censée se dérouler la séquence. C'est une raison suffisante pour créer des décors plus réalistes.

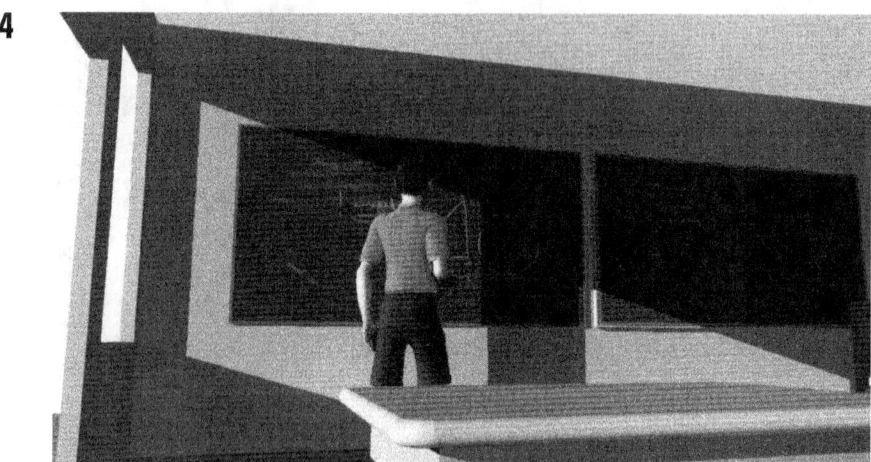

Comme on peut le voir, la fenêtre n'est pas finie et il n'y a pas d'éclairage au plafond. Mais l'impression de réalisme réside dans le soin apporté au tableau noir, au bureau et au personnage.

L'interprétation

Le déplacement et le jeu des personnages sont un problème récurrent pour la visualisation numérique. Mis à part la marche, pour laquelle il existe des fonctions automatisées dans les logiciels d'animation 3D, le jeu d'un personnage est extrêmement long à créer. L'animation des personnages est de loin la technique la plus complexe à maîtriser, et même un mouvement rudimentaire peut décupler le temps nécessaire à la visualisation d'une séquence. Il n'existe malheureusement pas de solution miracle à ce problème. Plutôt que de faire marcher les personnages, on les fait glisser sur le sol. Les gestes très marqués, comme le fait de tourner la tête ou de s'asseoir, sont assez faciles à exécuter. Mais les émotions complexes sont insurmontables, et le seront encore pendant un certain temps. Pour les séquences d'action, il existe des librairies de mouvements, appelées «mocap», abrégé de «motion capture». Ce sont des fichiers créés grâce à l'enregistrement par des machines spécialisées du déplacement dans l'espace de capteurs placés sur des acteurs réels. Les fichiers mocap sont généralement des mouvements humains qui ne durent que quelques secondes et ont tendance à représenter des gestes particuliers comme des coups, de la danse, de la gymnastique, etc. Cela vaut sans doute la peine de s'y intéresser, par curiosité, mais à l'heure actuelle, au vu du peu de gestes disponibles et du temps nécessaire à les intégrer à une séquence, c'est une technique peu adaptée à la visualisation. Il est préférable d'acquérir les bases des techniques d'animation et de faire soi-même des animations, aussi rudimentaires soient-elles.

Plans du décor et visualisation précise

La visualisation pour les réalisateurs consiste plus à coucher sur le papier les principales idées de mise en scène qu'à établir une description précise du placement de la caméra. Néanmoins, les techniques numériques sont également utilisées par les chefs opérateurs, les directeurs artistiques et les monteurs. Il est donc logique de faire partager les informations de mise en scène à tous les départements. Cet échange est facilité car dans les logiciels de 3D, les informations techniques sont disponibles sans travail supplémentaire. Si l'on crée un environnement à l'échelle, c'est-à-dire en donnant des spécifications en mètres et en centimètres, la focale utilisée dans le logiciel prédit de manière précise l'image qui sera obtenue avec la caméra sur le décor (le décor réel doit évidemment avoir les mêmes dimensions que le décor virtuel).

La visualisation d'un scénario, quand la production n'est pas encore engagée, relève essentiellement de l'imagination et des désirs du réalisateur. En revanche, la visualisation pendant la préparation, quand des modèles en 3D peuvent être créés d'après les plans des décors, construits ou réels, est un vrai outil. Ma propre visualisation en 3D pour la séquence de meurtre de six minutes dans *Clear and Present Danger (Danger Immédiat)*, était fondée sur les plans d'une rue étroite du Mexique que l'on m'avait fournis. Le modèle informatique était précis au centimètre près et j'ai utilisé des textures photographiées sur le décor. Le décor finalisé permettait au réalisateur de voir précisément comment la séquence allait se dérouler et où il fallait placer la caméra. Récemment, quelques sociétés comme Pixel Liberation Front de Los Angeles, ont franchi une nouvelle étape dans la visualisation. Elles ont créé des modèles numériques, mécaniquement conformes à la réalité, de dollies, de grues, de bras, de motion control et de toutes sortes d'équipements destinés au déplacement de la caméra.

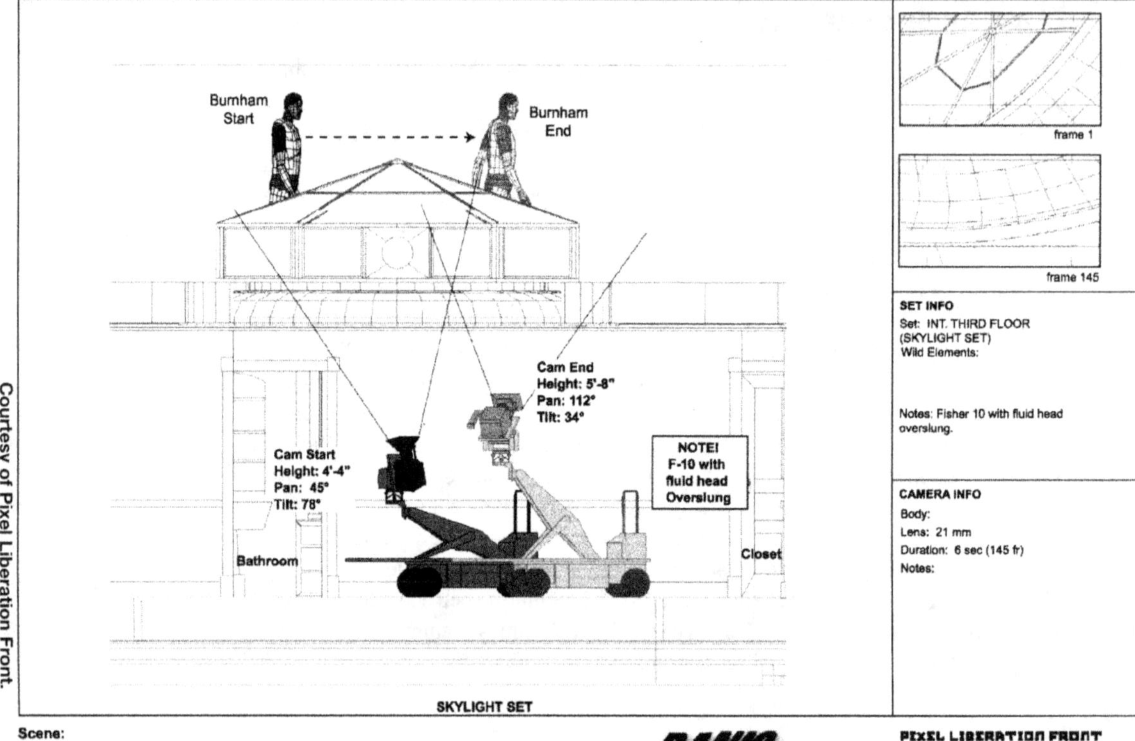

Pixel Liberation Front a créé un modèle numérique à l'échelle du bâtiment dans lequel l'action de *Panic Room* se déroule. Il comprend les dollies et les bras de déport, construits aux proportions de la machinerie réelle choisie pour le tournage. On remarque que l'image donne la hauteur de la caméra et les inclinaisons verticales et latérales pour le début et la fin du mouvement de caméra.

Les informations extrêmement précises données par ce type de visualisation sont typiquement utilisées pour les séquences d'action et d'effets spéciaux. Le réalisateur David Fincher a fait créer la totalité de son décor pour *Panic Room* par Pixel Liberation Front avec le logiciel Softimage XSI. Le film ayant été entièrement tourné en studio, le modèle informatique a été utilisé pour coordonner la logistique liée aux mouvements de caméra complexes dans ce décor assez confiné.

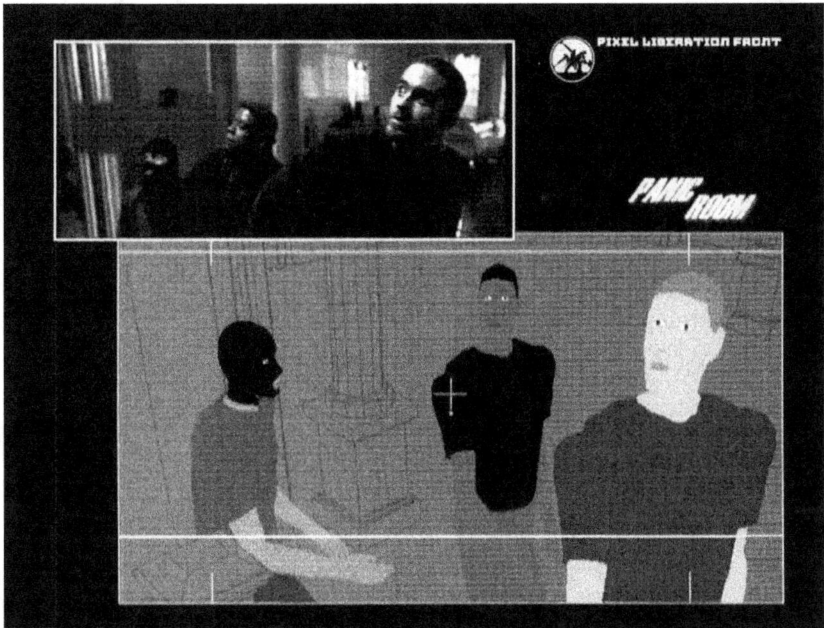

Cet écran tiré de la visualisation de *Panic Room* est une image extraite de l'animation qui représente la progression des intrus dans la maison. On remarque que le décor n'est pas éclairé et que son rendu est en « fil de fer ».

Plus nous allons loin dans le domaine du numérique, avec des artistes capables de recréer le monde devant ce qui n'est ni plus ni moins qu'un téléviseur, plus on est en droit de se demander ce qui est arrivé à l'art se conformant à la nature… Le désir de mimétisme est peut-être une définition restreinte de l'art, mais tout est question d'équilibre ; quand on est immergé dans la réalité virtuelle, on est bien loin de l'inspiration du monde réel.

Le cinéma, la vidéo et l'image numérique deviennent des moyens de connaître le monde sans le voir réellement. Alors, bien que je sois enthousiasmé par les outils numériques et par la liberté qu'ils offrent de concrétiser l'imaginaire, j'espère qu'ils vont aider à l'exploration de ce qui nous entoure et non pas de substitut.

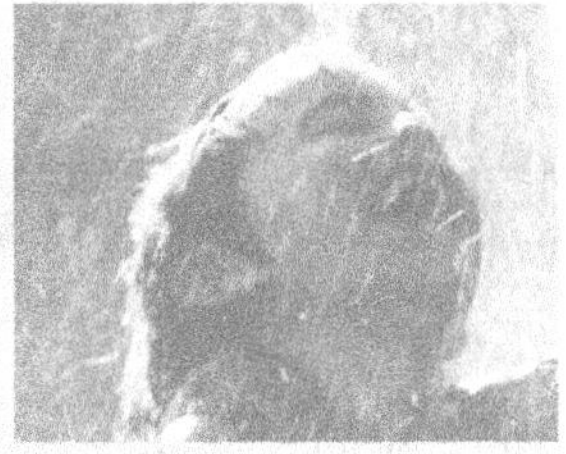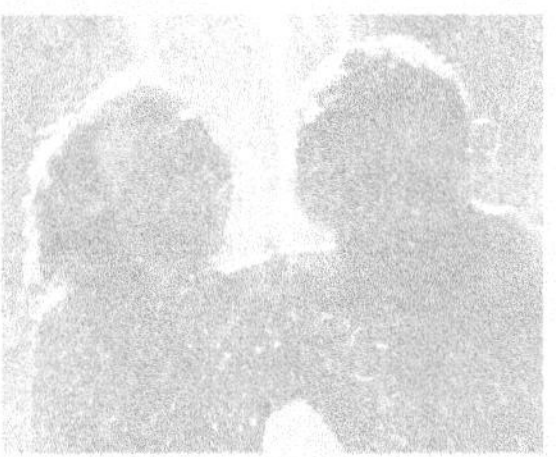

Annexes

Quelques adresses Internet utiles

Logiciels de 3D

Maya : www.alias.com
Cinema 4D : www.maxon.net
Poser : www.e-frontier.com
3ds max : www.autodesk.com
Lightwave 3D : www.newtek.com
Avid Softimage XSI : www.softimage.com
FrameForge 3D Studio : www.frameforgestudio.com

Générateurs de terrains

Vue 5 : www.e-onsoftware.com
Terragen : www.planetside.co.uk
WorldBuilder : www.digi-element.com
World Construction Set : www.3dnature.com
DreamScape (plug-in 3ds max) : www.afterworks.com
Xfrog : www.xfrog.com
OnyxTree Professional : www.onyxtree.com
DigArts : www.gardenhose.com

Retouche d'image

Photoshop et Photoshop Elements : www.adobe.com
Painter : www.corel.com
The Gimp : www.gimp.org

Montage et compositing

After Effects, Premiere : www.adobe.com
Final Cut Pro : www.apple.com
Avid Xpress DV : www.avid.com
Combustion : www.autodesk.com
Mediasite : www.sonicfoundry.com

Story-boards 3D interactifs

De nombreux exemples de story-boards présentés dans *Mettre en scène pour le cinéma* et *Réaliser ses films plan par plan* sont disponibles en ligne. Vous pouvez visiter le site de Michael Wise Publishing pour découvrir ces ressources :
www.mwp.com/books/directing/directing-cinema.php4

Mode d'emploi des story-boards interactifs

Tout d'abord, il vous faut un logiciel pour lire les fichiers. FrameForge 3D Studio et Story-board Lite proposent des versions de démonstration gratuites de leurs logiciels.
Vous avez deux options pour télécharger le logiciel et les fichiers des story-boards :
FrameForge 3D Studio : www.FrameForge3D.com/Cinematic-Motion.php
ou
Zebra Development (Story-board Lite) : www.zebradevelopment.com/cinemotion.htm
Suivez les instructions d'installation fournies avec chaque logiciel.
Les story-boards de *Réaliser ses films plan par plan* n'ont pas tous été convertis en story-boards 3D, en particulier ceux qui concernent les films classiques qui sont évoqués dans le livre. En revanche, la majorité des story-boards didactiques sont disponibles en version interactive.
Les questions techniques concernant les logiciels et les fichiers 3D doivent être posées aux éditeurs de FrameForge 3D Studio ou de Story-board Lite. Ils ont une connaissance approfondie de leurs logiciels respectifs et sauront répondre à toutes vos questions.

Glossaire

Plans

Découpage classique. Style de photographie et de montage qui crée l'illusion d'une continuité de l'espace/temps, et qui permet à une séquence de présenter les événements au fur et à mesure qu'ils se produisent. Le découpage classique est la méthode prédominante dans les films de fiction.

Plans de couverture. Angles et configurations de caméra alternatifs, au-delà de ceux prévus par le découpage, donnent au réalisateur une plus grande latitude pour monter une séquence. D'après les méthodes mises en place à l'époque des studios hollywoodiens, les plans de couverture suivent un plan de tournage général qui inclut un master, des plans de groupes, des gros plans et des plans rapprochés individuels. L'habitude veut qu'on filme la totalité du dialogue de tous les acteurs, même ceux dont on sait qu'il n'apparaîtront pas à l'écran pour nombre de leurs répliques.

Tricher. Technique qui consiste à réarranger la position des acteurs et des accessoires d'un plan à l'autre pour obtenir le cadrage voulu, sans pour autant rendre ces changements perceptibles par les spectateurs. Par exemple, on peut surélever un acteur pour le faire apparaître plus grand dans un plan rapproché, ou repositionner un objet sur une table pour en faire un artifice de cadrage.

Configuration. Point de vue de la caméra pour un plan. Cela prend en considération l'espace cadré, l'angle de prise de vues, la distance au sujet, le point de vue narratif et la focale de l'objectif. S'il y a des personnages, leurs positions font également partie de la configuration.

Plan individuel. Plan qui ne cadre qu'un seul personnage. Un plan individuel peut prendre toutes les valeurs : plan moyen, plan rapproché ou gros plan.

Plan à deux. Plan qui cadre deux personnages, généralement un plan rapproché.

Plan à trois. Plan qui cadre trois personnages.

Master. Plan suffisamment large pour couvrir la totalité de l'action principale d'une séquence. Le master est en général le premier plan d'une séquence tourné par le réalisateur ; il sert d'enregistrement de la totalité de la séquence. Ensuite, on tourne des plans plus serrés de l'action ou d'une partie seulement, en général d'après d'autres angles de prise de vues mais qui gardent le raccord spatial avec le master.

Plan séquence. Plan conçu pour inclure plusieurs points clés du récit dans une seule longue prise. C'est l'alternative à la séquence montée, pour laquelle plusieurs plans sont tournés, chacun présentant un des éléments du récit.

Mouvements de caméra

Crawl. Mouvement de caméra très lent, utilisé en général pour faire monter la tension.

Mouvement à contresens. Trajet circulaire de la caméra, effectué à l'opposé du mouvement d'un sujet.

Montée, descente. Mouvement vertical de la caméra placée sur le bras d'une dolly ou d'une grue.

Panoramique horizontal. Mouvement de rotation de la caméra autour de son axe.

Transfert. Effet de mise en scène et de cadrage dans lequel le déplacement d'un sujet conduit l'attention d'un spectateur d'un point à un autre du cadre. Par exemple, au début d'une séquence, la caméra suit un serveur à l'intérieur d'un restaurant. Au moment où il passe devant un couple, la caméra panote vers ce couple et en fait le nouveau sujet du plan. Cette technique peut être utilisée plusieurs fois dans un plan pour diriger le spectateur d'un point du récit à un autre.

Travelling avant, arrière. Mouvements vers l'avant ou l'arrière d'une caméra montée sur dolly.

Changement de point. Technique qui consiste à faire passer l'attention du spectateur d'un sujet à un autre, en faisant la netteté sur l'un de ces sujets pendant que l'autre devient flou.

Faire le point. Changer la distance de mise au point pendant un plan pour compenser la variation de distance entre le sujet et la caméra et ainsi garder la netteté sur ce sujet.

Changement de diaphragme. Technique qui consiste à faire varier l'ouverture du diaphragme pendant le plan pour compenser les variations de l'intensité lumineuse (par exemple lorsque la caméra passe d'un extérieur très lumineux à un intérieur sombre).

Mouvement aller-retour. Dans un travelling, mouvement qui consiste à faire revenir la dolly sur ses pas.

Panoramique vertical. Mouvement d'inclinaison de la caméra, vers le haut ou vers le bas.

Zoom. Effet visuel qui consiste à faire varier le champ couvert en changeant la focale du zoom.

Espace de jeu

Dépasser la ligne d'action. Positionner la caméra de l'autre côté de la ligne d'action définie par la mise en scène. Le résultat est une incohérence de la direction de regard ou de la direction du mouvement, si des plans tournés des deux côtés de la ligne d'action sont montés ensemble.

Ligne d'action, règle des 180°. Ligne imaginaire, généralement établie d'après la direction de regard des personnages, qui coupe l'espace de jeu en deux. Quand la règle des 180° est observée, seules les configurations de caméra situées d'un côté de la ligne d'action seront utilisées pour filmer une action.

Mise en scène par zones. Positionnement des acteurs selon des zones désignées pour des actions spécifiques.

Axes X, Y, Z. Axes des coordonnées d'un mouvement dans un espace en trois dimensions.

Frontalité. Convention de l'art occidental qui met en avant la vision du public de telle façon que les personnages dans les tableaux ou dans les films ont tendance à avoir le visage tourné vers le public. L'objectif du cinéma classique consiste à donner l'illusion de positions d'acteurs naturelles tout en conservant la frontalité pour révéler et accentuer les éléments du récit.

Montage

Raccord dans le mouvement. Technique qui consiste à établir les points de montage pendant le mouvement d'un sujet pour masquer la transition vers un nouvel angle de prise de vues. Cette technique, mise au point par les allemands dans les années 1920, est un des principes essentiels du montage pour les films de fiction.

Champ/contrechamp. Schéma de montage qui consiste à faire alterner des angles de prise de vues opposés (très utilisé pour les scènes de dialogue).

Faire les contrechamps. Les films ne sont généralement pas tournés dans la continuité du scénario. Pour des raisons techniques, on enchaîne le tournage des plans qui sont orientés dans la même direction. On retourne ensuite la caméra pour filmer les contrechamps.

Raccord dans l'axe. L'axe est celui de l'optique. Le raccord dans l'axe consiste à avancer la caméra vers un sujet ou à l'en éloigner par rapport au plan précédent, tout en gardant l'angle de prise de vues.

Volet. Utilisation d'un élément du premier plan pour boucher momentanément le cadre. Cette technique permet d'adoucir le passage d'un plan à un autre.

Divers

Pré-light. Journée(s) consacrée(s) à la mise en place de la lumière dans le cas d'un décor difficile ou vaste. Le jour du tournage, le décor est prêt et le réalisateur peut l'utiliser directement pour les répétitions avec les acteurs.

Paroi mobile. En studio, tout mur, plafond ou autre élément majeur du décor qui peut être déplacé pour laisser la place à la caméra, à la machinerie et aux projecteurs.

Achevé d'imprimer en Allemagne par BoD
Dépôt légal : février 2016
N° d'éditeur : 7351

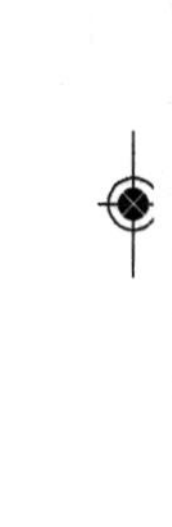